Edelsteinwasser

Michael Gienger, Joachim Goebel

EDELSTEIN WASSER

Herstellung · Anwendung · Wirkung

Mit Fotos von Ines Blersch

Edition Cairn Elen
Herausgegeben von Anja und Michael Gienger

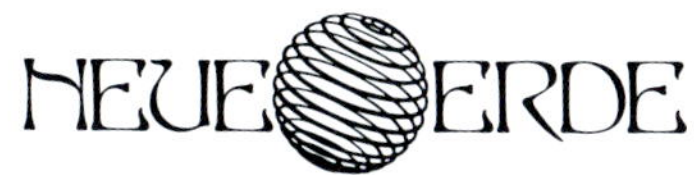

Hinweis des Verlages

Die Angaben in diesem Buch sind nach bestem Wissen und Gewissen zusammengestellt, und die beschriebenen Heilwirkungen der Edelsteinwasser wurden vielfach erprobt. Da Menschen aber unterschiedlich reagieren, können Verlag und Autor im Einzelfall keine Garantie für die Wirksamkeit oder Unbedenklichkeit der Anwendungen übernehmen. Das vorliegende Buch dient der Information und Aufklärung über Möglichkeiten und Risiken der Anwendung von Edelsteinwassern. Bei ernsthaften gesundheitlichen Beschwerden wenden Sie sich jedoch bitte an Ihren Arzt oder Heilpraktiker.

5. Auflage 2017

Edelsteinwasser
Michael Gienger, Joachim Goebel
mit Fotos von Ines Blersch u. a.

Edition Cairn Elen
Herausgegeben von Anja und Michael Gienger

Titelseite:
Foto: Ines Blersch, www.inesblersch.de
Assistenz: Ulrike von Gemmingen
Model: Michaela Wersebe
Gestaltung: Dragon Design, GB

Satz und Grafiken:
Dragon Design, GB
Gesetzt aus der News Gothic

Gesamtherstellung: Appel & Klinger, Schneckenlohe
Printed in Germany

ISBN 978-3-89060-732-0

Neue Erde GmbH
Cecilienstr. 29 · 66111 Saarbrücken
Deutschland · Planet Erde
www.neue-erde.de

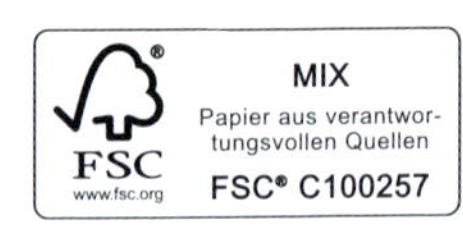

Inhalt

Voraussetzungen in der Wasserqualität 60

Herstellung von Edelsteinwasser 88

Anwendungen von Edelsteinwasser 112

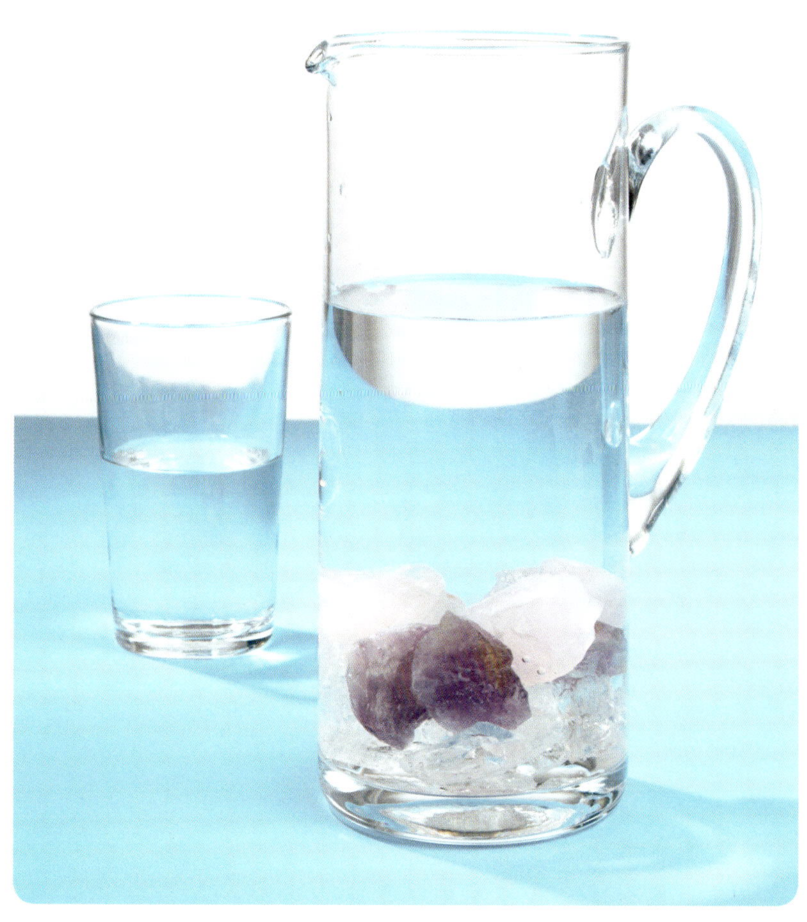

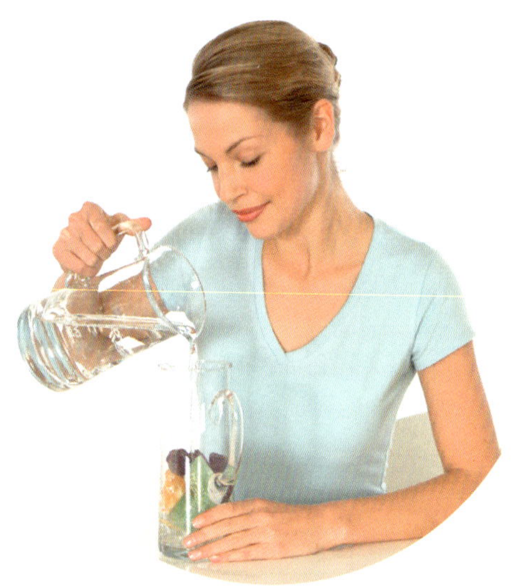

Edelsteinwasser – eine Chance für unsere Gesundheit!

*»Wer durch üble Säfte Herzweh, Magenbeschwerden oder Bauchschmerzen hat, erwärme den Bergkristall an der Sonne und gieße Wasser über den warmen Stein. Dann lege er diesen Stein für eine kurze Stunde in das Wasser, nehme ihn wieder heraus und trinke das Wasser regelmäßig, so wird es ihm im Herz, Magen und Bauch besser gehen.« Hildegard von Bingen**

Hildegard von Bingen ist die Ahnherrin des Edelsteinwassers. Sie hat es zwar nicht erfunden – schon antike Quellen belegen den Brauch, Edelsteine ins Trinkwasser zu legen** –, doch ihren Schriften ist es zu verdanken, dass wir uns heute wieder auf diese Methode der Trinkwasserverbesserung und Heilmittelherstellung besinnen. Der moderne Gebrauch des Edelsteinwassers begann ganz allmählich mit

* Vgl. Michael Gienger, »Die Heilsteine der Hildegard von Bingen«, Neue Erde, Saarbrücken 2004
** Vgl. Dioskurides, »Arzneimittellehre« (1. Jhd. n. Chr.), übersetzt von J. Berendes, Stuttgart 1902, Nachdruck 1988 – vollständige deutsche Übersetzung s. a. www.heilpflanzen-welt.de/dioskurides

dem oben zitierten Bergkristallwasser und breitete sich um die Jahrtausendwende immer mehr aus. In vielen Haushalten stehen heute Trinkwasserkrüge mit buntem Calcit oder der inzwischen beliebten »Grundmischung« aus Amethyst, Bergkristall und Rosenquarz. Doch was bewirkt das Einlegen von Edelsteinen in Wasser? Kurzgefasst können wir feststellen:

- Edelsteine verbessern die Wasserqualität des Trinkwassers. Sie machen dieses verträglicher.
- Edelsteine halten Trinkwasser frisch und verbessern den Geschmack.
- Edelsteine neutralisieren negative Folgen technischer Trinkwasseraufbereitung.
- Edelsteine »beleben« das Trinkwasser und verstärken dessen lebensfördernde Eigenschaften.
- Edelsteine bringen Heilwasser mit spezifischen Eigenschaften hervor.

Genaugenommen müssten wir hier natürlich stets »bestimmte Edelsteine« sagen. Da Edelsteine sehr verschiedene Wirkungen haben, ist nicht jeder zur Trinkwasserverbesserung geeignet. Und auch als Heilmittel macht natürlich jeweils nur der Edelstein Sinn, dessen Wirkung wir gerade brauchen. Nur dann ist er für uns ein »Heilstein«.

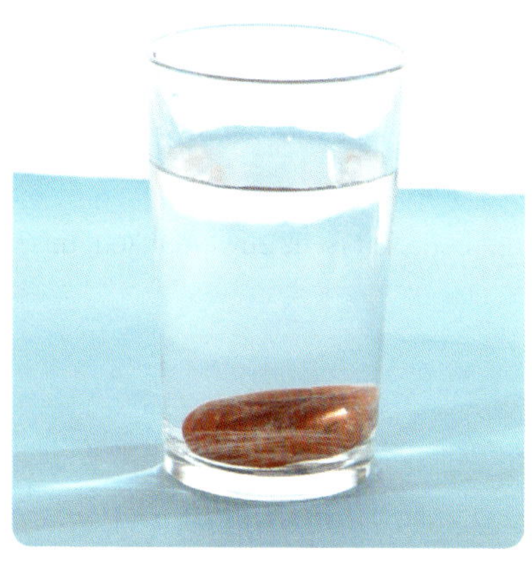

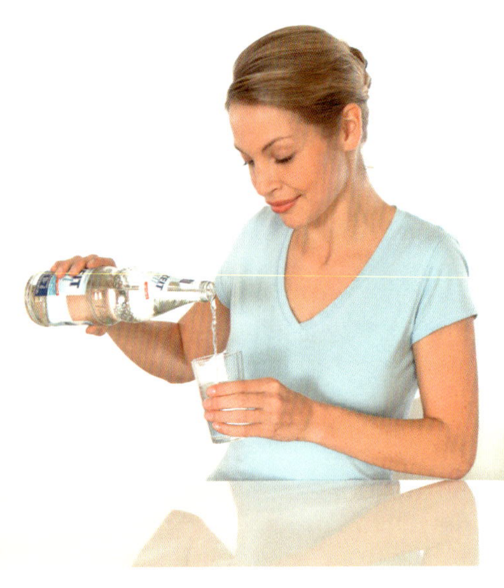

Zwei Liter Wasser (!) täglich sind das Minimum für eine dauerhafte Gesundheit.

In diesem Buch werden wir uns folgenden Fragen widmen:

- Was ist Edelsteinwasser und wie lässt es sich herstellen?
- Was geben Edelsteine an das Wasser ab und warum kann Wasser diese »Edelstein-Informationen« aufnehmen und speichern?
- Welche Chancen bietet Edelsteinwasser und welche Grenzen sind seiner Anwendung gesetzt?
- Was müssen wir beachten, wenn wir Edelsteine zur Trinkwasserverbesserung oder als Heilmittel einsetzen?
- Welche Edelsteine sind für Edelsteinwasser geeignet und wie gehen wir am besten mit giftigen Steinen um?
- Wie können wir Edelsteinwasser am besten anwenden und was ist dabei zu beachten?
- Welche Wirkungen haben die einzelnen Edelsteinwasser?

Edelsteine dienen hier einerseits der Trinkwasserverbesserung und andererseits der Herstellung von Heilmitteln. Im ersten Fall möchten wir »nur« ein gutes Trinkwasser (was heutzutage leider keine Selbstverständlichkeit mehr ist) – im zweiten Fall möchten wir spezifische Heilwirkungen erzielen. Die Zielsetzung ist also verschieden und ebenso der Umgang damit. Daher gehen wir gleich im folgenden Kapitel darauf ein.

In beiden Fällen geht es um unsere Gesundheit! Gutes Trinkwasser ist eine Grundvoraussetzung für ein gesundes Leben. Wissenschaftler und Ärzte empfehlen dringend, täglich mindestens zwei Liter Wasser zu trinken, da sich der Körper sonst in einem Wassermangel-Stress befindet. Und mit »Wasser« ist hier auch »Wasser« gemeint! Edelsteinwasser ist dabei eine besondere Chance für den bewussten, selbstverantwortlichen und positiven Umgang mit dem eigenen Trinkwasser.

Eine ähnliche Chance bietet Edelsteinwasser auch als Heilmittel. Es kann unter den richtigen Voraussetzungen überall und von jedem Menschen hergestellt werden. In einer Zeit, in der immer mehr Naturheilmittel trotz ihrer millionenfach beobachteten Heilwirkungen einfach verboten werden, um den teureren und mit Nebenwirkungen behafteten chemischen Medikamenten Platz zu machen, ist es allerhöchste Zeit, die Herstellung einfacher und wirkungsvoller Heilmittel selbst in die Hand zu nehmen! Natürlich brauchen wir bei Erkrankungen oder seelischen Beschwerden oft fachkundigen Rat, doch immer mehr ÄrztInnen, HeilpraktikerInnen und TherapeutInnen sind inzwischen dank positiver Erfahrungen offen für Heilsteine und Edelsteinwasser. Hand in Hand können sich Fachleute und Laien daher gemeinsam einen neuen Bereich der Heilung erschließen. Dazu möchte unser Buch einen Beitrag leisten.

Informieren Sie sich, und handeln Sie verantwortungsbewusst! Wir wünschen Ihnen viele gute Erfahrungen mit den verschiedenen »Edelstein-Tröpfchen«: Heilung, Wohlbefinden, Glück und Freude für alle Wesen!

Tübingen/Wildberg, Frühjahr 2006
Michael Gienger und Joachim Goebel

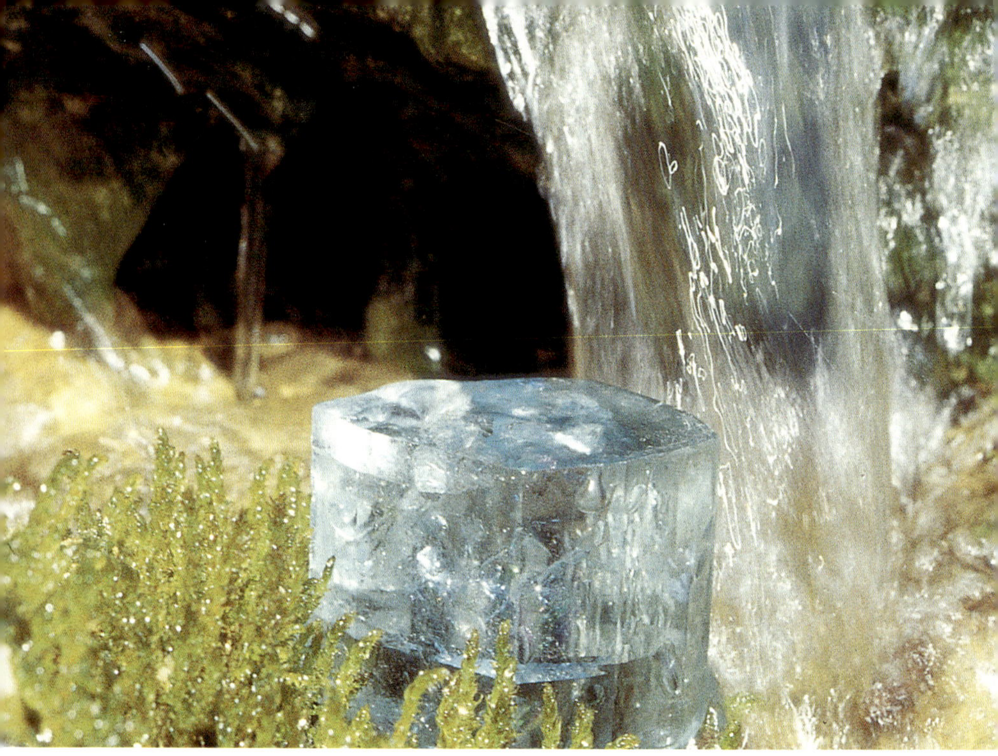

Was ist Edelsteinwasser?

Sardonyxwasser gegen Tinnitus, Chrysopraswasser zur Entgiftung und Entschlackung, Smaragdwasser bei Entzündungen, Aquamarinwasser bei Allergien ... Die Liste der Edelsteinwasser, die heute erfolgreich bei Beschwerden und Erkrankungen unterschiedlichster Art eingesetzt werden, ist lang – und wird ständig länger! Nachdem die äußere Anwendung, das Tragen und Auflegen von Heilsteinen, in der Steinheilkunde lange Zeit dominierend war, wenden sich viele Menschen heute der inneren Einnahme in Form von Edelsteinelixieren und Edelsteinwasser zu. Denn häufig wird das Edelsteinwasser als noch intensiver und wirkungsvoller erlebt als die Edelsteine selbst.

Doch wie ist das möglich? Was geschieht, wenn wir Edelsteine in Wasser einlegen? Wodurch verändert sich das Wasser, so dass sich die Trinkwasserqualität verbessert oder sogar ein Heilmittel entsteht?

Die Herstellung von Edelsteinwasser beruht auf zwei Faktoren:

1. Edelsteine geben Informationen ab.
2. Wasser nimmt Informationen auf und speichert sie eine gewisse Zeit.

Edelsteinwasser ist also ein durch Edelsteine informiertes Wasser, das ähnliche Wirkungen besitzt, wie die Steine selbst!

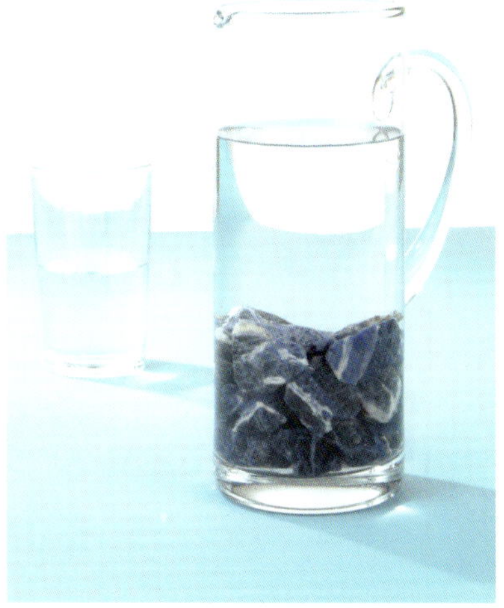

Mit Edelsteinen informiertes Wasser

Was ist Information?

Hier stellt sich die Frage: Was ist eigentlich »Information«? Kaum ein Begriff wird heute so häufig verwendet – schließlich leben wir im »Informationszeitalter« – und dennoch so selten definiert. Das Wort »Information« geht auf lateinisch »informare« zurück und bedeutet »eine Gestalt geben, formen, bilden«. Wir dürfen »In-Formation« also durchaus wörtlich nehmen als etwas, das »in Form bringt«, das gestaltet, ordnet und Entwicklungen lenkt. Information ist dabei weder Energie, noch Materie, sondern eher als »geistige Idee, geistiges Konzept oder geistiger Impuls« zu verstehen.

Auch die moderne Naturwissenschaft kommt heute nicht umhin, das Vorhandensein geistiger Impulse anzuerkennen. Zwar dominiert noch immer das Newton'sche Weltbild (das Universum als mechanisch ablaufendes Uhrwerk), doch diese Ansicht ist längst überholt, wie ein Zitat von Max Planck belegt:

»Als Physiker, also als Mann, der sein ganzes Leben der nüchternen Wissenschaft von der Erforschung der Materie widmete, bin ich sicher von dem Verdacht frei, für einen Schwarmgeist gehalten zu werden. Und so sage ich nach meinen Erforschungen des Atoms folgendes: Es gibt keine Materie an sich! Alle Materie entsteht und besteht nur durch eine Kraft, welche die Atomteilchen in Schwingungen

bringt und sie zum winzigsten Sonnensystem des Atoms zusammenhält. Da es aber im ganzen Weltall weder eine intelligente noch eine ewige Kraft gibt – es ist der Menschheit nie gelungen, das heißersehnte Perpetuum mobile zu erfinden –, so müssen wir hinter dieser Kraft einen bewussten Geist annehmen. Dieser Geist ist der Ursprung aller Materie. Nicht die sichtbare, aber vergängliche Materie ist das Reale, Wahre und Wirkliche, sondern der unsichtbare, unsterbliche Geist ist das Wahre.«

Kurz gefasst: Aus geistiger Quelle wird die Kraft gelenkt und gesteuert, die wiederum die Materie formt und zusammenhält. Oder in anderen Worten ausgedrückt:

Information bestimmt und steuert Energie.
Energie bestimmt und formt Materie.

Viele Fragen lassen sich ohne die Akzeptanz einer bestimmten Information nicht beantworten: Warum zum Beispiel ein Baum eine ganz bestimmte Gestalt annimmt oder warum ein Kristall eine ganz bestimmte Form ausbildet (Calcit kennt z. B. 3000 verschiedene Varianten!). Wenn Sie sich in dieses Thema vertiefen wollen, empfehlen wir Ihnen von Herzen die Bücher des englischen Biologen und Wissenschaftlers Dr. Rupert Sheldrake!*

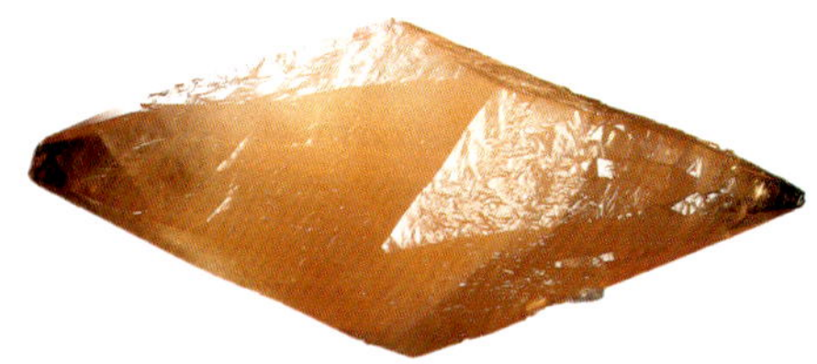

Calcit-Kristall: Eine von 3000 Formvarianten dieses Minerals

* Empfehlung: Rupert Sheldrake, »Das Gedächtnis der Natur«, Scherz Verlag, München 1988

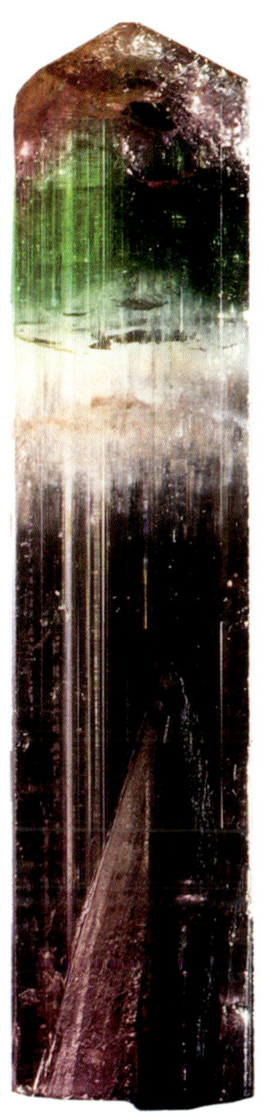

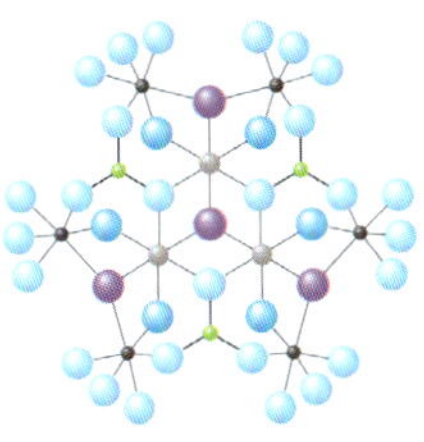

Turmalin: Eine »zufällige« Entstehung dieses Minerals ist aufgrund seiner Komplexität ausgeschlossen

Edelstein-Information

Wir sind auf den Begriff »Information« nur deshalb so intensiv eingegangen, da wir das Wesen und Wirken des Edelsteinwassers ohne eine Vorstellung von »Information« nicht begreifen können. »Information« ist also stets jener geistige Aspekt von Erscheinungsformen oder Vorgängen, der diesen zugrundeliegt und innewohnt. Bei Steinen finden wir hierzu folgendes:

Grundinformation: Die »Grundinformation« eines Steins umfasst jene Faktoren, die bestimmte Teilchen dazu veranlassen, sich so zu ordnen und zusammenzufügen, dass der betreffende Stein entsteht. Mineralien und Edelsteine entstehen nicht zufällig! Bestimmte Mineralien wie zum Beispiel Turmaline sind so komplex, dass sie »zufällig« gar nicht entstehen dürften – und dennoch trat und tritt dieser Zufall immer wieder ein. Es muss also eine »Information« da sein, die sie formt.*

Entstehungsinformation: In seinem Werdegang durchläuft jeder Stein bestimmte Prozesse: So z. B. Prozesse der Abkühlung, Selektion und Konzentration (magmatische Bildung), der Zersetzung und Neubildung (sekundäre Bildung) oder der Umwandlung unter Druck und Hitze (metamorphe Bildung). Auch der Werdegang ist daher geprägt von bestimmten Informationen, die im Stein vorhanden bleiben.

* Forschungen von Dr. Rudolf Hauschka zur Kristallisation von Mineralien bestätigen das! Siehe auch Rudolf Hauschka, »Substanzlehre«, Vittorio Klostermann Verlag, Frankfurt a.M. 1950. Umfassende Informationen zum Phänomen »Turmalin« finden Sie in Friedrich Benesch, »Der Turmalin«, Verlag Urachhaus, Stuttgart 1990

Strukturinformation: Die Teilchen, aus denen Edelsteine und Mineralien bestehen, sind bestrebt, den zur Verfügung stehenden Raum möglichst optimal auszufüllen. Aus diesem Bestreben entstehen bestimmte Ordnungsmuster und Strukturen, die dem Stein als typische Information innewohnen.

Substanzinformation: Jedes Element und jede Verbindung in einem Stein bringt eigene Informationen mit sich. Diese Substanzinformationen begründen das typische »Verhalten« der verschiedenen chemischen Stoffe und damit auch die grundlegenden Eigenschaften des Steins wie Härte, Dichte, Transparenz, Spaltbarkeit u. a.

Farbinformation: Farben sind Teile des Lichtspektrums und damit spezifische Energiequalitäten. Als solche bestimmen sie physikalische, chemische und biologische Vorgänge und wirken sogar auf den seelischen und geistigen Bereich aller Lebewesen ein. Farbinformationen sind daher bestimmend für alle Erscheinungsformen der Natur.*

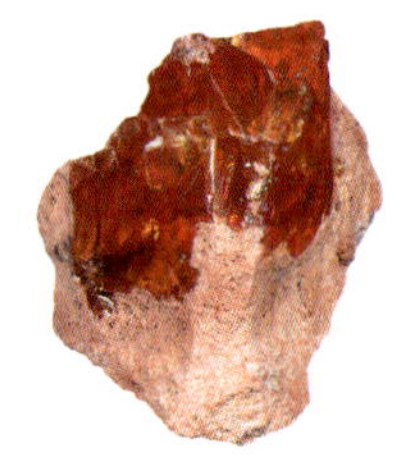

Feueropal: Farbinformation, die nicht unberührt lässt!

Diese Informationen der »Grundidee eines Steins« sowie seiner Entstehung, Struktur, Substanz und Farbe ergeben jene Gesamtinformation, die ein Stein beständig an seine Umgebung abgibt und die dort mit ähnlichen Faktoren in Resonanz gehen kann.

Steine senden elektromagnetische Schwingungen und Klangwellen aus, mit denen sie ihre Informationen verbreiten. Wir können sie daher bildhaft als kleine Radiosender und Lautsprecher verstehen, deren Intensität zwar zu leise für unsere Ohren und Sinne ist, jedoch laut und stark genug für unser feinstofflich-energetisches Feld. Dieses nimmt die »Steininformationen« auf und reagiert darauf. Und diese »Reaktion« ist genau das, was wir dann als »Wirkung« erleben.

* Mehr zu diesen letztgenannten vier Edelstein-Informationen und deren Bedeutung für die Heilwirkung der Steine finden Sie in Michael Gienger, »Die Steinheilkunde«, Neue Erde, Saarbrücken 1995

Wasser-Informierung

Wasser ist nun eine ganz besondere Substanz, da es Informationen aller Art aufnehmen und zeitweilig speichern kann. Das gelingt nur, weil es selbst sehr neutral ist: Formlos, farblos, geruchs- und geschmacklos lässt sich Wasser sehr gut »informieren«. Es ist sozusagen die »leere Leinwand« der Natur, die alles andere widerspiegeln kann. Die Fähigkeit des Wassers, Information aufzunehmen, ist sogar so groß, dass es nirgendwo »nicht-informiertes« Wasser gibt! Nicht einmal für den Bruchteil einer Sekunde – ebenso, wie auch ein Spiegel niemals »leer« anzutreffen ist.

Wasser ist daher das wichtigste Informations-Medium der Natur! Es ist das universelle Kommunikationsmittel, sowohl im großen Kreislauf der Natur als auch in den Gesteinen und den Organismen von Pflanzen, Tieren und Menschen.

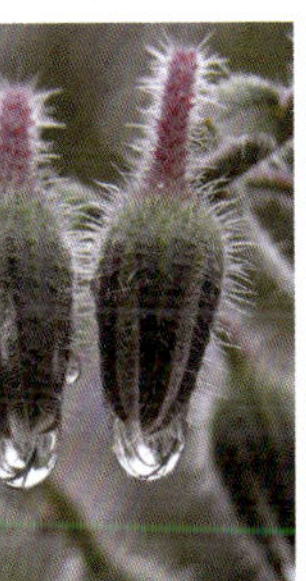
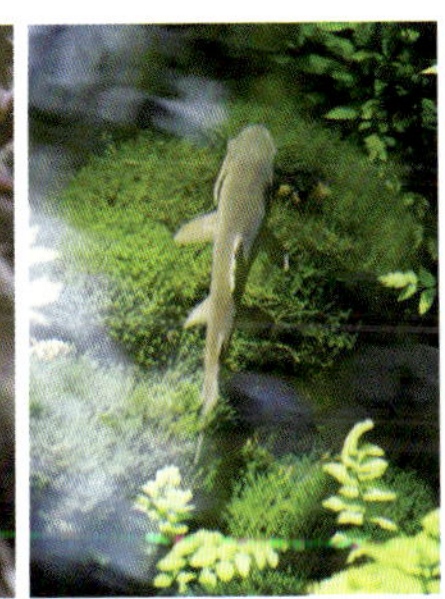
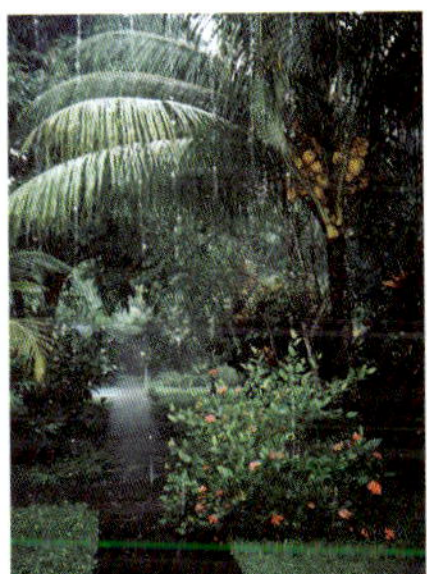
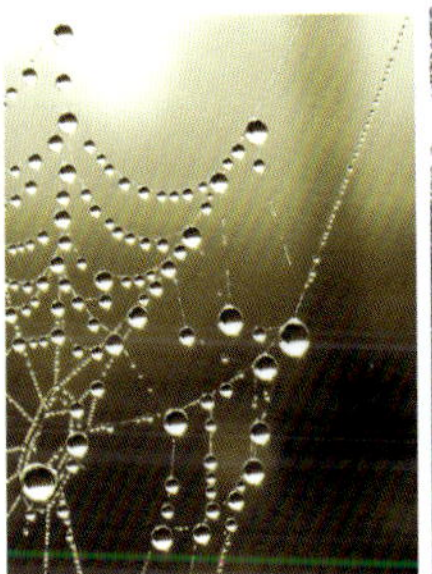
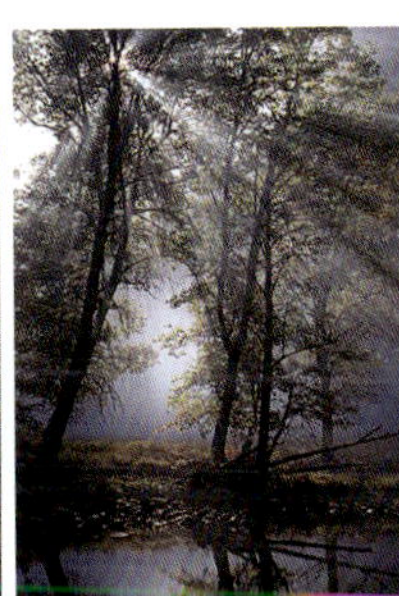

Wasser – das universelle Kommunikationsmittel der Natur

Viele Naturheilverfahren wie die Homöopathie, die Bach-Blütentherapie u. a. nutzen diese Informationsfähigkeit des Wassers. Wasser ist hier das Trägermedium für die Heilinformationen von Pflanzen, Tieren, Mineralien und anderen Substanzen. Dank der bereits seit 1981 bekannten Edelstein-Elixiere bestehen auch innerhalb der modernen Steinheilkunde vergleichbare Methoden. Doch erst seit Beginn des 21. Jahrhunderts findet Wasser als Träger von Edelstein-Informationen immer größeren Zuspruch.

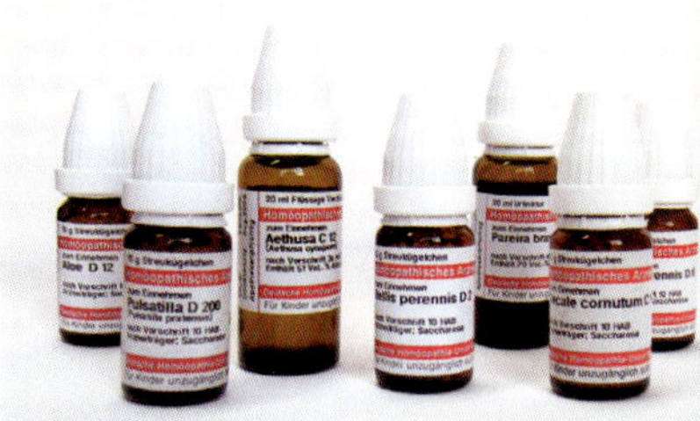

Homöopathische Medikamente: Auch hier dient Wasser als Trägermedium der Heilinformation

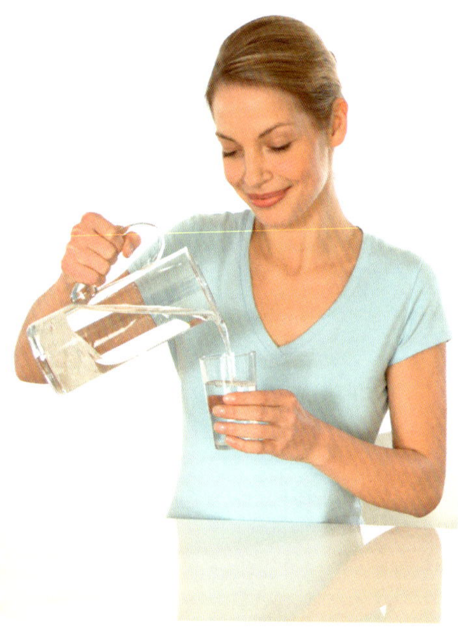

Möglicherweise ist ein Grund dafür, dass uns bei Erkrankungen das »Einnehmen« so vertraut ist. Wo andere Kulturen auf Waschungen, Räucherungen, Talismane, Gebete und zeremonielle Handlungen vertrauen, kennen wir in unserer Kultur fast nur noch das Ritual der Medikamenten-Einnahme. Unabhängig davon, ob wir auf die Schulmedizin oder auf naturheilkundliche Verfahren wie die Pflanzenheilkunde, Homöopathie, Blütenessenzen oder ähnliches bauen. Die große Skepsis, die der Steinheilkunde lange Zeit entgegengebracht wurde, bezog sich oft lediglich darauf, dass einem »nur« äußerlich getragenen Stein einfach keine Heilwirkung zugetraut wurde. Um so größer ist jetzt plötzlich das Vertrauen in das innerlich einzunehmende Edelsteinwasser. – Und das zu Recht, denn Edelsteinwasser sind äußerst wirkungsvoll!

Ein anderer Grund ist sicherlich das heutzutage große Interesse an einer ganzheitlichen Wasserforschung. Die Erkenntnis, dass Wasser eine Art »Gedächtnis« besitzt, ist inzwischen weit verbreitet und durch viele Untersuchungen belegt (siehe Anhang). Wasser als Informationsträger wird vorstellbar und erklärbar – und Edelsteinwasser ebenso!

Edelsteinwasser – Trinkwasser und Heilmittel

Als Heilmittel hat Edelsteinwasser eine jahrtausendealte Tradition. Als Trinkwasser findet es dagegen erst in jüngster Zeit Verwendung. Ist diese »neue« Methode der Trinkwasser-Verbesserung nun einfach eine neu erkannte Chance oder gehen wir dabei möglicherweise zu leichtfertig mit einem potentiellen Heilmittel um?

Um die Antwort gleich vorwegzunehmen: Beides kann der Fall sein! Es hängt ganz einfach davon ab, welche Edelsteine wir verwenden.

Heilsteine mit spezifischen Wirkungen

Viele der modernen »Heilsteine« besitzen ganz ausgeprägte und spezifische Wirkungen: Rhodochrosit z. B. regt den Kreislauf an und steigert den Blutdruck, ganz egal, ob uns das gut tut oder nicht! Ebenso mobilisiert Peridot die Entgiftung und Entschlackung, auch wenn wir zu wenig trinken und daher Kopfschmerzen bekommen. Und Obsidian kann tief in unserer Seelenwelt graben, auch wenn uns die aufgewirbelten Bilder und Erinnerungen eher belasten als erfreuen.

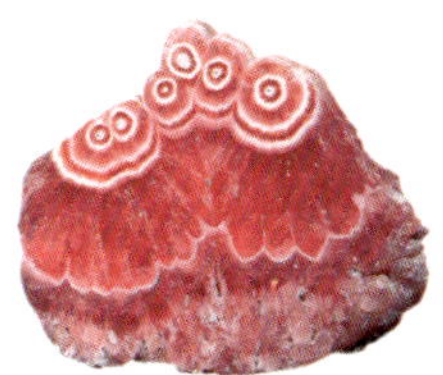
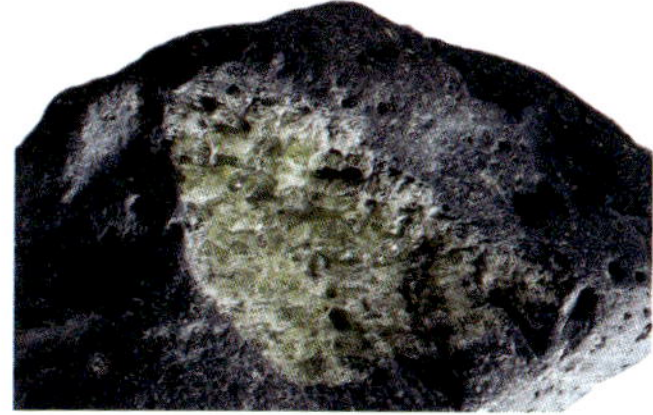
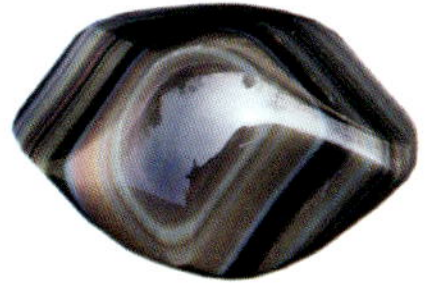

Rhodochrosit / Peridot / Obsidian

Edelsteinwasser mit intensiv und spezifisch wirkenden Heilsteinen sollten also gezielt und mit Bedacht eingesetzt werden. Sie dienen in erster Linie als Heilmittel!

Heilsteine mit ausgewogenen Wirkungen

Auf der anderen Seite gibt es dagegen Edelsteine mit sanften, ausgewogenen und harmonischen Heilwirkungen. Viele (nicht alle!) Quarze zum Beispiel gehen in ihren Wirkungen nicht über das gesunde Maß hinaus. Amethyst wirkt beruhigend, entspannend und blutdrucksenkend – doch nur ganz selten wird letzteres zu viel.

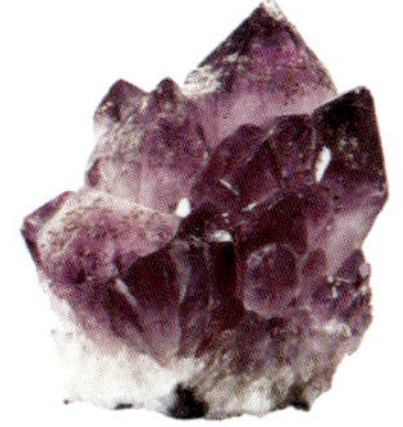
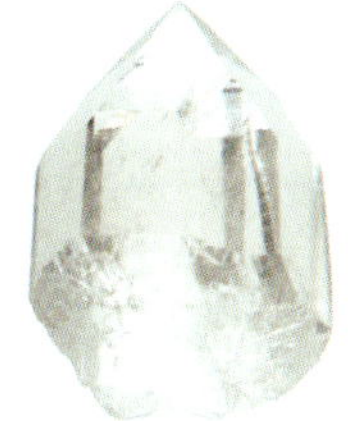
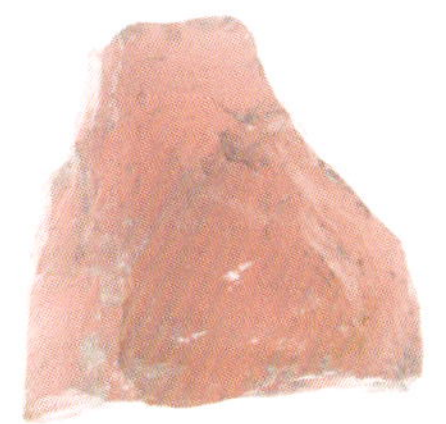

Amethyst / Bergkristall / Rosenquarz

Rosenquarz dagegen wirkt belebend und anregend – jedoch auf ganz sanfte Weise und selten zu sehr. Und Bergkristall? Er gilt als der neutralste aller Heilsteine, der das Bestehende stärkt und auf angenehme Weise Klarheit, Struktur und Energie vermittelt.

Edelsteinwasser mit sanften und ausgewogen wirkenden Heilsteinen können über längere Zeit als Trinkwasser verwendet werden.

Allerdings dürfen wir dabei den Gewöhnungsaspekt nicht vergessen:

So, wie ein täglich getrunkener Kräutertee durch Gewöhnung vom Heilmittel zum Getränk wird, kann auch die langfristige Einnahme bestimmter Edelsteinwasser dazu führen, dass wir auf die Heilwirkung der entsprechenden Edelsteine nicht mehr reagieren.

Der Umgang mit Edelsteinwasser will also wohl bedacht sein! Welche Edelsteine vorwiegend als Heilmittel eingesetzt werden sollten und welche auch zur unspezifischen Trinkwasserverbesserung geeignet sind, können Sie im Kapitel »Wirkungen von Edelsteinwasser« nachschlagen.

Edelsteinwasser als Trinkwasser

Im Trinkwasser verfolgen wir mit Edelsteinen eine ganz andere Absicht als bei der Herstellung spezifischer Heilmittel. Hier sollen Edelsteine das Wasser beleben und vitalisieren, d. h. mit »Energie« anregen, wohlschmeckender und bekömmlicher machen, negative Informationen neutralisieren und die Haltbarkeit verlängern. Letzteres vor allem auch zur Stabilisierung von sensiblem Quellwasser (manche Quellwasser verlieren ihre besonderen Eigenschaften sehr schnell, wenn sie gelagert werden) und behandeltem Trinkwasser (insbesondere nach der Verwirbelung). – Doch können Edelsteine diese Erwartungen erfüllen? Machen sie Trinkwasser tatsächlich haltbarer?

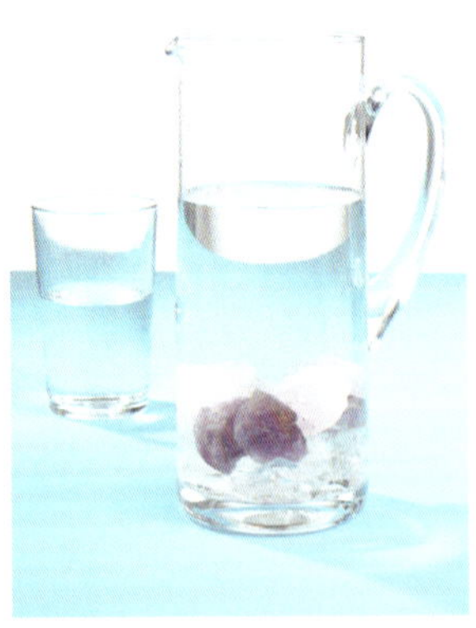

Edelsteinwasser als Trinkwasser

Verkeimung

Mikrobiologische Untersuchungen bestätigen, dass bestimmte Edelsteine die Verkeimung des Wassers reduzieren und damit seine Frische und Haltbarkeit verbessern. In einer speziell für dieses Buch angefertigten Studie der Hygieneberatung Pestel* wurden mehrere Edelsteinwasser getestet. Die Wasserproben mit den eingelegten Steinen standen zwei Wochen bei Zimmertemperatur in offenen Glasgefäßen und wurden wiederholt mikrobiologisch untersucht. Die Gefäße waren absichtlich unverschlossen, um die »Haushaltssituation« zu simulieren, da Wassersteine häufig in offenen Glaskrügen eingelegt werden. Die Glasgefäße waren zu Beginn steril und das eingefüllte Leitungswasser keimfrei.

Getestet wurden u. a. folgende Wassersteine und Edelstein-Kombinationen: Amethyst, Bergkristall, Rosenquarz, die Grundmischung (Amethyst + Bergkristall + Rosenquarz gemeinsam) sowie Chrysopras + Bergkristall. Nach einer Woche waren alle Edelsteinwasser noch keimfrei, nach der zweiten Woche zeigte sich nur in der Rosenquarz-Probe eine geringfügige, jedoch noch immer unbedenkliche Verkeimung!

Die Keimentwicklung in den Edelsteinwassern von Amethyst, Bergkristall und Rosenquarz sowie deren Mischung verläuft eindeutig langsamer als üblicherweise im offenstehenden Leitungswasser. Es entstehen also weniger Bakterien, Algen und andere Mikroorganismen. Das Wasser bleibt frischer und ist haltbarer!

Insbesondere die häufig verwendeten Wassersteine Amethyst, Bergkristall und Rosenquarz haben offensichtlich einen positiven Einfluss auf die Haltbarkeit des Trinkwassers.

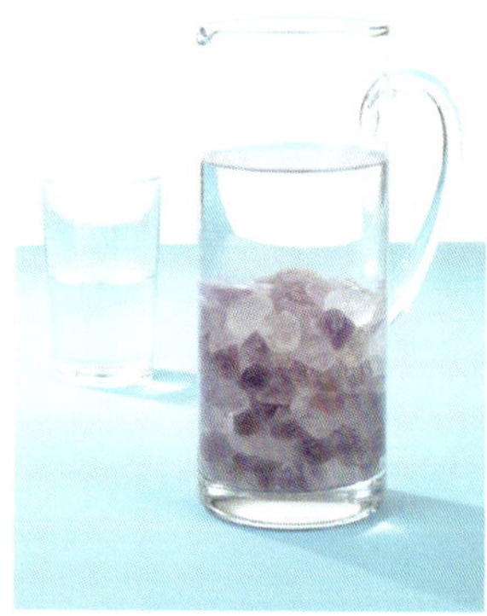

* Studie im Februar/März 2006 der Hygieneberatung Emil Pestel in Schwäbisch Gmünd (Adresse siehe Anhang)

Edelstein-Information im Trinkwasser

Wenn Edelsteine die Entwicklung von Mikroorganismen beeinflussen, dann liegt nahe, dass auch unsere Körperzellen vom Edelsteinwasser beeinflusst werden. Insofern ist es wichtig, darauf zu achten, welches Wasser wir wann und wofür verwenden. Welche Steine sind zum Ansetzen von Edelsteinwasser geeignet, wenn wir keine spezifischen Wirkungen erzielen, sondern einfach »nur« ein frisches, lebendiges und bekömmliches Trinkwasser wünschen? Tatsächlich gibt es einen Stein, der sich aufgrund seiner Reinheit und Neutralität hierfür besonders eignet: Bergkristall.

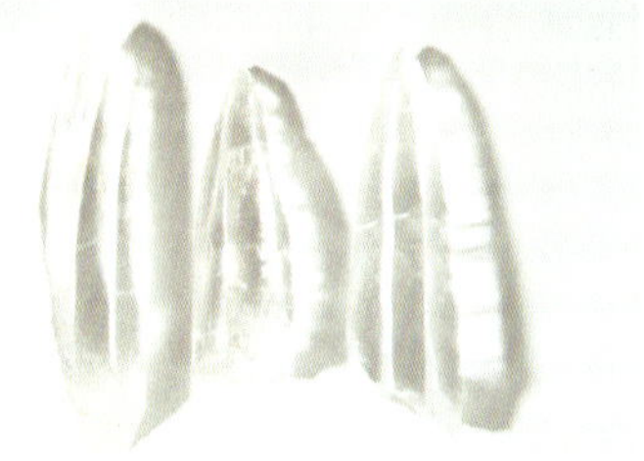

Bergkristall als »Universalstein«

Bergkristall wird in der Steinheilkunde zu recht als »Universalstein« betrachtet. »Klarheit« und »Neutralität« sind seine zentralen Themen, die ihn fast für alles einsetzbar machen: Bergkristall kann einerseits Schmerzen lindern, Schwellungen und Hitze reduzieren oder Fieber senken. Andererseits versorgt er taube oder gefühllose Körperstellen mit Energie und wärmt bei Kälteempfindlichkeit. Er wird eingesetzt, um Gehirn und Nerven zu harmonisieren oder die Drüsen des Körpers zu regulieren. Auch für Haut, Haare, Nägel und die Funktion der Sinnesorgane wird er verwendet. Zusammenfassend lässt sich feststellen, dass Bergkristall energieausgleichend und leicht anregend wirkt. Er stärkt und verstärkt das Vorhandene.

Diese neutrale, aber stets fördernde, belebende und stärkende Universalwirkung macht Bergkristall zu einem Wesensverwandten des Wassers selbst. Auch Wasser ist ja gerade aufgrund seiner Neutralität (keine Farbe, kein Geschmack, weder sauer noch basisch usw.) die universelle, lebensspendende Flüssigkeit.

Zwar entsteht Bergkristall aus Kieselsäure und nicht aus reinem tiefgefrorenem Wasser, wie in der Antike vermutet wurde, doch seinen Namen (griech. »krystallos« = »Eis«) trägt er zu recht. Er ist der Edelstein, der in seinen Eigenschaften dem Wasser entspricht.

Bergkristallwasser

Bergkristall kann das Wasser tatsächlich beleben, geschmacklich verbessern (Bergkristallwasser schmeckt neutraler, was wir als »frischer« empfinden), verträglicher machen (Bergkristall fördert das natürliche Durstgefühl) und auch die Haltbarkeit verlängern.

Einen einfachen Test dazu können Sie jederzeit durchführen: Stellen Sie zwei identische Gläser mit Ihrem gewohnten Trinkwasser an einen guten »Wasserplatz« (siehe Seite 110). Geben Sie einen gereinigten Bergkristall in eines der Gläser und lassen Sie die beiden Gläser offen einen Tag stehen. Probieren Sie dann einen kleinen Schluck aus jedem Glas – Sie werden den Unterschied schmecken!

Bergkristallwasser fördert unsere Vitalität, gibt Kraft und innere Stabilität. Es erinnert an lebendiges Quellwasser und lässt sich leichter trinken. Bergkristallwasser bringt Klarheit, macht unsere Sinne wach und schärft unsere Wahrnehmung. Es hilft uns, die Dinge so zu sehen, wie sie sind. Aber es bleibt neutral und lenkt unsere Sinne, unser Denken und Handeln in keine spezielle Richtung.

Wird Bergkristall zu anderen Heilsteinen hinzugegeben, verstärkt er deren Wirkung. Ebenso wirkt Bergkristall, wenn er in Wasser eingelegt wird: Auch hier erhöht er das Energieniveau und verstärkt dessen Eigenschaften, belässt das Wasser in seiner grundlegenden Eigenart aber so, wie es ist. Bergkristall ist daher ein Stein, dessen Edelsteinwasser über lange Zeit getrunken werden kann.

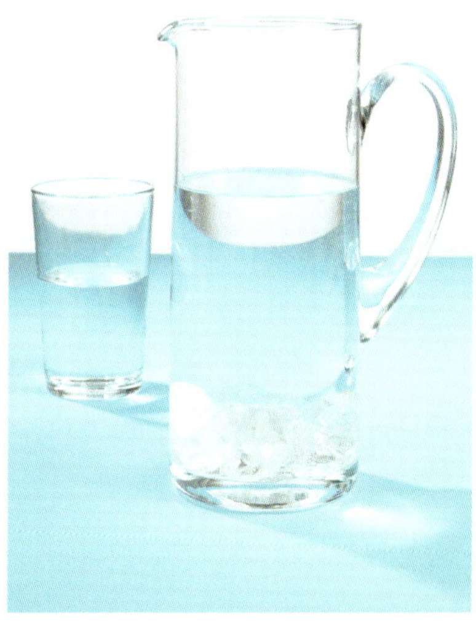

Bergkristallwasser

Außerdem bestärkt und bewahrt Bergkristall die erfrischenden und lebensfördernden Qualitäten des Wassers. Er ist also der optimale Stein zur Qualitätswahrung und -verbesserung unseres Trinkwassers. Sehr schön verdeutlicht dies auch die Hagalis-Kristallanalyse des

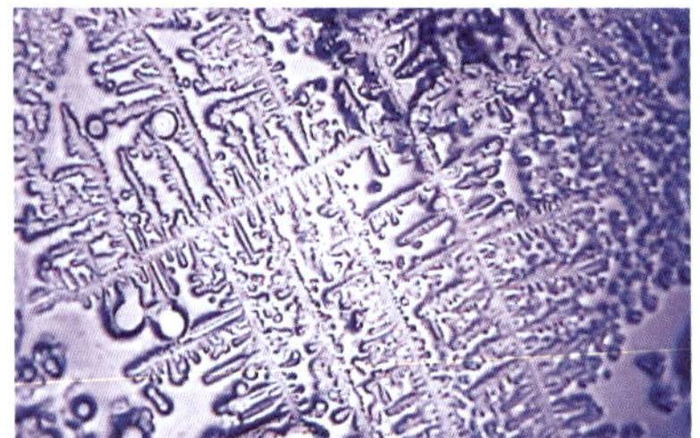

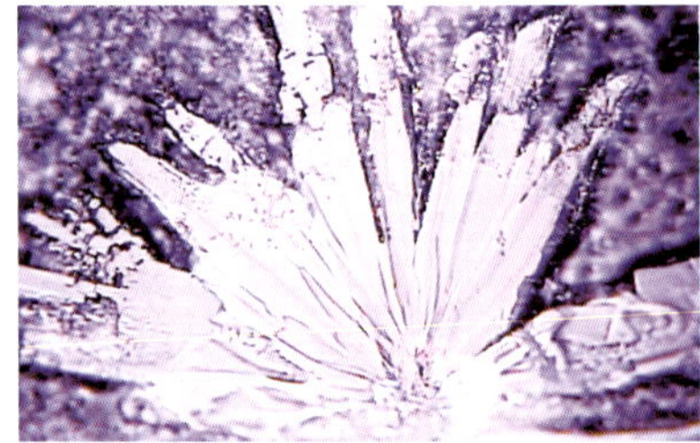

Trinkwasserverbesserung mit Bergkristall: Links Leitungswasser ohne Bergkristall, rechts dasselbe Wasser mit Bergkristall informiert (Kristallanalyse der Hagalis AG Überlingen).

Bergkristallwassers (siehe die obigen Abbildungen). Die Information des Wassers durch Bergkristall wird hier im wahrsten Sinne des Wortes sichtbar.

Die Kristallklar-Kombination

Neben dem reinen Bergkristallwasser hat sich auch die Kombination der nahe verwandten Kristallquarze Amethyst und Bergkristall sehr bewährt. Amethyst als Stein der Reinigung und Klärung befreit das Wasser von aufgenommenen negativen Informationen, hält es rein und von Störungen frei. Bergkristall bringt hierzu Klarheit, Energie, Vitalität und Lebendigkeit.

Aus der Kombination von Amethyst und Bergkristall entsteht ein Edelsteinwasser, das geistige Klärung fördert und die bestehende Klarheit des Geistes stärkt und schützt. Es bringt Wachheit, Bewusstheit, eine gute Beobachtungsgabe und zugleich die Fähigkeit zur Versöhnung und zur friedlichen Beilegung von Konflikten. Daher werden Amethyst und Bergkristall auch die »Kristallklar-Kombination« genannt.

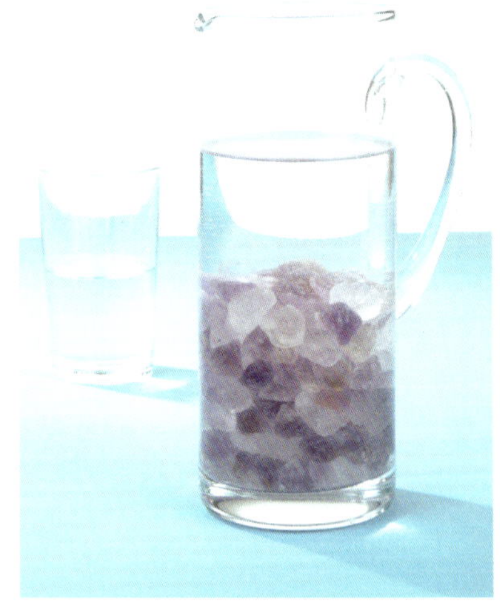

»Kristallklar-Kombination« aus Bergkristall und Amethyst

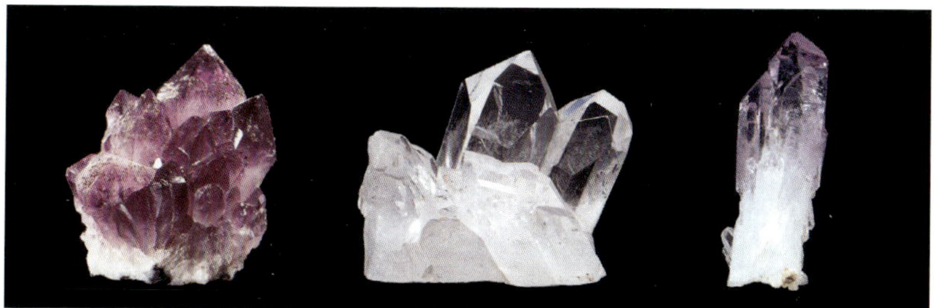

Die Kombination von Amethyst und Bergkristall findet sich manchmal auch in einem Kristall! So z. B. in den Amethysten von Las Vigas, Vera Cruz, Mexiko (ganz rechts), welche die Eigenschaften beider Kristallquarze vereinen.

Dank dieser Eigenschaften wirken sich die beiden Edelsteine auch bei der technischen Wasserbehandlung positiv aus: Wenn wir Wasser mit Amethyst informieren, bevor es gefiltert wird, nimmt es deutlich weniger »Filterinformationen« auf, welche die energetische Qualität oft beeinträchtigen! Informieren wir dieses Wasser dann nach der Filterung noch zusätzlich mit Bergkristall, bringt dieser so viel Klarheit und Energie hinzu, dass sich das gereinigte Wasser mit sehr guten Quellwassern messen kann!

Amethyst und Bergkristall verbessern also die energetische Qualität gefilterten Wassers. Idealerweise sollte die Informierung mit Amethyst vor der Filterung erfolgen (Reinigung und Schutz vor unerwünschten Informationen) und die Informierung mit Bergkristall danach (Vitalisierung und Belebung).

Mehr dazu finden Sie im Kapitel »Voraussetzungen in der Wasserqualität«.

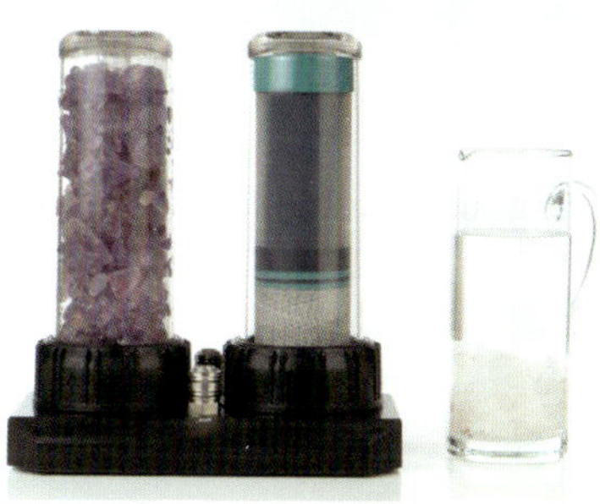

Informierung mit Amethyst vor der Filterung und mit Bergkristall danach

Die Grundmischung

Wird den beiden bereits erwähnten Kristallquarzen Amethyst und Bergkristall als drittes Rosenquarz hinzugefügt, erhalten wir die sogenannte »Grundmischung«. Diese hat sich bereits seit geraumer Zeit als Beigabe zum Trinkwasser etabliert. Zwar besitzt die »Grundmischung« nicht mehr die universelle Neutralität des Bergkristallwassers oder die Klarheit der Amethyst-Bergkristall-Kombination, doch bringt Rosenquarz hier eine »Wohlfühl-Komponente« hinzu, die diese Mischung zu einem beliebten »Wellness-Wasser« macht.

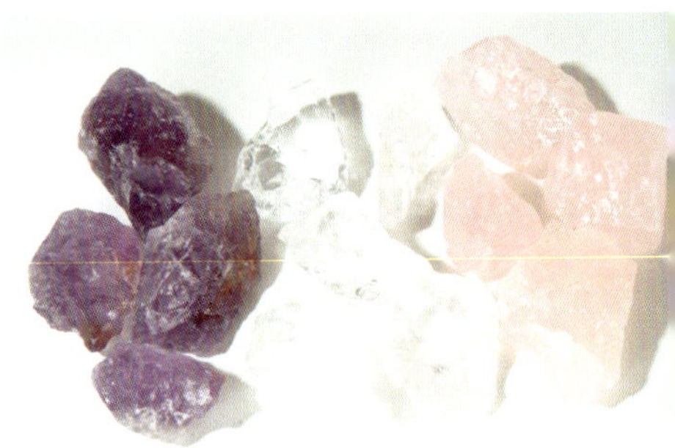

Amethyst, Bergkristall und Rosenquarz als »Grundmischung«

Dank ihrer engen mineralogischen Verwandtschaft können die drei Quarze gut miteinander kombiniert werden: Amethyst stellt in diesem Trio den beruhigenden Pol (gewissermaßen den Yin-Aspekt) dar, Bergkristall die neutrale Mitte und Rosenquarz den anregenden Pol (den Yang-Aspekt).

In der chinesischen Medizin stellen Yin und Yang die relativen Gegensätze allen Seins dar. »Yin« steht für »dunkler, passiver, kälter, verdichteter, weicher usw.«, »Yang« für »heller, aktiver, wärmer, ausgedehnter, härter usw.«. Harmonie herrscht in dieser Betrachtung überall dort und immer dann, wenn diese Gegensätze in einem ausgewogenen Verhältnis stehen und sich fließend ineinander wandeln.

Der Rhythmus von Tag und Nacht oder der Wandel der vier Jahreszeiten sind Beispiele für ein harmonisches Verhältnis von Yin und Yang. Ebenso der beständige Herzschlag oder der Rhythmus des Atmens.

Die Grundmischung Amethyst, Bergkristall und Rosenquarz fördert den Ausgleich von Yin und Yang. Sie kann also in sehr aktiven Phasen (Yang) ruhiger und entspannter machen (Yin), umgekehrt jedoch auch in passiven, lethargischen Phasen (Yin) aktivieren und beleben (Yang). Harmonie wäre in diesem Zusammenhang dann der ausgewogene, fließende Wechsel von Aktivität und Ruhe.

Doch Yin und Yang sind hier keine weit auseinanderliegenden Pole. Alle drei Quarze haben auch vieles gemeinsam:

Die Verbesserung der Wahrnehmung: Amethyst fördert die geistige Wahrnehmung und die Inspiration, Bergkristall die Sinne und den Instinkt, Rosenquarz die Intuition und das Einfühlungsvermögen. Gemeinsam ergibt das eine ganzheitliche Wahrnehmungsfähigkeit auf allen Ebenen.

Belebung und Vitalität: Diese Grundeigenschaft der Kristallquarze (Amethyst und Bergkristall) und derben Quarze (Rosenquarz) richtet sich im Amethyst eher nach innen. Er hilft, Trauer und innere Krisen zu überwinden. Bergkristall lenkt diese Eigenschaft in die Beobachtungsgabe, Aufmerksamkeit und Konzentration, Rosenquarz in das extrovertierte Handeln und den sinnlichen Genuss. Gemeinsam machen die drei das Leben lebenswerter.

Eine stabile innere Mitte: Diese Grundeigenschaft vieler trigonaler* Mineralien zeigt sich bei Quarzen besonders deutlich: Amethyst hilft, die innere Mitte zu finden, indem er zu geistiger Weite und innerem Frieden führt. Bergkristall stärkt die innere Mitte durch Neutralität, die unbeeinflussbar gegenüber vielen Einwirkungen macht. Und Rosenquarz fördert die seelische Erfüllung und die daraus resultierende Ruhe des Gemüts. Gemeinsam entsteht so ein ruhiger, aber wacher Zustand der Sammlung und Stärke.

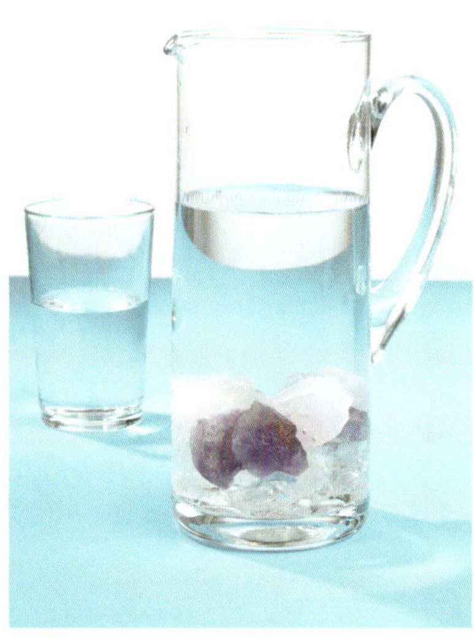

Edelsteinwasser-Grundmischung

Regulation des Organismus: Alle drei Quarze stimulieren und harmonisieren zentrale Regulationsmechanismen des

* Trigonale Mineralien haben ein dreieckig strukturiertes Kristallgitter. Sie fördern die Beständigkeit und innere Stabilität.

Körpers. Amethyst harmonisiert Gehirn und Nervensystem, Bergkristall zusätzlich den Energie- und Wasserhaushalt sowie das Hormonsystem und Rosenquarz schließlich Kreislauf und Herz. Gemeinsam sorgen sie dadurch für eine Balance aller Körperfunktionen.

Die Grundmischung Amethyst, Bergkristall und Rosenquarz wird also durch ihre umfassende und harmonisierende Wirkung zu einer Universal-Mischung für Edelsteinwasser.

Da sie jedoch deutliche Wirkungen verursachen kann, sollte die Grundmischung nicht so »unbegrenzt« eingesetzt werden wie reines Bergkristallwasser. Ein bis drei Monate sind der als Trinkwasser akzeptable Rahmen, danach empfiehlt sich eine Pause. Wenn plötzlich Desinteresse am weiteren Ansetzen dieses Edelsteinwassers aufkommt oder gar eine deutliche Abneigung, ist dies ebenfalls ein Zeichen, die Grundmischung abzusetzen.

Edelsteinwasser als Heilmittel

Stellen wir Edelsteinwasser als Heilmittel her, geschieht das in einer gänzlich anderen Absicht als bei der Trinkwasser-Behandlung. Nicht die Verbesserung der Wasserqualität, sondern die Verbesserung unseres Gesundheitszustandes (oder dem einer anderen Person) steht hier im Mittelpunkt. Ein solches Edelsteinwasser soll in erster Linie »wirken« und wird nicht ständig als Getränk konsumiert, sondern wohldosiert eingenommen.

Damit rücken die Edelsteine und ihre Heilwirkungen ins Zentrum des Interesses:

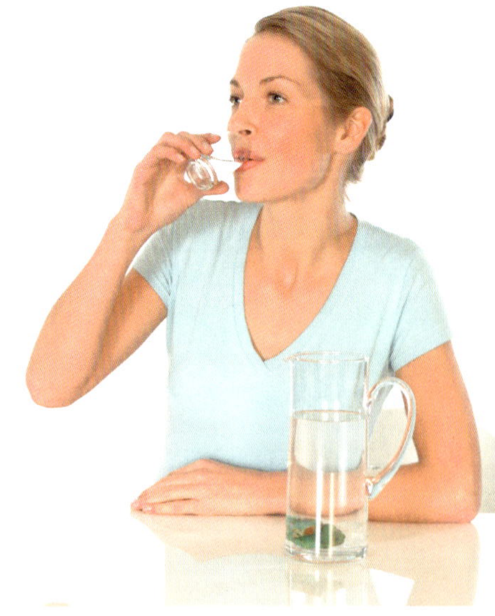

Edelsteinwasser als Heilmittel

- Besitzt Edelsteinwasser die gleichen Wirkungen wie die Edelsteine selbst?
- Was sind die Vor- und Nachteile beim Einsatz von Edelsteinwasser gegenüber der alleinigen Verwendung von Heilsteinen?
- Was ist beim Umgang mit Edelsteinwassern als Heilmittel generell zu beachten?
- Gibt es Edelsteine, Mineralien oder Gesteine, die nicht als Edelsteinwasser angesetzt werden dürfen?
- Welche Qualitätskriterien gelten für Heilsteine, die als Edelsteinwasser angesetzt werden?

Wirkungsunterschiede zwischen Heilsteinen und Edelsteinwasser

Edelsteinwasser nimmt zwar Informationen der Steine auf und wirkt daher ähnlich wie die Steine selbst – jedoch nicht ganz identisch! Viele Faktoren beeinflussen hier die Abweichungen in der Heilwirkung des Edelsteinwassers: Die Qualität des verwendeten Edelsteins, die Art und Dauer des Ansetzens und natürlich die Qualität des Ausgangswassers. Um möglichst ähnliche Wirkungen zu erzielen, sollten Sie daher die Hinweise in den folgenden Kapiteln »Voraussetzungen in der Edelsteinqualität«, »Voraussetzungen in der Wasserqualität« und »Herstellung von Edelsteinwasser« unbedingt beachten.

Doch selbst unter »idealen« Voraussetzungen bleiben Wirkungsunterschiede zwischen vielen Heilsteinen und deren Edelsteinwasser bestehen. Offenbar »bevorzugt« das Wasser aufgrund seiner Eigennatur bestimmte Informationen, während andere etwas in den Hintergrund treten. Die »Natur der Steine« scheint hier den Ausschlag zu geben.

Heilsteine »wässriger Natur«: Heilsteine mit einem engen Bezug zum wässrigen System des Körpers wie z. B. Mondstein oder die ganze Chalcedonfamilie (Chalcedon, Chrysopras, Heliotrop, Karneol, Moosachat, Ozeanachat, Onyx, Sardonyx usw.) entfalten ihre Wirkungen auch im Edelsteinwasser fast unverändert.

Sardonyx, bei Hildegard von Bingen der »Stein für alle Sinne«, hilft z. B. auch als Edelsteinwasser hervorragend bei Beeinträchtigungen des Geruchs- und Geschmackssinns, der Augen und der Ohren. In letzterem Falle sogar bei Tinnitus und Hörsturz (wobei hier natürlich immer zuerst der HNO-Arzt konsultiert werden sollte!).

Eine Steinheilkunde-Ausbildungsteilnehmerin versuchte das Sardonyxwasser einmal nach jahrelangem Tinnitusleiden, das sich bei ihr in sehr irritierenden Ohrgeräuschen äußerte. Alle anderen Behandlungsversuche waren bis zu diesem Zeitpunkt fehlgeschlagen. Unmittelbar mit der Einnahme des Sardonyxwassers ließen die Ohrgeräusche nach und waren innerhalb weniger Tage ganz verschwunden. Als sie das Wasser jedoch nach vier Wochen absetzen wollte, kamen die Geräusche wieder. Daraufhin nahm sie es einige Monate regelmäßig ein, bis die Beschwerden endgültig verschwunden blieben.

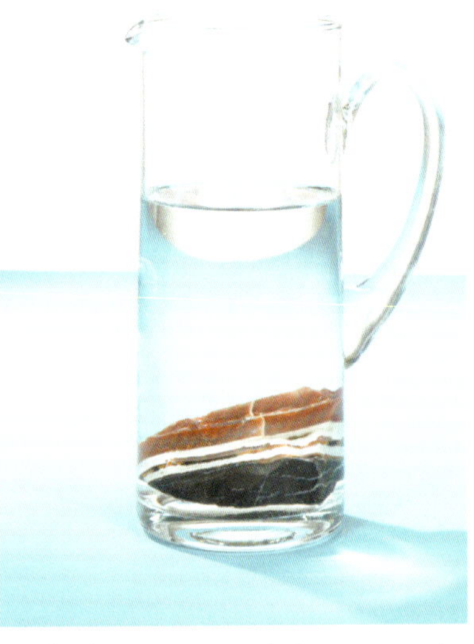

Sardonyxwasser – ein hervorragendes Begleitmittel bei der Tinnitustherapie

Heilsteine »energetischer Natur«: Heilsteine, deren Wirkungen dagegen eher das energetische System des Körpers (Nerven, Meridiane, Chakren) ansprechen, zeigen als Edelsteinwasser oft deutlich veränderte Wirkungen. Was jedoch keinesfalls ein Nachteil sein muss: Diamant z. B. hilft als Edelsteinwasser bei Schlaganfall – eine Wirkung, die mit äußerlich angewandten Diamanten kaum zu erzielen ist. Das Diamantwasser selbst, das ebenfalls auf Hildegard von Bingen zurückgeht, hat jedoch schon zu manchem »medizinischen Wunder« geführt!

Sehr berührend war für mich (M. G.) hier der Fall eines älteren Mannes, von dem ich erst im Nachhinein erfuhr. Nach einem Schlaganfall war der Seniorchef eines Familienunternehmens halbseitig gelähmt und erkannte selbst seine nächsten Familienmitglieder nicht mehr. Die Familie, die der Hildegard-Medizin kundig war, versorgte ihn daraufhin rund um die Uhr mit Diamantwasser. Innerhalb von nur sechs Monaten genas er fast vollständig. Lediglich bei bestimmten Bewegungen des rechten Arms blieb eine gewisse Einschränkung zurück, die mir jedoch erst beim genauen Hinsehen auffiel (nachdem ich von dem Schlaganfall erfahren hatte).

Dies ist nicht die einzige Erfahrung dieser Art! Daher lohnt es sich auf jeden Fall, das Diamantwasser nach Möglichkeit zusätzlich zur schulmedizinischen Therapie einzusetzen! Siehe hierzu auch das Kapitel »Anwendungen von Edelsteinwasser«.

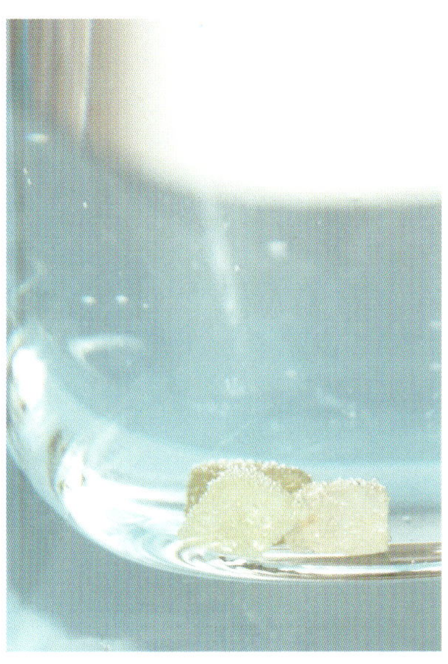

*Diamantwasser – **das** Edelsteinwasser bei Schlaganfall!*

Natürlich spielt dabei auch eine Rolle, dass wir mit Edelsteinwasser eine schnelle Verteilung der Edelsteininformation im ganzen Körper bewirken. Im Gegensatz zum aufgelegten Stein, der zunächst lokal wirkt und dessen Wirkung sich dann allmählich ausbreitet, ist die Einnahme von Edelsteinwasser vergleichbar mit einem sinnbildlichen »Anfüllen mit der Steinwirkung« im ganzen Organismus. Das hat Vor- und Nachteile.

Schnelle, umfassende Wirkungen: Vorteile bestehen hier insbesondere bei »generalisierten« Beschwerden, d. h. Beschwerden, die nicht lokal auftreten, sondern ein ganzes »Körpersystem« betreffen. So lassen sich Kreislaufbeschwerden, Durchblutungsstörungen, Nervenbeschwerden, Störungen des Hormonzyklus, Hautprobleme, Verdauungsbeschwerden, Stoffwechselstörungen, Immunschwäche und Allergien sehr gut mit Edelsteinwasser behandeln. Auch die Reinigung und Entschlackung des Bindegewebes lässt sich auf diese Weise besser anregen als mit lokal aufgelegten Heilsteinen.

Ein eindrückliches Beispiel hierfür konnten wir bei einem Familienseminar erleben, das an Ostern in den südlichen Cevennen stattfand. Bleich aus dem deutschen Winter kommend, fanden wir uns unter einer strahlenden südländischen Sonne am blauen Himmel wieder. Als Vorbeugung gegen Sonnenbrand und Sonnenstich wurde ein Edelsteinwasser angesetzt, von dem vor unserer ersten geologischen Exkursion alle tranken – bis auf zwei Kinder, die schon im Gelände unterwegs waren. Nach neunstündiger Tour im Freien kamen schließlich alle wohlbehalten ohne Sonnenbrand zurück. Bis auf eben jene beiden Jungs, von denen einer sogar einen Sonnenstich hatte! Doch auch das ließ sich glücklicherweise mit dem Prasemwasser erfolgreich behandeln.

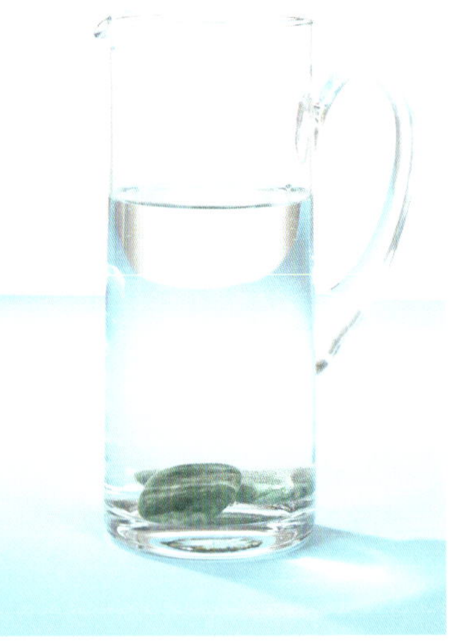

Prasemwasser – Sonnenschutz von innen

Natürlich soll dies nicht dazu verleiten, sich ohne Hut und Sonnencreme in Spanien in den »Teutonengrill« zu legen. Doch es ist erstaunlich, was Prasemwasser ausrichten kann. Vor allem Menschen mit sonnenempfindlicher Haut wissen es als zusätzlichen Schutz sehr zu schätzen. Am besten wirkt es übrigens, wenn zugleich mit der inneren Einnahme ein Prasem-Anhänger im Bereich des Thymus (Mitte zwischen Herz und Kehlkopf) getragen wird.

Intensive, durchgreifende Wirkungen: Ebenfalls ein Vorteil, in manchen Situationen aber auch ein Nachteil, kann die intensive Wirkung des Edelsteinwassers sein. Durch das bereits erwähnte »Anfüllen mit der Edelsteininformation« treten bestimmte Wirkungen oft schneller und deutlich stärker als bei der äußeren Verwendung der Heilsteine ein. Bei der Linderung von Allergien mit Aquamarin kann dies z. B. äußerst hilfreich sein. Aquamarin hilft in vielen Fällen bei Heuschnupfen, wenn er schon rechtzeitig vor der Pollenflugsaison als Halskette oder

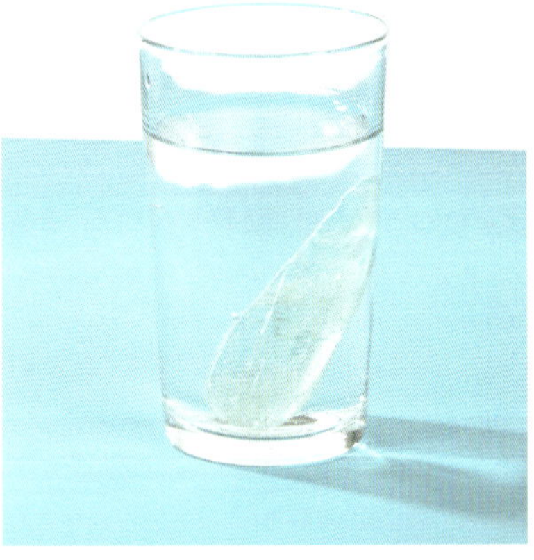

Aquamarinwasser – ein wichtiges steinheilkundliches Heuschnupfen-Mittel

Anhänger angelegt und über die ganze »kritische Saison« hinweg getragen wird. Haben wir diesen »rechtzeitigen Start« verpasst und die Heuschnupfen-Symptome sind bereits aufgetreten, hilft oft nur noch die innere Einnahme des Aquamarinwassers oder, noch besser, das äußerliche Tragen des Steins mit zeitgleicher innerer Einnahme des Wassers.

Nachteilig wird die intensive und durchgreifende Wirkung des Edelsteinwassers vor allem bei zu hoch dosierter Anwendung. Bei einem äußerlich getragenen Heilstein können wir auf eventuell auftretende Erstverschlimmerungen schnell reagieren, indem wir den Stein abnehmen, eine Pause einlegen und dann erneut einsetzen. Äußerlich getragene Heilsteine werden über die Dauer und den Rhythmus des Tragens »dosiert«.

Anders ist es beim Edelsteinwasser. Ist dieses einmal getrunken, ist es zunächst »drin«, und es kann einige Zeit dauern, bis eventuell auftretende Reaktionen wieder abklingen – ähnlich wie z. B. bei einem homöopathischen Mittel. Daher sollten Sie sich sicher sein, dass Sie – vor allem bei intensiv wirkenden Steinen – das ausgewählte Edelsteinwasser tatsächlich brauchen. Als Experiment sollten Sie den Stein besser nur äußerlich verwenden. Ansonsten können Sie das Edelsteinwasser auch kinesiologisch bzw. radiästhetisch austesten* – oder Fachleute (ÄrztInnen, HeilpraktikerInnen oder EdelsteintherapeutInnen) mit Ihrem Anliegen konsultieren.

Ein eindrückliches Beispiel für die intensive Wirkung von Edelsteinwasser gab es einmal nach einem Vortrag in Zürich. In diesem Vortrag hatte ich die entschlackende Wirkung von Chrysopraswasser erwähnt, aber zugleich davor gewarnt, zu Beginn der »Entschlackungskur« mehr als ein Schnapsglas davon pro Tag zu trinken. Kurze Zeit später erhielt ich eine eMail von einer Gesundheitsberaterin, die beim Vortrag anwesend war. Sie hatte ein solches Chrysopraswasser angesetzt. Nachdem bei der genannten Dosierung zwei Tage lang keine Reaktionen erkennbar waren, trank sie ein ganzes Trinkglas (200 ml) auf einmal. – Die Reaktion kam prompt: Sie durfte den Rest des Tages auf der Toilette zubringen (der Darm nahm seine Ausscheidungsfunktion plötzlich ***sehr*** *ernst) und noch dazu traten rote*

* »Radiästhesie« bedeutet »Strahlenwahrnehmung« (lat. »radius« = »Strahl« und griech. »aisthesis« = »Wahrnehmung, Empfindungsvermögen«). Radiästhetische Tests werden mit Pendeln, Ruten oder ähnlichen Instrumenten durchgeführt. Literatur hierzu: Rainer Strebel/Michael Gienger, »Die Individuelle Therapie«, AT-Verlag Baden (CH) 2005

Flecken im Gesicht auf. Nun, auch die Haut versuchte offenbar, beim Entschlacken mitzuhelfen, nur leider sind rote Flecken im Gesicht bei einer Tätigkeit als Gesundheitsberaterin nicht gerade das ideale Erscheinungsbild.

Nach dem natürlich umgehend erfolgten Absetzen des Edelsteinwassers klangen die Symptome (die man durchaus als schlichte Erstreaktion einer sehr heftig einsetzenden Entschlackung betrachten kann) glücklicherweise innerhalb eines Tages wieder ab. Doch zwei Tage später fand unsere »unfreiwillige Versuchsperson« eine wunderschöne Chrysopras-Kette in einem Fachgeschäft. Sie konnte nicht anders, kaufte die Kette und hängte sie um. – Und am Abend waren die roten Flecken im Gesicht wieder da!

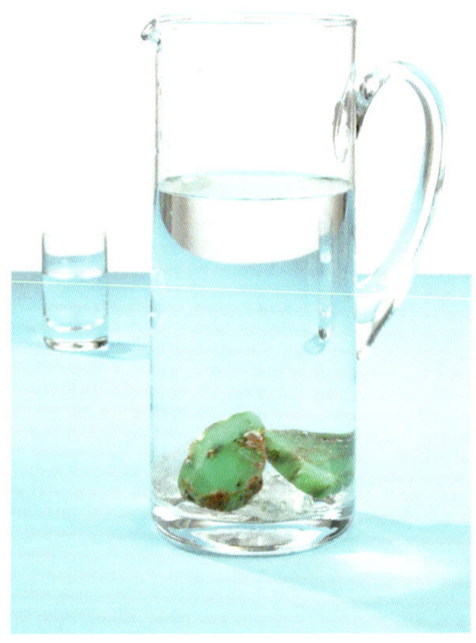

Chrysopraswasser – Entschlackungs- und Entgiftungsmittel Nr. 1!

Und die Moral von der Geschicht'? Chrysopras putzt kräftig durch. Und Chrysopraswasser um so mehr! Natürlich sind die Reaktionen beileibe nicht immer so heftig. Viele Menschen vertragen Chrysopras ganz wunderbar, völlig ohne derartige Symptome. Doch nicht umsonst gilt Chrysopras in der Steinheilkunde als der Entschlackungs- und Entgiftungsstein Nr. 1!

Unerwünschte Wirkungen: Der letzte – mitunter gravierende – Wirkungsunterschied zwischen äußerlich angewandten Heilsteinen und innerlich eingenommenem Edelsteinwasser liegt darin, dass wir bei der inneren Einnahme viel mehr auf die Giftigkeit bestimmter Steine achten müssen als bei der rein äußerlichen Anwendung. Manche Heilsteine (sehr wenige und überwiegend eher sehr selten eingesetzte Steine) geben Giftstoffe ans Wasser ab. Diese dürfen natürlich nicht direkt ins Wasser eingelegt werden! Edelsteinwasser aus solchen Steinen muss mit anderen Verfahren hergestellt werden. Bitte lesen Sie daher unbedingt das folgende Kapitel »Voraussetzungen in der Edelsteinqualität« sowie die entsprechenden Abschnitte im Kapitel »Herstellung von Edelsteinwasser«.

Zusammenfassend lässt sich zum Wirkungsunterschied zwischen Edelsteinwassern und mit Körperkontakt getragenen Heilsteinen sagen:

1. Edelsteinwasser besitzen ähnliche Wirkungen wie die entsprechenden Heilsteine. Jedoch sind die Wirkungen oft nicht 100%ig identisch. Um möglichst ähnliche Wirkungen zu erzielen, sollten Sie die Kapitel »Voraussetzungen in der Edelsteinqualität«, »Voraussetzungen in der Wasserqualität« und »Herstellung von Edelsteinwasser« beachten.

2. Die abweichenden Wirkungen des Edelsteinwassers können für dessen gezielten Einsatz bei bestimmten Beschwerden auch von Vorteil sein. Siehe dazu auch das Kapitel »Wirkungen von Edelsteinwasser«.

3. Ein großer Vorteil des Edelsteinwassers liegt in der Behandlung von Beschwerden, die den ganzen Körper oder umfassende Körpersysteme (Kreislauf, Nerven, Hormone, Immunsystem usw.) betreffen. Hier wirkt Edelsteinwasser manchmal schneller und besser als der lokal getragene oder aufgelegte Heilstein.

4. Nachteil des Edelsteinwassers ist der Umstand, dass es bei heftigen Erstreaktionen nicht wie äußerlich angewandte Heilsteine »entfernt« werden kann. Daher sollte es nur gezielt eingesetzt oder ggf. ausgetestet werden. Mehr dazu finden Sie im Kapitel »Anwendungen von Edelsteinwasser«. Zum Experimentieren eignen sich die Steine selbst besser.

5. Edelsteinwasser wirkt oft intensiver als die äußere Anwendung entsprechender Heilsteine. Daher sollte Edelsteinwasser nur gezielt und vor allem zu Beginn vorsichtig dosiert eingesetzt werden. Lesen Sie dazu bitte die Anwendungshinweise im Kapitel »Anwendungen von Edelsteinwasser«.

Welche Steine nicht oder nur mit bestimmten Methoden zum Edelsteinwasser angesetzt werden dürfen, erfahren Sie nun im folgenden Kapitel »Voraussetzungen in der Edelsteinqualität«.

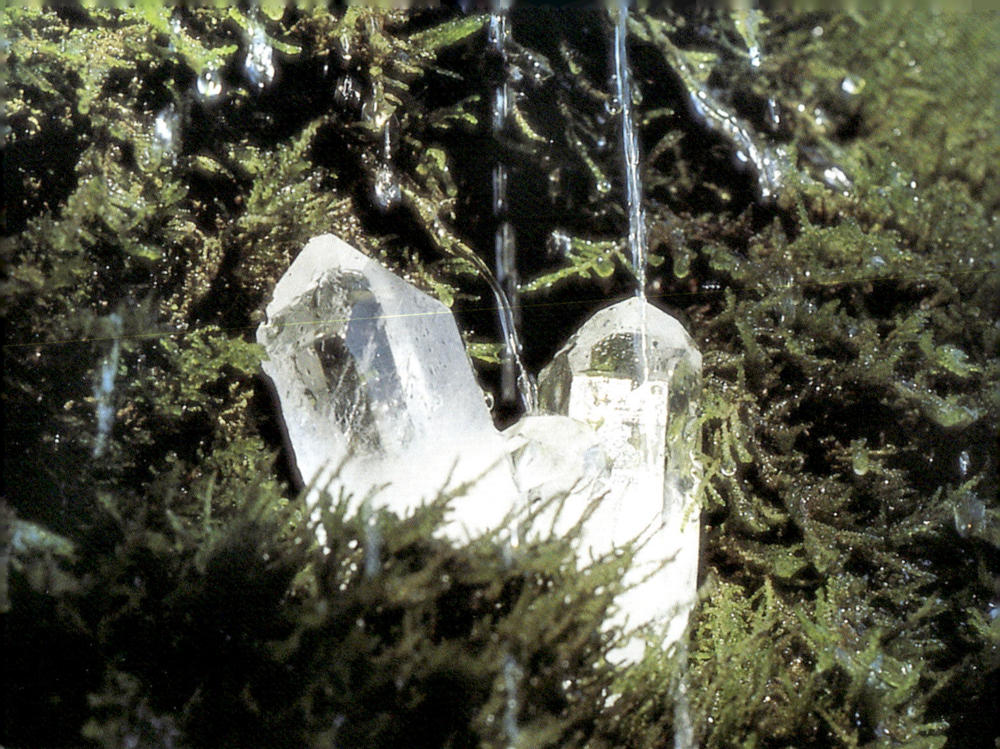

Voraussetzungen in der Edelsteinqualität

Wie im vorangegangenen Kapitel schon deutlich wurde, ist nicht jeder Stein gleichermaßen zur Herstellung von Edelsteinwasser geeignet. Qualität und Wirksamkeit, aber auch Nutzen oder Schädlichkeit hängen von der sorgfältigen Auswahl der richtigen Edelsteine ab.

Qualitativ hochwertige Edelsteine

Da die Wirkung eines Heilsteins beim Edelsteinwasser oft intensiver ist als beim Stein selbst, kommen auch qualitative Unterschiede deutlicher zum Tragen. Ein für das Edelsteinwasser ausgewählter Stein sollte die ihn charakterisierenden natürlichen Eigenschaften anschaulich zeigen. Je ausgeprägter (je nach Art des Steins)

Farbe, Zeichnung, Reinheit, Transparenz, Brillanz oder spezielle Eigenschaften wie Magnetismus, Kristallform, optische Effekte usw. sind, desto deutlicher wird die typische Wirkung des Edelsteinwassers.

Von einem Rosenquarz, dessen Farbe so blass ist, dass sie selbst auf weißem Hintergrund kaum erkennbar ist, können wir nicht das volle Wirkungsspektrum dieser Steinsorte erwarten. Die Wirkung wird eher dem farblosen derben Schneequarz ähneln. Ebenso ist ein sehr trüber »Bergkristall« eher als Milchquarz zu betrachten und ein »Labradorit« ohne Farbenspiel schlicht als Feldspat. Auch bei Edelsteinen mit Wirkungsunterschieden bestimmter Varietäten sollten wir darauf achten, die richtige Varietät zu wählen*. So hilft heller, klarer Amethyst z. B., Träume zu klären, während sehr dunkler und eher undurchsichtiger Amethyst diese einfach anregt. Das kann ein gewaltiger Unterschied sein!

Achten Sie daher auf die Qualität der Edelsteine, die Sie zum Ansetzen von Edelsteinwasser verwenden! Es müssen nicht die teuersten Exemplare sein, aber sie sollten die typischen Merkmale des jeweiligen Edelsteins deutlich zeigen.

Echte und unbehandelte Edelsteine

Dass Fälschungen und Imitationen auch im Edelsteinwasser nicht die gewünschten Heilwirkungen erzielen, versteht sich von selbst. Viele Behandlungen wie z. B. das Färben von Achatscheiben verändern die heilkundlichen Eigenschaften eines Steins, da die eingesetzten Farbstoffe (oft giftige Schwermetalle) eigene Wirkungen verursachen. Folgende Manipulationen sollten daher kategorisch ausgeschlossen werden:

Gefärbte Edelsteine

Unabhängig davon, mit welchem Farbstoff gefärbt wird (Kunststoffe, organische Substanzen, Schwermetalle), sollten derart behandelte Edelsteine nicht verwendet werden. Bei oberflächlichem Färben mit Öl, Wachs oder Lack können außerdem unerwünschte Substanzen ins Edelsteinwasser gelangen!

* Wirkungsunterschiede verschiedener Varietäten erläutert das Buch: Michael Gienger, »Heilsteine – 555 Steine von A bis Z«, Neue Erde, Saarbrücken 2014

Gebrannte Edelsteine

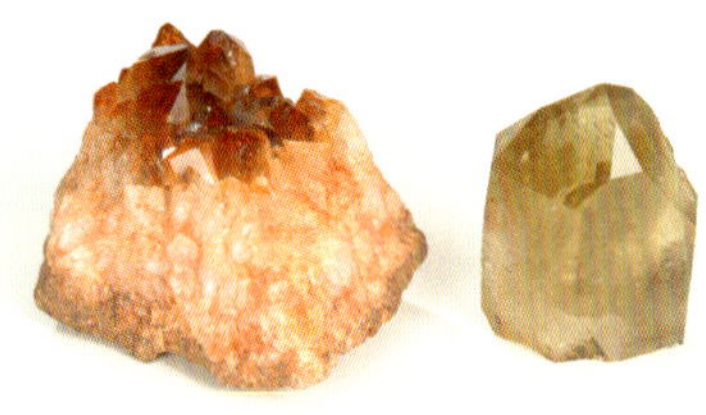

Links gebrannter Amethyst als Citrin-Imitation, rechts Naturcitrin

Viele Edelsteine werden zur Farbverbesserung oder -veränderung hoch erhitzt. Durch ein solches Brennen erhalten z. B. manche Rubine eine schönere Farbe, oder Amethyste werden gelb und dienen dann als Citrin-Imitation. Die Auswirkungen sind sehr unterschiedlich: Bei Rubinen, die auch in der Natur unter hohen Temperaturen entstehen, sind bislang keine Wirkungsunterschiede bekanntgeworden. Der gebrannte Amethyst dagegen, der als Citrin-Imitation verkauft wird, unterscheidet sich jedoch gewaltig vom Naturcitrin. Zur Sicherheit sollte daher auch auf gebrannte Steine verzichtet werden.

Bestrahlte Edelsteine

Auch künstliche radioaktive Bestrahlung »verschönert« manche Edelsteine. Bekanntestes Beispiel sind hier die blauen Topase. Natürlicherweise wird ein Topas nicht blauer als Himmelblau. Ganz dunkle Steine (»Londonblau«, »Englischblau«) erhalten ihre Farbe durch Neutronenstrahlung im Kernkraftwerk und strahlen anschließend selbst! Aber auch bestrahlte Steine, die selbst keine Strahlung abgeben, wie z. B. Rauchquarz-Imitationen aus bestrahltem Bergkristall, wirken negativ auf den Organismus. Beim Bestrahlen ist es eindeutig: Diese Steine sollten in keinem Fall für Edelsteinwasser verwendet werden!

Imprägnierte Edelsteine

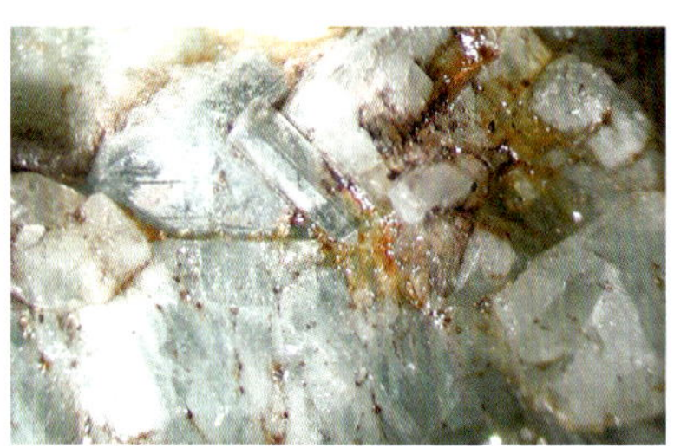

Mit Kunstharz imprägnierter Aquamarin in 8facher Vergrößerung. Das »alternde« Kunstharz ist als gelbe Masse im Stein zu erkennen.

Weiche, poröse Steine oder Steine mit losem Korngefüge werden gerne durch Kunstharz-Imprägnierungen »stabilisiert«. In transparenten Edelsteinen lassen sich dadurch auch Risse zum »Verschwinden« bringen. Leider bringt auch dieses Kunstharz unerwünschte Wirkungen mit sich, zumal es auch im Laufe der Zeit »altert« und sich zersetzt. Stabilisierte Edelsteine sollten daher ebenfalls nicht für Edelsteinwasser eingesetzt werden.

Dubletten und Tripletten

Zusammengesetzte Steine aus zwei Schichten werden Dubletten, aus drei Schichten Tripletten genannt. Diese vor allem bei Opal gebräuchlichen Kunstprodukte wirken ganz anders, als der eigentliche Stein, kommen doch andere Materialien und Klebstoffe mit ins Spiel. Fürs Edelsteinwasser daher nicht zu gebrauchen!

Imitationen

Imitationen können vielfältigster Natur sein. Es kann sich hierbei um »Rekonstruktionen« handeln (durch Schmelzen, Sintern oder Binden hergestellte Kunstprodukte), um »Pressprodukte« (unter hohem Druck zusammengefügte Kunstprodukte), um Gläser (der älteste Trick der Imitation) oder um andere, meist günstigere Steine. Da Imitationen jedoch allesamt nicht das sind, was sie darstellen sollen, erübrigt sich jedes weitere Wort: Für Edelsteinwasser unbrauchbar!

Synthesen

Synthesen sind künstlich hergestellte Edelsteine, deren Eigenschaften (chemische Zusammensetzung, Farbe, Dichte, Härte usw.) den natürlichen Vorbildern entsprechen. Daher wird oft argumentiert, dass auch Synthesen steinheilkundlich wie natürliche Edelsteine wirken müssten. Das ist jedoch falsch. Synthesen können zwar durchaus Heilwirkungen besitzen, aber sie unterscheiden sich deutlich von ihren natürlichen Vorbildern. Grund dafür ist die unterschiedliche Entstehung! Der Bildeprozess eines Edelsteins spielt eine maßgebliche Rolle für dessen Heilwirkung*. Daher ist es ein großer Unterschied, ob ein Edelstein der Natur oder dem Labor entstammt! Synthesen sollten also nicht mit falschen Erwartungen als Edelsteinwasser angesetzt werden. In der Wirkung unterscheiden sich Synthesen deutlich von den natürlichen Edelsteinen!

Geölte und gewachste Edelsteine

Bei äußerer Anwendung ist das Ölen und Wachsen von Edelsteinen meist kein Problem. Beides wird sehr häufig auch bei günstigeren Steinen wie z. B. »Trommelsteinen« eingesetzt. Trommelsteine werden in Schleiftrommeln zu kieselähnlichen Handschmeichlern rundgeschliffen und poliert. Durch Wachs werden dabei vor der letzten Politur die Poren der Steine verschlossen, damit sich kein (möglicherweise

* Literatur hierzu: Michael Gienger, »Die Steinheilkunde«; Michael Gienger, »Lexikon der Heilsteine«, beide Neue Erde, Saarbrücken 1995/2000

färbendes) Poliermittel darin festsetzt. Aber auch Rohsteine oder handgeschliffene Steine werden oft geölt oder gewachst, um Risse zu verschließen und den Stein attraktiver zu machen. Ölen und Wachsen ist so weit verbreitet, dass es in der Steinheilkunde bisher in Kauf genommen wurde. Bei äußerer Anwendung ist es – wie gesagt – auch kein Problem, solange nicht allzu minderwertige Öle eingesetzt werden.

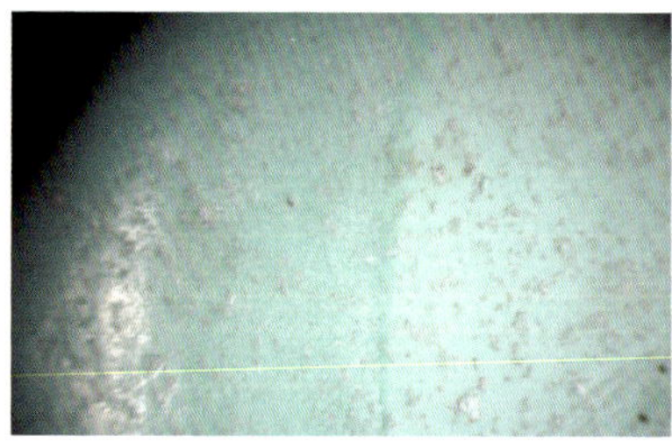

Türkis auf der linken Seite gewachst, auf der rechten unbehandelt (Aufnahme mit 3facher Vergrößerung)

Bei der Herstellung von Edelsteinwasser wird das Ölen und Wachsen allerdings zum Problem. Minderwertige Öle geben hier unerwünschte, mitunter sogar giftige Substanzen ab (in Ländern der »Dritten Welt« wird ab und an auch mal mit altem Maschinenöl geölt ...) und selbst das reine Paraffin, das in deutschen Schleifereien z. B. bei Trommelsteinen eingesetzt wird, mindert die Wasserqualität. Daher sollten keine geölten und gewachsten Edelsteine zum Ansetzen von Edelsteinwasser verwendet werden!

Als Abhilfe werden geölte und gewachste Steine mitunter ausgekocht, um das Öl oder Wachs abzuscheiden. Das ist auf jeden Fall besser, als Öl im Edelsteinwasser zu haben. Dennoch ist diese Methode leider nicht ganz perfekt:

- Trotz mitunter deutlichen »Fettaugen« auf dem Wasser ist damit nicht gewährleistet, dass alles Öl oder Wachs entfernt wurde. Gerade in Rissen und Poren der Steine sitzt es oft hartnäckig fest.
- Außerdem muss das Auskochen sehr behutsam durchgeführt werden (die Temperatur ganz langsam steigern und wieder senken!), um die Steine nicht zu beschädigen.
- Zum dritten ist diese Methode fast nur für Quarze, Silikate und manche hitzebeständigen, wasserunlöslichen Oxide geeignet, da diese in der Regel das Auskochen gut überstehen. Edelsteine anderer Mineralklassen werden vom Kochvorgang oft angegriffen.* Es sollten daher spezielle »Wassersteine« sein und nicht teure oder besondere Schmucksteine!

- Manche Edelsteine »leiden« auch energetisch durch den Kochvorgang und verlieren daher an Wirkung.

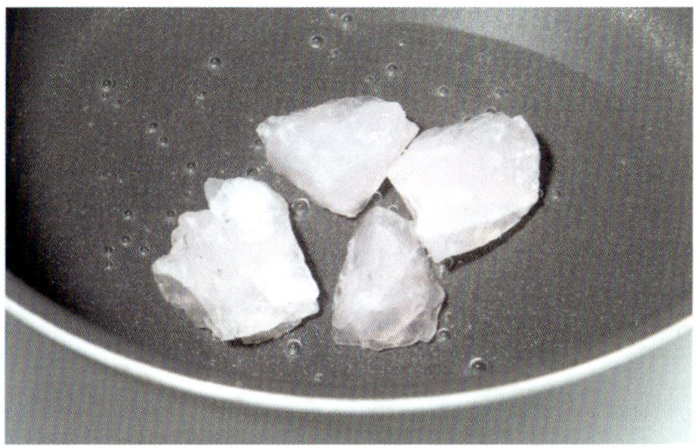

Auskochen von Edelsteinen

Am allerbesten ist es daher, für Edelsteinwasser von vorneherein keine gewachsten oder geölten Steine zu verwenden! Naturbelassene Kristalle und Rohsteine, unbehandelte geschliffene Steine oder vorgetrommelte, nicht polierte Steine sind für Edelsteinwasser die erste und beste Wahl.

Kleiner Tipp!

Erkundigen Sie sich daher im Fachhandel nach speziellen »Wassersteinen«. Vorgetrommelte, ungewachste Steine oder muttergesteinsfreie Rohsteine werden bereits von vielen Firmen speziell zum Einlegen ins Wasser angeboten. Lassen Sie sich dabei jedoch bestätigen, dass die Steine den folgenden Kriterien entsprechen:

1. **Steine fürs Edelsteinwasser sollten natürlichen Ursprungs, echt und vor allem unbehandelt sein. Insbesondere gefärbte, gebrannte und bestrahlte Steine sowie Imitationen, Kunstprodukte und Synthesen sind auszuschließen.**

2. **Geeignet sind natürliche Kristalle, naturbelassene Rohsteine, vorgetrommelte Steine sowie Trommelsteine und geschliffene Steine, wenn diese außer dem Schleifen selbst keiner weiteren Behandlung unterzogen wurden.**

* Welche Edelsteine zu welchen Mineralklassen gehören, finden Sie in folgenden Büchern: Michael Gienger, »Die Steinheilkunde«; Michael Gienger, »Lexikon der Heilsteine«, beide Neue Erde, Saarbrücken 1995/2000

3. Aufgrund der Beeinträchtigung der Wasserqualität und der eventuellen Abgabe unerwünschter Substanzen sind auch geölte und gewachste Steine auszuschließen.

4. Das Auskochen der Steine zum Entfernen von Wachs oder Öl sollte nur im Notfall und nur für geeignete Steine eingesetzt werden, wenn keine Alternativen bestehen.

Bei der Auswahl der Wassersteine ist Sorgfalt geboten. Erkundigen Sie sich daher genau! Detaillierte Informationen zur »Behandlung« von Edelsteinen finden Sie auch in dem Buch »Geschönte Steine« von Bernhard Bruder*.

In diesem Zusammenhang eine Bitte an alle Mineralien- und Edelstein-HändlerInnen: Geben Sie bei Anfragen bitte ehrliche Auskunft – gerade auch, wenn Sie etwas nicht wissen! Bei Falschaussagen sind Sie sonst unter Umständen für Folgen haftbar.

Dies gilt insbesondere bei der Abgabe giftiger Steine! Bitte lesen Sie daher unbedingt auch den folgenden Abschnitt.

Giftige Edelsteine und Mineralien

Es gibt nur wenige Edelsteine und Mineralien, die so giftig oder anderweitig schädlich sind, dass man sie nicht einmal in die Hand nehmen sollte. Das stark radioaktive Uranerz »Pechblende« (das durchaus immer wieder auf Mineralienbörsen auftaucht) ist z. B. ein solch seltener Fall! Es sieht nicht nur aus wie Pech, sondern bringt auch Pech!

Unter den Heilsteinen sind giftige Steine sehr selten. Doch es gibt sie! Manche sind deshalb in Gebrauch, weil in anderen naturheilkundlichen Disziplinen gute Erfolge mit ihnen verzeichnet wurden: So ist z. B. Zinnober ein wichtiges Mineral der traditionellen chinesischen Medizin, Antimonit ein wichtiger Rohstoff der Spagyrik, und der arsenhaltige Realgar wurde beliebt, da in der Homöopathie die sexuell stimulierende Wirkung des Arsens festgestellt wurde, die dieser Stein ebenfalls besitzt.

* Bernhard Bruder, »Geschönte Steine«, überarbeitete Neuausgabe 2005, Neue Erde, Saarbrücken

Wie giftig oder gesundheitsschädlich können Heilsteine sein?

Generelle Giftigkeit: In der Regel können wir alle als giftig oder gesundheitsschädlich eingestuften Heilsteine* ohne negative Auswirkungen kurze Zeit in die Hand nehmen. Manche Steine wie Azurit, Malachit, Cuprit oder Psilomelan können wir sogar lange Zeit am Körper tragen.

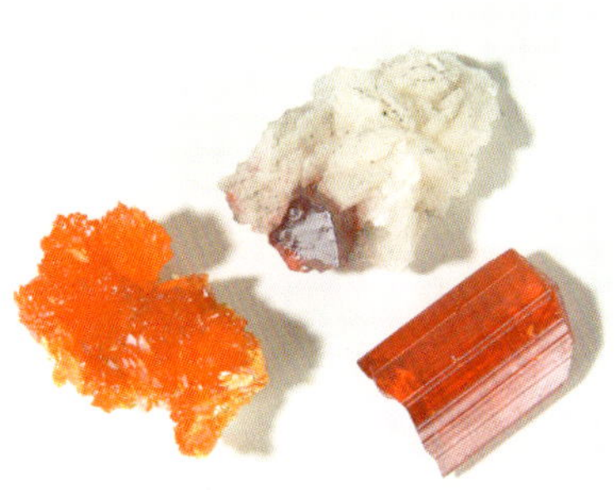

Giftige Heilsteine: arsenhaltiger Auripigment, quecksilberhaltiger Zinnober, arsenhaltiger Realgar (von links)

Vorsicht bei Nickel: Bestimmte nickelhaltige Steine wie Eisenmeteoriten, Nikkelin (Rotnickelkies) oder Gaspeit sollten auf keinen Fall direkt ins Wasser gelegt werden! Nicht nur bei bestehenden Nikkelallergien ist davon abzuraten – unter Umständen kann ein solches Edelsteinwasser gerade erst zur Sensibilisierung gegen Nickel und damit zur Allergie führen! Diese Steine sollten auch nicht zu lange Hautkontakt haben, insbesondere bei starkem Hautschweiß. Nickelhaltige Quarze wie Chrysopras oder Silikate wie Peridot sind dagegen unbedenklich, da das Nickel hier fest gebunden ist.

Giftige Dämpfe: Nur ganz wenige Heilsteine wie Zinnober oder Realgar müssen immer in gut verschlossenen Gefäßen aufbewahrt werden, da sie unter Umständen giftige Dämpfe abgeben. Vor allem pulverige Zinnoberaggregate (oder daraus hergestellte Trommelsteine!) können Quecksilberdämpfe abgeben. Und Realgar zerfällt im Sonnenlicht und gibt dabei Arsendämpfe ab (daher dunkel lagern!).

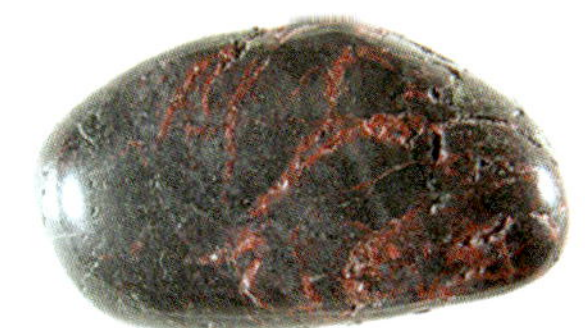

Zinnober als Trommelstein aus einem pulverigen Aggregat: Diese Variante ist nur mit Vorsicht zu gebrauchen! Ungefährlicher sind die kompakten Kristalle wie in der vorangegangenen Abbildung.

* Bitte beachten, dass wir hier nur von den als **Heilsteine** bekannten Steinen sprechen und nicht von der Gesamtheit aller Edelsteine, Mineralien und Gesteine! Weniger als 10% der Mineralien und Gesteine sind als Heilsteine in Gebrauch.

Keine innerliche Anwendung: Alle als giftig oder gesundheitsschädlich eingestuften Heilsteine sollten keinesfalls in den Mund genommen oder gar verschluckt werden! Speichelsubstanzen, Magensäure, Verdauungssäfte u. a. lösen sonst Giftstoffe aus den Steinen heraus. Absolut gefährlich ist hier die innere Einnahme (oder auch das Einatmen) pulverisierter Steine! Nichtsdestotrotz gibt es Anbieter, die selbst Azurit- oder Malachit-Pulver für sog. »Gesundheitszwecke« anbieten. Das ist unverantwortlich! Wir können nur raten: Finger weg!

Vor Kindern schützen: Alle giftigen oder gesundheitsschädlichen Heilsteine sollten auf jeden Fall sicher und für kleine Kinder unzugänglich aufbewahrt werden!

Nicht ins Wasser legen: Viele (nicht alle!) als giftig oder gesundheitsschädlich eingestuften Heilsteine sind zum direkten Einlegen ins Wasser nicht geeignet.

Ausnahmen: Heilsteine, die nur unter bestimmten Bedingungen (innere Einnahme) als »gesundheitsschädlich« gelten, im kalten (!) Wasser jedoch unlöslich sind, wie z. B. Antimonit, Azurit, Malachit und deren Verwandte (Azurit-Malachit, Azurit-Pseudomalachit und Eilatstein), sind eingeschränkt zum direkten Einlegen in kaltes (!) Wasser geeignet. Edelsteinwasser sollte mit diesen Steinen jedoch maximal acht Stunden angesetzt werden.

Um sicherzugehen, sollten Sie zur Herstellung von Edelsteinwasser keine giftigen oder gesundheitsschädlichen Mineralien (mit Ausnahme der obengenannten) direkt ins Wasser legen. Verwenden Sie hier besser die ungefährlichen Herstellungsmethoden wie die »Reagenzglasmethode« oder das »Einleiten mit Kristallen« (siehe das Kapitel »Herstellung von Edelsteinwasser«).

Mitunter wird gegen diese Vorsichtsmaßnahmen mit den Worten argumentiert: »Ich habe schon dieses und jenes Edelsteinwasser mit giftigen Steinen ausprobiert, und es hat mir nicht geschadet!« Das ist jedoch möglicherweise ein Irrtum! Nur wenige Mineralien lösen sofort unangenehme Reaktionen aus wie z. B. der brechreizerregende Chalkanthit. Bei vielen Giftstoffen besteht leider die Gefahr »kumulativer Wirkungen«: Das bedeutet, die Substanzen sammeln sich ganz allmählich im Körper an (lat. »cumulatio« = »Anhäufung, Sammlung, Speicherung«), und es entwickelt sich eine schleichende Vergiftung, deren Symptome erst viel später auftreten und oft gar nicht mehr mit der auslösenden Substanz in Verbindung gebracht werden. Beachten Sie daher unbedingt die folgenden Hinweise und gehen Sie bitte nicht zu nachlässig mit diesen Steinen um!

Übersicht der Heilsteine, die zum direkten Einlegen in Wasser nicht oder nur eingeschränkt geeignet sind

Neben den giftigen und gesundheitsschädlichen Heilsteinen haben wir hier auch drei »harmlose« Mineralien in die Liste aufgenommen, da sich diese möglicherweise im Wasser auflösen: Alunit (Alaun), Halit (Steinsalz) und Ulexit. Diese sind zwar nicht giftig, aber es wäre schade um die schönen Steine ...

Ansonsten haben wir alle giftigen oder gesundheitsschädlichen Mineralien in die folgende Liste aufgenommen, die irgendwo in der Literatur als Heilsteine beschrieben sind. Einige in der amerikanischen Literatur erwähnten Steine sind in Europa (noch) nicht in Gebrauch, werden aber vorsichtshalber ebenfalls erwähnt.*

Wir haben bei dieser Liste einen sehr strengen Sicherheitsstandard angesetzt und vorsichtshalber auch Heilsteine wie Atacamit, Erythrin, Jamesonit u. a. aufgenommen, die beim Einlegen ins Wasser nur »möglicherweise« giftig sind. Doch hier gilt: »Im Zweifelsfall ***für*** die Gesundheit!«

Alunit (Alaun): Ungiftiges, aber wasserlösliches Kalium-Aluminium-Sulfat, daher zum direkten Einlegen in Wasser nicht geeignet. Bei äußerer Anwendung unbedenklich.

Anglesit: Giftiges und schwach wasserlösliches Bleisulfat. Zum direkten Einlegen in Wasser ungeeignet. Vorsicht auch bei äußerer Anwendung!

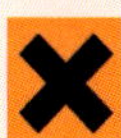

Antimonit (Antimonglanz, Stibnit): Gesundheitsschädliches Antimonsulfid, daher nur eingeschränkt zum direkten Einlegen in Wasser geeignet. Bei äußerer Anwendung unbedenklich.

Arsenopyrit: Möglicherweise giftiges Eisenarsenid. Zum direkten Einlegen in Wasser ungeeignet. Vorsicht auch bei äußerer Anwendung!

* Bitte beachten, dass wir auch hier nur von den als ***Heilsteine*** bekannten Steinen sprechen und nicht von der Gesamtheit aller Edelsteine, Mineralien und Gesteine!

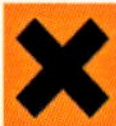
Atacamit: Möglicherweise gesundheitschädliches Kupferchlorid. Zum direkten Einlegen in Wasser ungeeignet. Vorsicht auch bei äußerer Anwendung!

Auripigment: Giftiges Arsensulfid. Zum direkten Einlegen in Wasser ungeeignet. Vorsicht auch bei äußerer Anwendung!

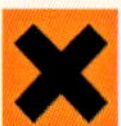
Azurit: Gesundheitsschädliches Kupfercarbonat, daher nur eingeschränkt zum direkten Einlegen in Wasser geeignet. Bei äußerer Anwendung unbedenklich.

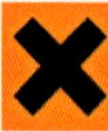
Azurit-Malachit: Gesundheitsschädliches Kupfercarbonat, daher nur eingeschränkt zum direkten Einlegen in Wasser geeignet. Bei äußerer Anwendung unbedenklich.

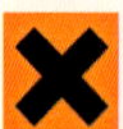
Azurit-Pseudomalachit: Gesundheitsschädliches Kupfercarbonat/-phosphat, daher nur eingeschränkt zum direkten Einlegen in Wasser geeignet. Bei äußerer Anwendung unbedenklich.

Bunsenit: Giftiges Nickeloxid. Nickel ist zudem ein häufiges Allergen. Daher direkten Hautkontakt vermeiden. Zum direkten Einlegen in Wasser ungeeignet.

Cerussit (Weißbleierz): Giftiges Bleicarbonat. Zum direkten Einlegen in Wasser ungeeignet. Vorsicht auch bei äußerer Anwendung!

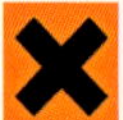
Chalkanthit (Kupfervitriol): Gesundheitsschädliches und gut wasserlösliches Kupfersulfat. Zum direkten Einlegen in Wasser ungeeignet. Vorsicht auch bei äußerer Anwendung!

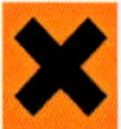
Cuprit: Gesundheitsschädliches Kupferoxid. Zum direkten Einlegen in Wasser ungeeignet. Bei äußerer Anwendung unbedenklich.

Durangit: Möglicherweise giftiges Natrium-Aluminium-Arsenat. Zum direkten Einlegen in Wasser ungeeignet. Vorsicht auch bei äußerer Anwendung!

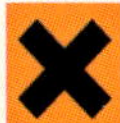

Eilatstein (Chrysokoll-Malachit-Azurit): Gesundheitsschädliches Kupfermineralien-Gemenge, daher nur eingeschränkt zum direkten Einlegen in Wasser geeignet. Bei äußerer Anwendung unbedenklich.

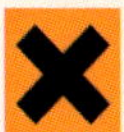

Eisen-Nickel-Meteorit: Gesundheitsschädliche Eisen-Nickel-Legierung. Nickel ist ein häufiges Allergen. Daher direkten Hautkontakt vermeiden. Zum direkten Einlegen in Wasser ungeeignet.

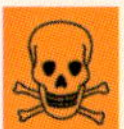

Erythrin: Möglicherweise giftiges Kobaltarsenat. Zum direkten Einlegen in Wasser ungeeignet. Vorsicht auch bei äußerer Anwendung!

Fiedlerit: Giftiges Bleichlorid. Zum direkten Einlegen in Wasser ungeeignet. Vorsicht auch bei äußerer Anwendung!

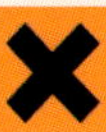

Fluorit (Varietät »Stinkspat«): Möglicherweise gesundheitsschädliche Varietät. Die violette Varietät »Stinkspat« ist zum direkten Einlegen ins Wasser nicht geeignet, da sie aus Poren des Steins Fluor abgibt. Stinkspat ist identifizierbar, wenn man ihn unter fließend warmes Wasser hält. Das freiwerdende Fluor riecht nach fauligen Eiern!

Galenit (Bleiglanz): Giftiges und schwach wasserlösliches Bleisulfid, daher zum direkten Einlegen in Wasser ungeeignet. Bei äußerer Anwendung unbedenklich. Längeren Kontakt mit der Haut jedoch vermeiden (Reaktion mit Schweiß!).

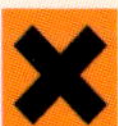

Gaspeit: Gesundheitsschädliches magnesiumhaltiges Nickelcarbonat. Nickel ist ein häufiges Allergen. Daher direkten Hautkontakt vermeiden. Zum direkten Einlegen in Wasser ungeeignet.

Greenockit: Giftiges Cadmiumsulfid. Zum direkten Einlegen in Wasser ungeeignet. Vorsicht auch bei äußerer Anwendung!

Halit (Steinsalz, Kristallsalz): Ungiftiges Natriumchlorid, jedoch gut wasserlöslich, daher nicht zum direkten Einlegen in Wasser geeignet.

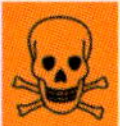

Jamesonit: Möglicherweise giftiges Blei-Antimon-Sulfid. Zum direkten Einlegen in Wasser ungeeignet. Vorsicht auch bei äußerer Anwendung!

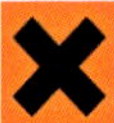

Kalomel: Gesundheitsschädliches, schwach wasserlösliches Quecksilberchlorid. Zum direkten Einlegen in Wasser ungeeignet. Vorsicht auch bei äußerer Anwendung!

Krokoit: Giftiges, schwach wasserlösliches Bleichromat. Zum direkten Einlegen in Wasser ungeeignet. Vorsicht auch bei äußerer Anwendung!

Lopezit: Sehr giftiges, gut wasserlösliches Kaliumchromat. Gesundheitsschädlich bei Berührung mit der Haut! Zum direkten Einlegen in Wasser ungeeignet. Große Vorsicht auch bei äußerer Anwendung! Dieser Stein entstammt der amerikanischen Literatur. Wir würden ganz die Finger von ihm lassen!

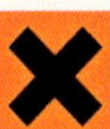

Malachit: Gesundheitsschädliches Kupfercarbonat, daher nur eingeschränkt zum direkten Einlegen in Wasser geeignet. Bei äußerer Anwendung unbedenklich.

Millerit (Gelbnickelkies): Giftiges Nickelsulfid. Zudem ist Nickel ein häufiges Allergen. Daher direkten Hautkontakt vermeiden! Zum direkten Einlegen in Wasser ungeeignet.

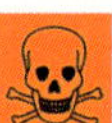

Minium: Giftiges Bleioxid. Zum direkten Einlegen in Wasser ungeeignet. Vorsicht auch bei äußerer Anwendung!

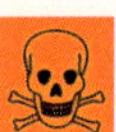

Nickelin (Rotnickelkies): Giftiges Nickelarsenid. Zudem ist Nickel ein häufiges Allergen. Daher direkten Hautkontakt vermeiden! Zum direkten Einlegen in Wasser ungeeignet.

Olivenit: Möglicherweise giftiges Kupferarsenat. Zum direkten Einlegen in Wasser ungeeignet. Vorsicht auch bei äußerer Anwendung!

Proustit: Möglicherweise giftiges arsenhaltiges Silbersulfid. Zum direkten Einlegen in Wasser ungeeignet. Vorsicht auch bei äußerer Anwendung!

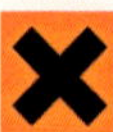

Psilomelan und Pyrolusit: Gesundheitsschädliche Manganoxide. Zum direkten Einlegen in Wasser ungeeignet. Bei äußerer Anwendung unbedenklich.

Pyromorphit: Möglicherweise giftiges Bleiphosphat. Zum direkten Einlegen in Wasser ungeeignet. Vorsicht auch bei äußerer Anwendung!

Rauenthalit: Giftiges Calciumarsenat. Zum direkten Einlegen in Wasser ungeeignet. Vorsicht auch bei äußerer Anwendung!

Realgar: Giftiges Arsensulfid. Zum direkten Einlegen in Wasser ungeeignet. Vorsicht auch bei äußerer Anwendung! Zersetzt sich im Sonnenlicht unter Abgabe von Arsendämpfen. Dunkel und verschlossen aufbewahren!

Skorodit: Möglicherweise giftiges Eisenarsenat. Zum direkten Einlegen in Wasser ungeeignet. Vorsicht auch bei äußerer Anwendung!

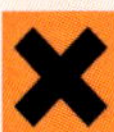

Spherocobaltit: Gesundheitsschädliches Kobaltcarbonat. Zum direkten Einlegen in Wasser ungeeignet. Vorsicht auch bei äußerer Anwendung, Hautkontakt vermeiden. (Gefahr allergischer Sensibilisierung!)

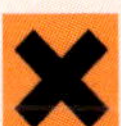

Tetraedrit: Möglicherweise gesundheitsschädliches Kupfer-Antimon-Sulfid. Zum direkten Einlegen in Wasser ungeeignet. Vorsicht auch bei äußerer Anwendung!

Ulexit: Ungiftiges Hydrogenborat, in warmem Wasser oder bei Anwesenheit von Säuren und anderen Elektrolyten schwach wasserlöslich. Zum direkten Einlegen in Wasser ungeeignet. Bei äußerer Anwendung unbedenklich.

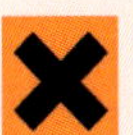

Valentinit (Antimonblüte) und Senarmontit: Gesundheitsschädliche Antimonoxide. Zum direkten Einlegen in Wasser ungeeignet. Vorsicht auch bei äußerer Anwendung!

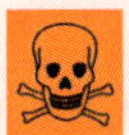

Vanadinit: Giftiges Bleivanadat! Zum direkten Einlegen in Wasser ungeeignet. Bei äußerer Anwendung unbedenklich.

Wulfenit (Gelbbleierz): Möglicherweise giftiges Bleimolybdat! Zum direkten Einlegen in Wasser ungeeignet. Bei äußerer Anwendung unbedenklich.

Zinnober (Cinnabarit): Sehr giftiges Quecksilbersulfid! Zum direkten Einlegen in Wasser ungeeignet. Feinkörnige Rohsteine und entsprechende Trommelsteine können Quecksilberdämpfe abgeben! Nur kompakte Kristalle ausschließlich äußerlich anwenden (kurzzeitiges Auflegen).

Zinnober-Opal: Das im Opal eingelagerte Zinnober ist giftig! Vom direkten Einlegen ins Wasser ist daher sicherheitshalber abzuraten. Bei äußerer Anwendung unbedenklich.

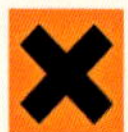

Zitronenchrysopras (Nickel-Magnesit): Möglicherweise gesundheitsschädliches Nickelmagnesit-Chalcedon-Gemenge. Unkritisch, wenn gut von Chalcedon durchdrungen und gebunden, kritisch bei geringem Chalcedongehalt. Nickel ist ein häufiges Allergen. Daher im Zweifelsfall direkten Hautkontakt vermeiden. Von direktem Einlegen in Wasser wird sicherheitshalber abgeraten.

Genauere Hinweise zur Giftigkeit dieser Mineralien finden Sie auf den Internetseiten des Steinheilkunde e.V.* und des Instituts für Edelstein Prüfung (EPI).** Von der Homepage des Steinheilkunde e.V. können Sie auch Sicherheitsdatenblätter für den Umgang mit diesen Steinen herunterladen. Fachhändler sind sogar dazu verpflichtet, diese Mineralien nur mit Sicherheitsdatenblatt zu verkaufen. *Aktualisierungen veröffentlichen wir unter www.edelstein-wasser.de.*

Grundsätzlich gilt jedoch: Wenn Sie sich nicht sicher sind, ob ein Stein tatsächlich ungiftig ist, so legen Sie ihn zum Ansetzen von Edelsteinwasser keinesfalls direkt ins Wasser! Verwenden Sie dann besser die sicheren Herstellungsmethoden wie die »Reagenzglasmethode« oder das »Einleiten mit Kristallen«. Mehr dazu im Kapitel »Herstellung von Edelsteinwasser«.

* Steinheilkunde e.V.: www.steinheilkunde-ev.de (Postadresse und Telefon im Anhang).

** Institut für Edelstein Prüfung (EPI): www.epigem.de (Postadresse und Telefon im Anhang).

Art, Größe und Verarbeitung der Edelsteine

Neben den bisher genannten Kriterien der ausgeprägten Eigenschaften, Echtheit und Ungiftigkeit gibt es weitere Faktoren, von denen die Qualität eines Edelsteinwassers beeinflusst wird:

Steine ohne Muttergestein

Edelsteine zum Ansetzen von Edelsteinwasser sollten frei von anhängendem Muttergestein sein. Zum einen aus Gründen der Reinheit, da im Muttergestein möglicherweise lösliche Substanzen enthalten sein können, die im Edelsteinwasser unerwünscht sind; zum anderen aus Gründen der Wirksamkeit, da selbst unlösliche und »unschädliche« Substanzen des Muttergesteins ihre eigenen Wirkungen mitbringen und das erwartete Resultat des Edelsteinwassers möglicherweise verfälschen.

Achten Sie daher darauf, dass Sie die Edelsteine oder Mineralien zum Ansetzen von Edelsteinwasser ausschließlich »pur« verwenden, d. h. gereinigt und frei von Muttergestein!

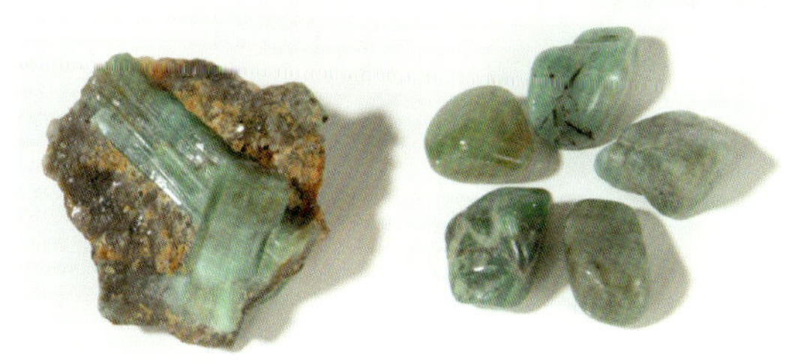

Steine ohne Muttergestein (rechts) sind fürs Edelsteinwasser besser!

Die Größe der Steine

Je nach Herstellungsverfahren sind unterschiedliche Steingrößen für das Edelsteinwasser von Vorteil. Beim direkten Einlegen ins Wasser wird das Edelsteinwasser wirkungsvoller, wenn mehrere kleine Steine verwendet werden. Hier spielt die Oberfläche der Steine als Kontaktfläche zum Wasser eine Rolle. Bei mehreren kleinen Steinen ist diese Fläche und damit der »Austauschbereich« der Information deutlich größer als bei einem kompakten Stück.

Beim direkten Einlegen ins Wasser ergeben mehrere kleine Steine oft ein intensiveres Edelsteinwasser als größere Einzelstücke. Ähnliches gilt auch für die später erläuterte »Wasserdampfmethode« oder die »Kochmethode«. Bei anderen Herstellungsverfahren wie der »Reagenzglasmethode« oder dem »Einleiten mit Kristallen« ist es oft umgekehrt: Da hier kein direkter Kontakt besteht, ist die Gesamtmasse ausschlaggebender als die Oberfläche.

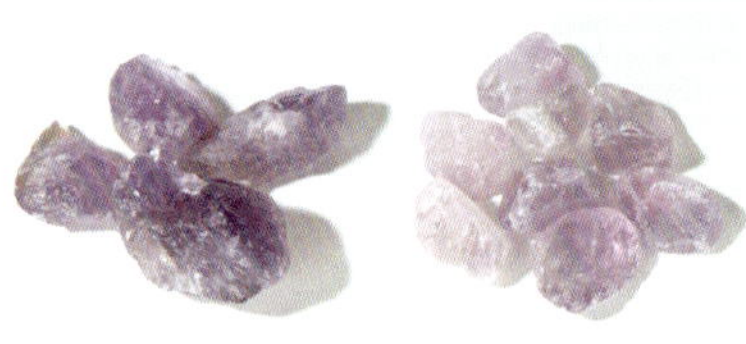

Mehrere kleine Stücke ergeben beim Einlegen ins Wasser ein wirkungsvolleres Edelsteinwasser als wenige große.

Die Art der Oberfläche

Aus demselben Grund spielt es beim direkten Einlegen der Steine ins Wasser auch eine Rolle, ob die Oberfläche eines Steins rauh oder glatt ist. Rauhe Oberflächen sind bei denselben Abmessungen eines Steins wesentlich größer als glattpolierte. Die Vergrößerungen anbei machen dies deutlich: Im nebenstehenden Foto sehen Sie links ein Chaldedon-Bruchstück und rechts einen polierten Trommelstein. Schon hier ist die Oberfläche des linken Steins vergleichsweise größer. Noch deutlicher wird es im folgenden Bild: Hier sehen Sie links die natürliche Oberfläche eines unbearbeiteten Rauchquarzes und rechts einen polierten Trommelstein. Der rauhe Naturstein bietet hier ganz eindeutig viel mehr Oberfläche als der polierte Trommelstein.

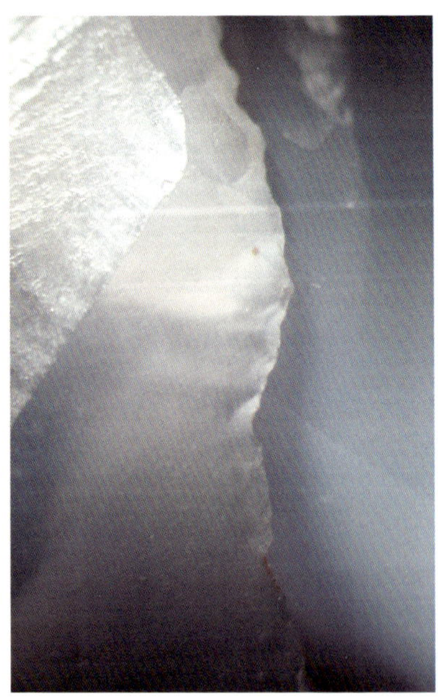

Chalcedon-Rohstein und Trommelstein (8,5fache Vergrößerung)

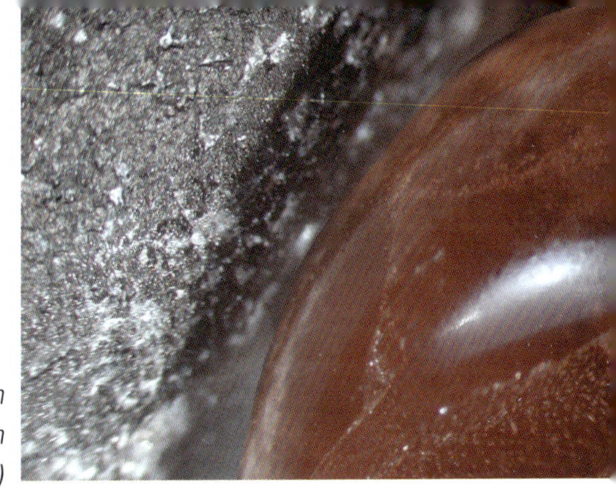

Rauchquarz-Rohstein und Trommelstein (8,5fache Vergrößerung)

Beim direkten Einlegen der Steine ins Wasser sowie bei der »Kochmethode« oder der »Wasserdampfmethode« erzeugen Steine mit rauher Oberfläche oft ein intensiveres Edelsteinwasser als glattpolierte Steine. Bei anderen Herstellungsverfahren wie der »Reagenzglasmethode« oder dem »Einleiten mit Kristallen« spielt die Oberfläche dagegen keine gravierende Rolle.

Klassisches Beispiel hierfür ist das Amethystwasser nach Hildegard von Bingen, das am besten mit Amethyst-Drusenstücken hergestellt wird. Der Wirkungsunterschied zu polierten Amethystscheiben ist gravierend und für jeden nachvollziehbar. Mehr dazu im später folgenden Kapitel »Herstellung von Edelsteinwasser«.

Werden Steine direkt ins Wasser bzw. in den Wasserdampf gegeben, sind Rohsteine oder spezielle angetrommelte »Wassersteine« mit rauher Oberfläche also den polierten Trommelsteinen vorzuziehen. Aber diese Kriterien sind im Vergleich zu den ausgeprägten Eigenschaften, der Echtheit und Ungiftigkeit sekundär. Sie steuern nur die Intensität der Wirkung, nicht die Wirkung selbst. Hauptsache bleibt also, dass man den »richtigen« Stein und natürlich auch das »richtige« Wasser verwendet. Und darum dreht sich nun das folgende Kapitel ...

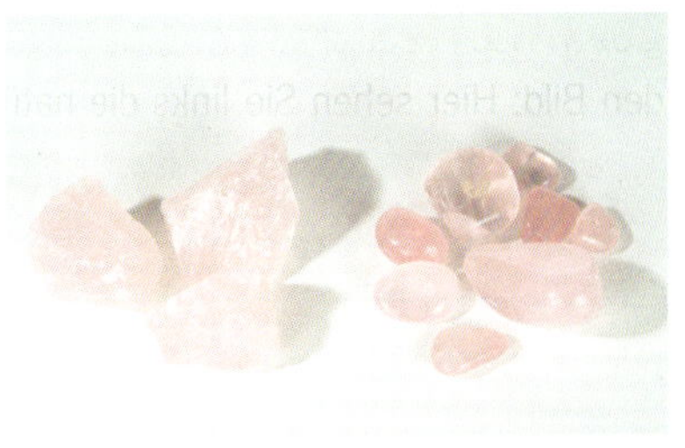

Glattpolierte Steine oder Steine mit größerer Oberfläche? Diese Kriterien entscheiden über die Intensität der Wirkung, nicht über die Art der Wirkung selbst.

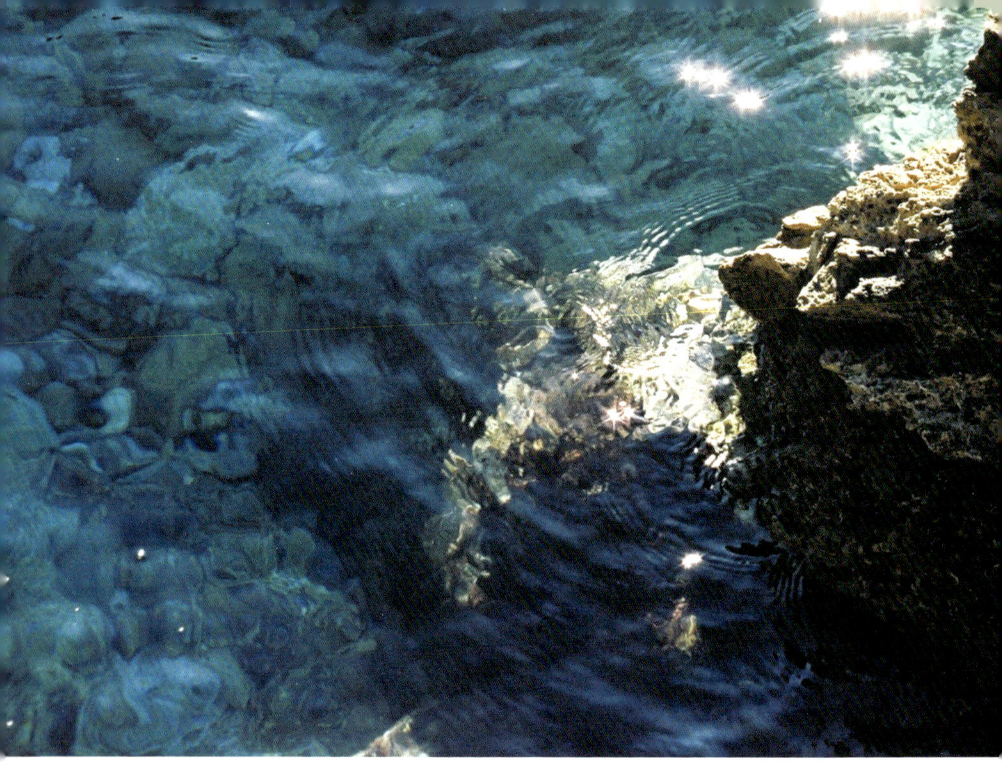

Voraussetzungen in der Wasserqualität

Wie das vorangegangene Kapitel zeigt, ist nicht jeder Edelstein gleichermaßen zur Herstellung von Edelsteinwasser geeignet. Ähnlich steht es um das Wasser selbst. Auch hier gibt es qualitative Unterschiede, von denen die Art oder Intensität des Edelsteinwassers beeinflusst wird. Dazu sollten wir einen Blick auf die Natur des Wassers werfen:

Das »Gedächtnis« des Wassers

Dass Wasser überhaupt Informationen von Steinen (oder anderen Stoffen bzw. Einflüssen) aufnehmen und speichern kann, liegt an seinen besonderen Eigenschaften. Wasser besitzt in der Tat eine Art »Gedächtnis«. Dieses ist jedoch nicht vergleichbar mit unserer Erinnerung oder der elektronischen Datenspeicherung von Computern. Das Gedächtnis des Wassers ist eher vergleichbar mit der unbewussten Prägung durch Erfahrungen, die wir im Laufe unseres Lebens sammeln. Erfahrungen verändern uns. Sie beeinflussen unsere Art zu fühlen, zu denken, zu sprechen, zu handeln, zu bewegen u.v.m. Auch wenn wir äußerlich als dieselbe Person erscheinen, verändern wir uns ständig von Augenblick zu Augenblick.

Ähnlich ist es mit Wasser. Auch Wasser nimmt unglaublich viele Eindrücke auf: von Stoffen, mit denen es in Berührung kommt; von Strahlungen, die es durchströmen; von Klängen und Schwingungen, die es anregen; von Bewegungen, Strömungen und Wirbeln, die es verwandeln; von Lebewesen, denen es begegnet und und und ... Auch Wasser macht ständig »Erfahrungen«, und diese »Einflüsse und Eindrücke« prägen es. Allerdings – und das ist der wesentliche Unterschied zu unserem Gedächtnis – verliert es Informationen auch wieder bzw. ersetzt diese durch neue. Wasser ist immer aufnahmebereit für Neues! Selbst wenn es chemisch identisch bleibt, verändert es doch fortwährend seine Eigenschaften!

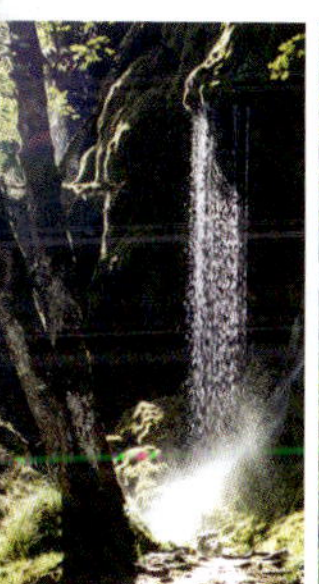
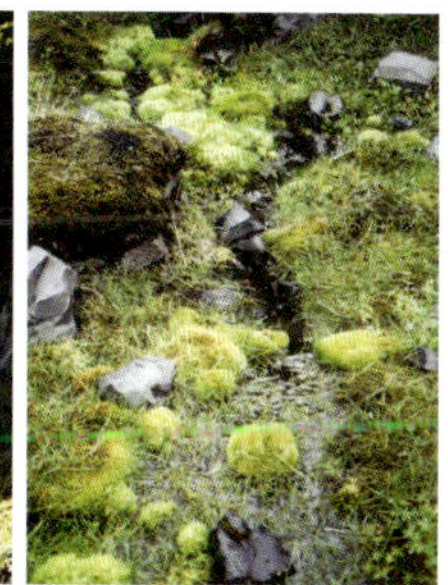
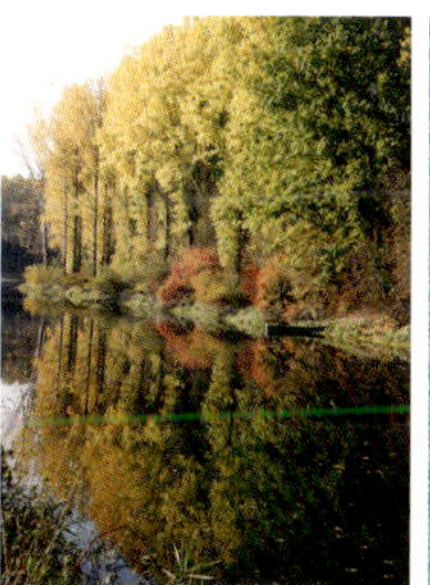
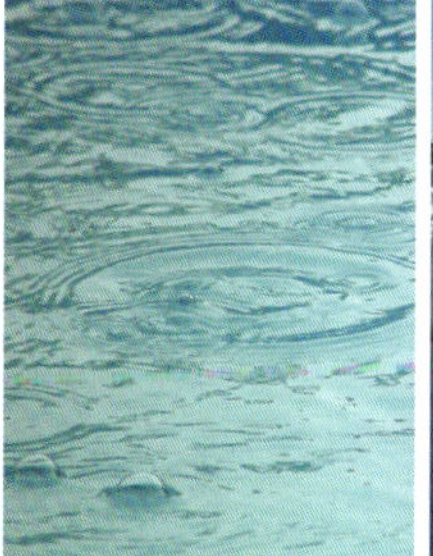
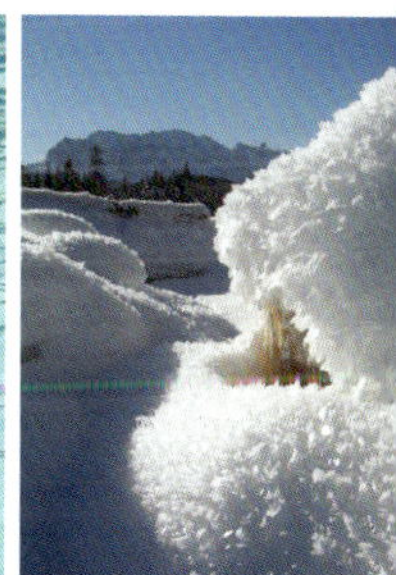

Auch Wasser sammelt Erfahrungen ...

Beobachten wir Wasser in der Natur aufmerksam, können wir diese Unterschiede wahrnehmen. Sie sind erkennbar in der Brillanz fließender und in der Farbe stehender Gewässer, sichtbar in Wirbeln und Strömungsformen und sogar hörbar im Plätschern, Gluckern und Rauschen der Bäche. Ganz besonders deutlich werden die qualitativen Unterschiede des Wassers jedoch in den faszinierenden Gestaltbildungen des Eises. Die Sprache des Wassers ist durchaus erlernbar, jedoch nur in meditativer Ruhe und mit wachen Sinnen.

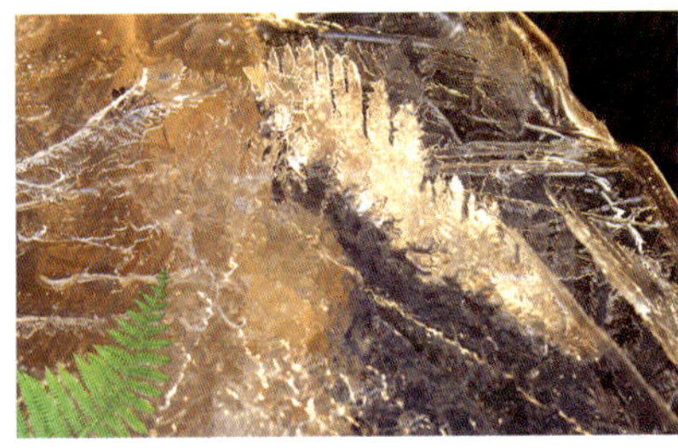
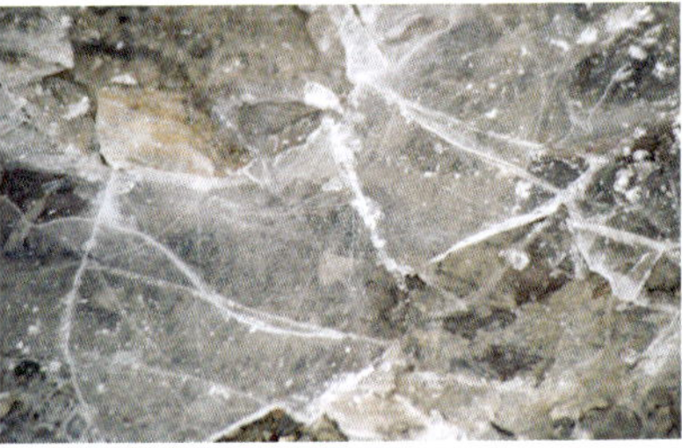

Gestaltbildung im Eis:
Eis aus naturbelassenem, reinem Wasser / Eis aus belastetem Wasser

Systematische Untersuchungen

Angelehnt an die Beobachtungen der Natur wurden in den vergangenen 80 Jahren verschiedenste bildschaffende Methoden entwickelt, welche die Bewegungen, Struktur- und Gestaltbildungen des Wassers in einem systematisierten Rahmen erfassbar und dadurch vergleichbar machen. Hierzu zählen die Tropfbilder des Instituts für Strömungswissenschaften in Herrischried, die anthroposophischen Steigbilder, die Wasserkristalle Masaru Emotos, die Hagalis Kristallanalyse oder die von Ruth Kübler initiierte und an der Universität Stuttgart weiterentwickelte Auftropfmethode. Diese der Natur abgelauschten Untersuchungen zeigen deutlich die Informationsaufnahme und -verarbeitung des Wassers. Eine kleine Übersicht zu diesen Untersuchungen mit ihren sensationellen Entdeckungen finden Sie im Anhang.

Selbstversuche

Aber testen Sie doch einmal selbst die Informationsfähigkeit des Wassers! Dazu benötigen Sie nicht einmal ein Labor oder aufwendige Geräte. Eine »sensible wässrige Flüssigkeit«, die leicht ihren Charakter verändert, genügt. Ein beliebtes Experiment, das sich auch als Partygag eignet und dennoch nicht weniger aussagefähig ist, können Sie z. B. mit Sekt durchführen.

Füllen Sie Sekt aus derselben Flasche in zwei identische, gut (und auf dieselbe Weise) gereinigte Gläser. Betrachten Sie nun das Perlen in den beiden Gläsern, das nie ganz identisch, aber doch sehr ähnlich sein wird. Fassen Sie nun eines der beiden Gläser mit den Fingerspitzen und halten Sie sich das Glas drei Minuten mit etwa 10 cm Abstand vor den Bauch. Atmen Sie ruhig, und entspannen Sie sich wie in einer Meditation.

Stellen Sie dann die Gläser wieder nebeneinander und beobachten Sie das Perlen. Es werden sich nun höchstwahrscheinlich deutliche Unterschiede zeigen. Und wenn Sie an beiden Gläsern nippen, wird der Sekt wahrscheinlich sogar verschieden schmecken. Je besser das Tröpfchen, desto deutlicher die Unterschiede!

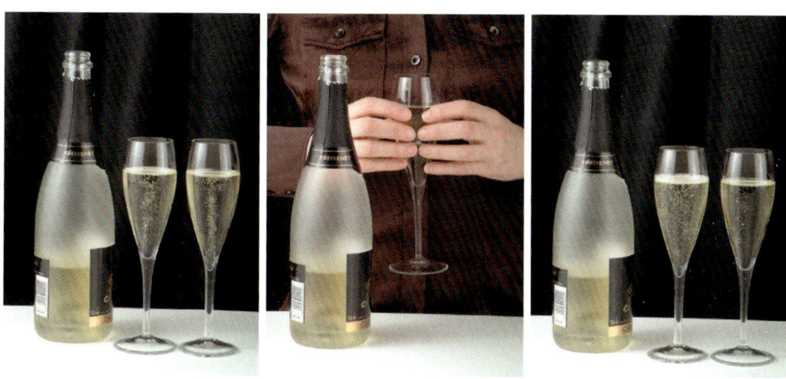

Sekt frisch eingeschenkt – drei Minuten in den Fingerspitzen gehalten – Sekt nach dem Experiment (links das zuvor in der Hand gehaltene Glas).

Am besten laden Sie die größten Skeptiker, die Sie kennen, zu einer Party und wiederholen das Experiment mit möglichst vielen Personen. Stellen Sie die Gläser in eine Reihe, beobachten Sie gemeinsam das Perlen, lassen Sie jeden Gast ein Glas nehmen und achten Sie darauf, dass ein paar »Referenzproben« zum Vergleich stehenbleiben. Nun hält jeder drei Minuten ruhig sein Glas und stellt es dann an den Ausgangsort zurück. Dann können Sie das Resultat überprüfen. Zuerst optisch, dann geschmacklich! Nicht selten finden sich stark perlende Proben direkt neben anderen, die das Perlen ganz eingestellt haben. Und derselbe Ausgangssekt liefert plötzlich alle Geschmacksrichtungen von herb bis lieblich. Doch was die Party besonders belustigen wird, ist die Frage: Wer schmeckt wie?

Auch wenn dieser kleine Selbstversuch natürlich in der Genauigkeit meilenweit von jeglicher wissenschaftlichen Vorgehensweise entfernt ist, hat er doch schon manchen Skeptiker zum Nachdenken gebracht. Denn es lässt sich auch bei diesem Experiment nicht von der Hand weisen, dass Wasser oder wässrige Flüssigkeiten eindeutig Information aufnehmen und auf uns reagieren!

Fazit

Die im Anhang genannten Untersuchungen beweisen ebenso wie der vorangegangene simple Selbstversuch, dass Wasser oder wässrige Flüssigkeiten zwar chemisch identisch, aber in ihrem Verhalten doch unterschiedlich sein können. Und dafür gibt es nur eine Erklärung: Unterschiedliche Information!

Damit lässt sich auch die Frage beantworten, ob Wasser Edelstein-Informationen aufnehmen kann: Dies ist ganz eindeutig der Fall, denn Wasser nimmt Information von allem auf, mit dem es in Berührung kommt.

Doch mit dieser Antwort stellen sich sofort viele neue Fragen:

- Ist jedes Wasser geeignet, Edelstein-Informationen aufzunehmen?
- Gibt es bzgl. der Aufnahmekapazität Unterschiede je nach Art des Wassers?
- Wie lange müssen Edelsteine im Wasser eingelegt sein, bis eine maximale »Informationssättigung« erreicht ist?
- Wie lange kann Wasser diese Informationen speichern und bewahren?
- Gibt es fördernde oder beeinträchtigende Faktoren bei der Herstellung von Edelsteinwasser?
- Gibt es Einflüsse, die aufgenommene Informationen wieder löschen oder zerstören?
- Gibt es Möglichkeiten, die aufgenommenen Informationen zu sichern oder zu konservieren?

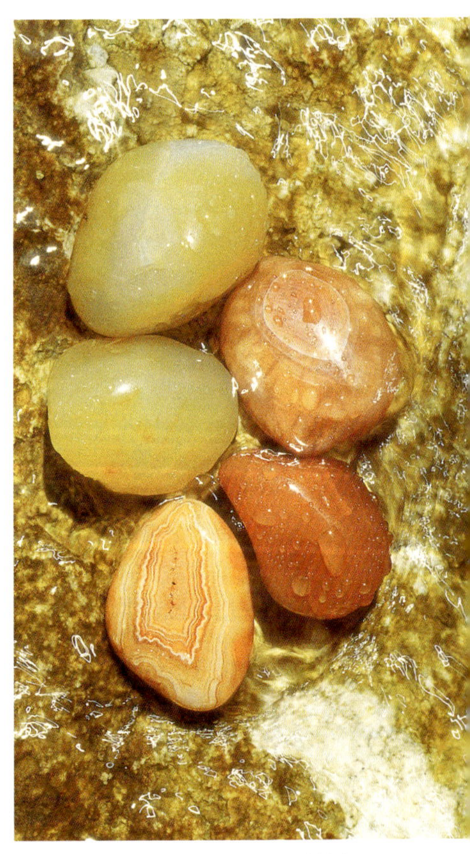

Wasser kann Edelstein-Informationen aufnehmen!

Der Einfluss der Wasserqualität

In der Tat kann nicht jedes Wasser gleichermaßen Edelstein-Information aufnehmen und bewahren! Wie die im Anhang geschilderten Untersuchungen und Tests belegen, haben sich folgende Grundsätze gezeigt:

Wasser kann Edelstein-Informationen am besten aufnehmen,

- wenn es rein und unbelastet ist,
- wenn es wenig Mineralstoffe enthält,
- wenn es wenig Informationen gespeichert hat,
- wenn es neutral ist, also keine gegensätzlichen Informationen enthält.

Natürlich ist es in vielen Fällen besser, auch mit einem »weniger geeigneten« Ausgangswasser ein Edelsteinwasser herzustellen, als gar keine Möglichkeit dazu zu haben. Doch die Unterschiede in der Art, Intensität und Haltbarkeit sind mitunter gewaltig. Wenn wir also prinzipiell die Möglichkeit haben, ein gut informierbares Wasser zu beschaffen, sollten wir den Aufwand nicht scheuen. Es lohnt sich!

Reines Wasser

Reinheit und Freiheit von belastenden Substanzen ist die Grundvoraussetzung für jegliches Trinkwasser und natürlich auch für Edelsteinwasser. Schädliche Substanzen im Wasser können auch durch Edelstein-Informationen nicht unschädlich gemacht werden. Für schadstoffbelastetes Wasser ist eine Filterung unumgänglich!

Wasser sollte zum Ansetzen von Edelsteinwasser daher immer rein und unbelastet sein.

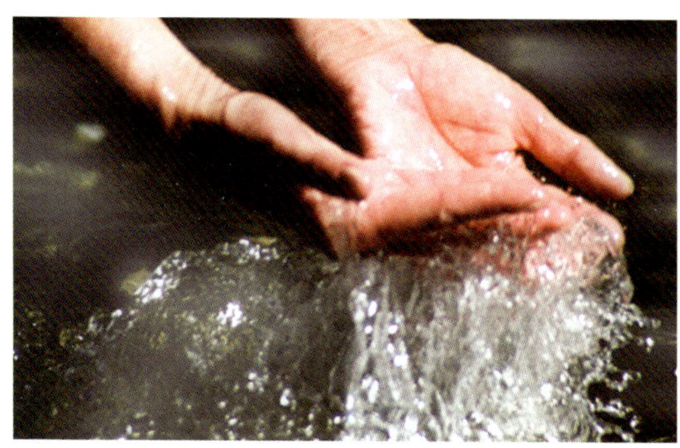

Reines, unbelastetes Wasser ist die Grundvoraussetzung!

Mineralstoffarmes Wasser

Wasser, in dem sehr viele Stoffe gelöst sind, ist auch mit Informationen »gesättigt«. Daher nimmt es Edelstein-Informationen nur schwer an und hält sie meist nicht lange. Ein starker »Informationsblocker« ist z. B. Kohlensäure!

Wasser sollte zum Ansetzen von Edelsteinwasser daher möglichst mineralarm und auf jeden Fall kohlensäurefrei sein.

Informationsfreies Wasser

Je weniger Informationen das Ausgangswasser enthält, desto mehr Edelstein-Informationen kann es aufnehmen; um so klarer kommen diese Informationen dann auch zur Wirkung. Daher ist Wasser, das mit sogenannten »Informations-Verfahren« aufbereitet wurde, oft nicht mehr oder nur eingeschränkt zum Ansetzen von Edelsteinwasser geeignet. Bei »Informations-Verfahren« wird das chemisch-physikalische Verhalten des Wassers (z. B. die Kalkablagerung) oder die biologische Verträglichkeit durch das gezielte Einbringen von Informationen (nach Angaben bestimmter Hersteller bis zu 9.999 Informationen!) verändert. Dadurch wird Wasser zur hoch informierten Substanz und verliert seine charakteristische Neutralität und Aufnahmefähigkeit.

Zum Ansetzen von Edelsteinwasser sollte Wasser daher möglichst »informationsfrei« sein. Das ist aufgrund der Natur des Wassers natürlich nie zu 100% möglich, aber je weniger, desto besser!

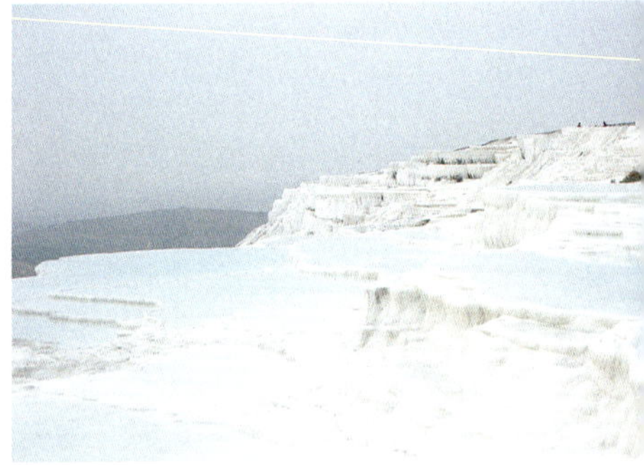

Mineralstoffreiches (z. B. stark kalkhaltiges Wasser) nimmt Edelstein-Informationen nur schwer an.

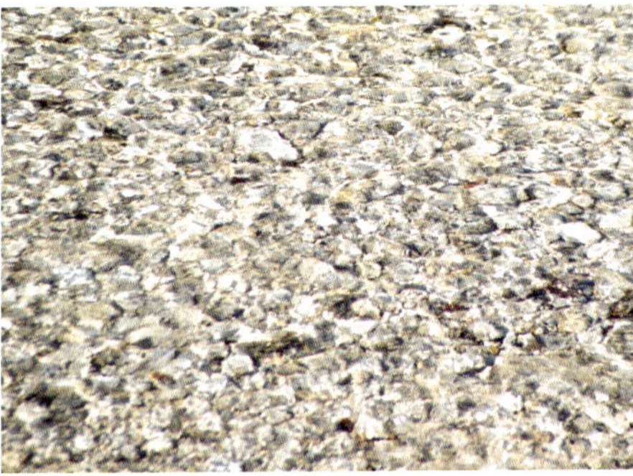

Informationsfreies und neutrales Wasser ist der Idealfall!

Neutrales Wasser

Selbst wenn nur wenige Informationen im Wasser vorhanden sind, können diese manchmal die Aufnahme von Edelstein-Informationen beeinträchtigen. Dies ist der Fall, wenn die Wasser-Information und die Edelstein-Information gegensätzlicher Natur sind. Ein Quellwasser z. B., das ruhig, nachdenklich und besinnlich macht, verträgt sich oft nicht mit einem Edelstein, der aktivierend und dynamisch den Tatendrang anregt. Die Informationen des Wassers und des Edelsteins stehen in einem Widerspruch – und führen damit zu einem Konflikt!

Typisches Kennzeichen eines solchen »Konflikts« sind unbeständige, schwankende Wirkungen. Während der Edelstein ins Wasser eingelegt ist, setzen sich (meistens) dessen Informationen durch. Nach der Herausnahme verlieren sie sich jedoch oftmals wieder. Dieser Prozess verläuft in der Regel nicht kontinuierlich, sondern ist von Schwankungen gekennzeichnet, als würden die gegensätzlichen Informationen miteinander »ringen«.

In dem im Anhang vorgestellten radiästhetischen Edelsteinwasser-Test* zeigten sich solche Phänomene ansatzweise bei der »Bruder-Klaus-Quelle« in Oberkirch und der »Odilienquelle« im Elsass.

Wenn wir z. B. bei einer Heilquelle wissen, wahrnehmen oder radiästhetisch messen, dass diese ganz bestimmte Informationen und Wirkungen besitzt, ist dieses Wasser nicht für jeden Edelstein geeignet! Informationen werden im Wasser nicht einfach wie Bilder in einem Archiv nebeneinander abgelegt, sondern beeinflussen sich gegenseitig. Gegensätze können (im übertragenen Sinne) zu »Konflikten« und »Kämpfen« führen.

Wasser sollte zum Ansetzen von Edelsteinwasser daher möglichst »neutral« sein und keine der Edelstein-Information entgegengesetzten Informationen enthalten.

Doch welches Wasser erfüllt diese vier Bedingungen und ist rein, mineralstoffarm, informationsfrei und neutral? Betrachten wir dazu einmal, was uns eigentlich zur Verfügung steht:

* »Radiästhesie« bedeutet »Strahlenwahrnehmung« (siehe auch die Fußnote Seite 39)

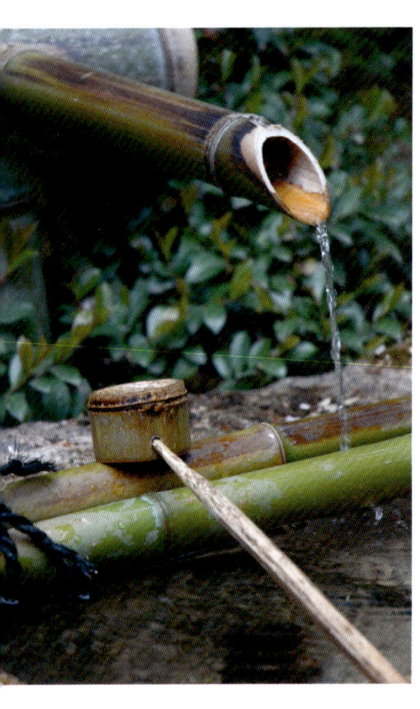

Quellwasser

Eine gute Trinkwasserquelle ist dann geeignet, Edelsteinwasser herzustellen, wenn sie nicht zu viele Mineralstoffe und Informationen enthält. Daher ist es bei Quellwasser gut, folgendes zu berücksichtigen:

Verträglichkeit

Erkundigen Sie sich (beim Landratsamt, Gesundheitsamt, der Gemeinde- oder Kurverwaltung), ob die Quelle gutes Wasser zum Trinken liefert. Das ist die Grundvoraussetzung! Quellen in Kalkgesteinen scheiden z. B. fast immer aus, da Kalkstein zu durchlässig ist und das Wasser nicht ausreichend filtert.

Mineralstoffgehalt

Erkundigen Sie sich dabei auch nach dem Mineralstoffgehalt der Quelle. Der sollte möglichst gering sein (möglichst wenig Stoffe in geringer Konzentration). Als Anhaltspunkt zur Orientierung kann der Gesamtinhalt der Mineralstoffe im Wasser dienen:

Eignung des Ausgangswassers zur Herstellung von Edelsteinwasser nach dem Gesamtinhalt der Mineralstoffe:

Sehr gut:	Mineralstoffgehalt unter 200 mg/l
Gut:	Mineralstoffgehalt unter 500 mg/l
Mäßig:	Mineralstoffgehalt unter 1000 mg/l
Schlecht:	Mineralstoffgehalt über 1000 mg/l

Daher scheiden leider auch viele Quellen in Kurbädern aus, die sehr hohe Mineralstoffkonzentrationen haben.

Informationsgehalt

Der Informationsgehalt des Ausgangswassers lässt sich am besten mit radiästhetischen Untersuchungen* ermitteln oder anhand der im Anhang dargestellten bildschaffenden Methoden beurteilen. Wenn Sie regelmäßig Edelsteinwasser herstellen

* »Radiästhesie« bedeutet »Strahlenwahrnehmung« (siehe auch die Fußnote Seite 39)

wollen, sind solche Untersuchungen anzuraten. Jede Methode hat hierbei ihre eigenen Beurteilungskriterien, daher ist es sinnvoll, eine Expertise von Fachleuten erstellen und erläutern zu lassen.

Die Fragestellung bei den bildschaffenden Methoden lautet: Wie lebendig, reaktionsfreudig und wandlungsfähig stellt sich das untersuchte Wasser dar? Je wandlungsfähiger das Wasser ist, desto besser lässt es sich auch durch Edelsteine informieren.

Die Fragestellung bei radiästhetischen Untersuchungen lautet: Welche Informationen sind im Wasser enthalten und wie groß ist die Kapazität des Wassers für weitere Informationen? Daran kann beurteilt werden, ob das Wasser überhaupt zur Informierung mit Edelsteinen geeignet ist. Die Radiästhesie kennt heute Methoden zur detaillierten Identifizierung Tausender Informationen.*

In beiden Fällen ist es natürlich am besten, das Ausgangswasser in der Untersuchung mit dem durch Edelsteine informierten Wasser zu vergleichen. Dadurch lässt sich die Eignung des Ausgangswassers zur Herstellung von Edelsteinwasser am besten beurteilen.

Wenn Sie eine Quelle mit reinem und unbelastetem, mineralstoffarmem und gut informierbarem Wasser gefunden haben, können Sie sich glücklich schätzen! Damit haben Sie Zugang zu hervorragendem Trinkwasser und dem optimalen Ausgangswasser zum Ansetzen von Edelsteinwasser.

Regenwasser

Regenwasser ist durch das Verdunsten und Kondensieren zunächst sehr rein und fast völlig frei von Mineralstoffen, nimmt dann jedoch aus der Atmosphäre viele Substanzen auf. Da wir Menschen die Atmosphäre weltweit vergiftet haben, besitzt Regenwasser in vielen Regionen nicht einmal mehr Trinkwasserqualität. Dort, wo es sehr viel regnet (tropischer Regenwald) ist es natürlich qualitativ besser, als in den gemäßigten Klimazonen der Industrienationen. Ebenso zeigen sich noch

* Adressen siehe Anhang

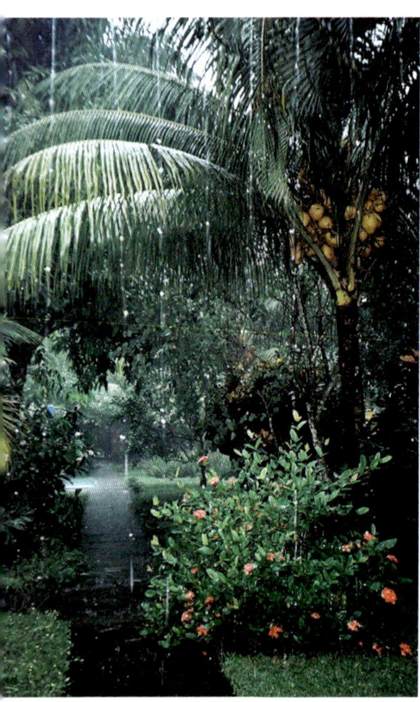

Regenwasser

immer Unterschiede im ländlichen oder städtischen Raum.

Interessanterweise ist Regenwasser auch bei stofflicher Belastung viel aufnahmefähiger für Informationen als viele Quell- oder Oberflächenwasser (Wasser aus Bächen, Seen usw.). Vielleicht liegt dies daran, dass Regen sehr »junges«, neu gebildetes Wasser darstellt, dessen Prägungen längst nicht so verfestigt sind wie die über lange Zeit ausgereiften Mineralwasser der Quellen.

Reines und unbelastetes Regenwasser (in zivilisationsfernen Gebieten oder tropischen Regenwäldern) ist ein hervorragendes Ausgangswasser zum Ansetzen von Edelsteinen. Dort, wo es jedoch verunreinigt ist (also praktisch überall in den Industrienationen), scheidet es als Edelsteinwasser für den menschlichen Gebrauch aus. Nicht jedoch für den Einsatz bei vielen Pflanzen und manchen Tieren, die ohnehin Regenwasser zu sich nehmen! Für diese können wir aus Regenwasser sehr wirkungsvolle Edelsteinwasser herstellen.

Flaschenwasser

Da viele Menschen zu Recht dem Wasser aus der Leitung nicht mehr trauen, wird immer mehr käufliches Trinkwasser aus Flaschen konsumiert. Ironischerweise sind die gesetzlichen Qualitätskriterien für Leitungswasser jedoch viel strenger als für Mineralwasser oder Tafelwasser! Das bedeutet, in Flaschen darf manches Wasser verkauft werden, das nicht aus der Leitung fließen dürfte! – Entsprechend sind die Qualitätsunterschiede beim Flaschenwasser riesengroß: Vom erstklassigen Heilwasser über neutrales Trinkwasser bis zu manch zweifelhaftem Tafelwasser gibt es alles.

Um ein für Edelsteinwasser taugliches Flaschenwasser zu finden, gelten daher folgende Grundregeln:

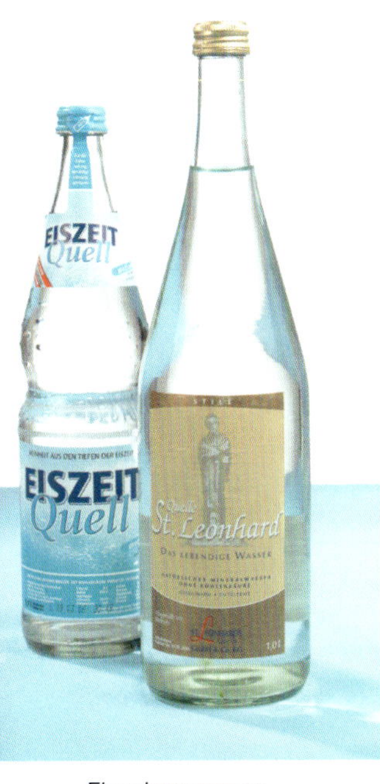

Flaschenwasser

Mineralstoffgehalt

Beachten Sie die Mineralstoffanalyse auf dem Etikett und verwenden Sie aus den bereits dargelegten Gründen nur möglichst mineralarmes Wasser ohne Kohlensäure (!). Zählen Sie die Analysewerte zusammen und vergleichen Sie das Ergebnis mit den Angaben im vorangegangenen Abschnitt »Quellwasser«. Die dort angegebenen Kriterien gelten natürlich auch für Flaschenwasser.

Material der Flaschen

Nehmen Sie grundsätzlich nur Wasser aus Glasflaschen. Kunststoffe belasten das Wasser durch die Abgabe von Weichmachern (Substanzen, die verhindern, dass die Flasche spröde und brüchig wird) und ruinieren die Fähigkeit des Wassers zur Aufnahme von Edelstein-Informationen.

Informationsgehalt

Wenn Sie ein bestimmtes Flaschenwasser regelmäßig als Edelsteinwasser ansetzen wollen oder wenn Sie dieses Wasser regelmäßig trinken, empfehlen wir Ihnen eine radiästhetische Untersuchung zu dessen Informationsgehalt. Eine solche Untersuchung lohnt sich bereits im Hinblick auf die eigene Gesundheit und gibt Aufschluss darüber, ob das betreffende Flaschenwasser zur Herstellung von Edelsteinwasser geeignet ist. Auch hier gelten die im vorangegangenen Abschnitt »Quellwasser« dargestellten Kriterien.

Mineralarmes Flaschenwasser aus Glasflaschen ist in der Regel auch zur Herstellung von Edelsteinwasser geeignet. Tiefenquellen vulkanischer Gesteine oder kompakter Sandsteine sind dabei durch ihre Filterwirkung meist besonders gut und häufig auch relativ neutral.

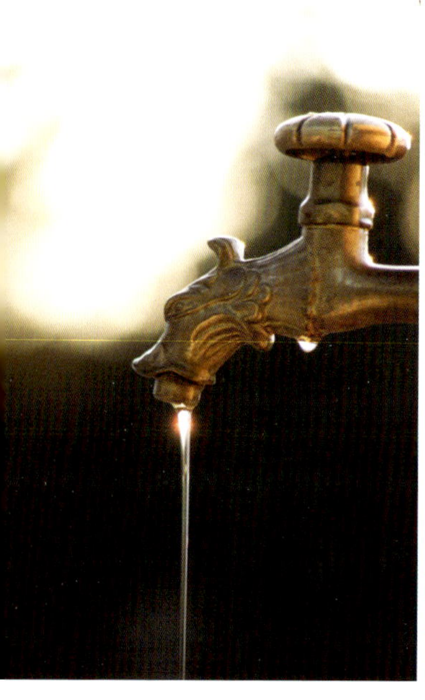

Leitungswasser

Nur wenige Städte und Regionen haben es so gut wie Wien, wo noch immer relativ reines Gebirgswasser aus den Leitungen fließt. Viel häufiger wird heute neben lokalem Grundwasser auch auf aufbereitetes Wasser aus Flüssen und Seen zurückgegriffen. Dieses wird zwar auf die wichtigsten Substanzen untersucht – aber eben nur auf die wichtigsten! Es ist technisch und finanziell nicht durchführbar, alle bekannten chemischen Substanzen (über 26 Millionen!) ständig im Trinkwasser zu kontrollieren. Der Aufwand wäre viel zu teuer.

Was also tatsächlich aus unseren Wasserleitungen fließt, ist reine Lotterie. Ob das Wasser tatsächlich sauber ist oder Medikamenten- und Hormonrückstände enthält, wissen wir nicht. Auch tun alte Leitungen im Gebäude oft ein übriges, unser Leitungswasser mit unerwünschten Stoffen anzureichern.

Es lohnt sich daher auf jeden Fall, das eigene Leitungswasser, das zum Trinken und Kochen verwendet wird, untersuchen zu lassen (Adressen siehe Anhang)! Denn selbst wenn das Wasserwerk gutes Wasser liefert, ist nicht sicher, dass diese Qualität auch unseren Wasserhahn erreicht.

Zur Herstellung von Edelsteinwasser ist Leitungswasser nur in den seltensten Fällen geeignet. Allein die Tatsache, dass es in den Leitungen lange Zeit unter Druck steht, beeinträchtigt seine Aufnahmefähigkeit für Informationen. Um Leitungswasser zum Ansetzen mit Edelsteinen zu verwenden, sollte es auf jeden Fall gefiltert und am besten intensiv verwirbelt werden (siehe auch den folgenden Abschnitt dieses Kapitels).*

* siehe auch: Josef Zerluth/Michael Gienger, »Gutes Wasser«, Neue Erde, Saarbrücken 2004

Behandeltes Trinkwasser

Durch bestimmte Behandlungen lässt sich die Qualität unseres Trink- und Leitungswassers entscheidend verbessern, so dass dieses auch zur Herstellung von Edelsteinwasser verwendbar wird (und natürlich unserer Gesundheit gut tut). Diese Behandlungen sind technische Verfahren, deren Vorbilder der Natur selbst abgeschaut wurden.

Die Natur reguliert die Wasserqualität in vier verschiedenen Vorgängen:

1. Wasser wird im Gestein gefiltert.
2. Wasser verdunstet und kondensiert in der Luft.
3. Wasser wird beim Fließen verwirbelt.
4. Wasser nimmt überall Informationen auf.

Diesen Vorgängen und den daraus resultierenden Wasserbehandlungen werden wir im folgenden etwas auf den Grund gehen:

Filtern

Wasser wird in der Natur gefiltert und von vielen aufgenommenen Substanzen gereinigt, indem es langsam poröse Gesteine durchsickert. Dieses allmähliche Durchdringen der Gesteinsschichten kann Jahre bis Jahrhunderte dauern – je nach Art des Gesteins und der Mächtigkeit der filternden Schicht. Vor allem Vulkangesteine oder kompakte Sandsteine stellen solche gigantischen geologischen Filtersysteme dar.

Die »geologische Filtration« reinigt Wasser von vielen Schadstoffen und Begleitsubstanzen. Wasser wird dadurch bis auf wenige gelöste Mineralstoffe »mechanisch gereinigt«.

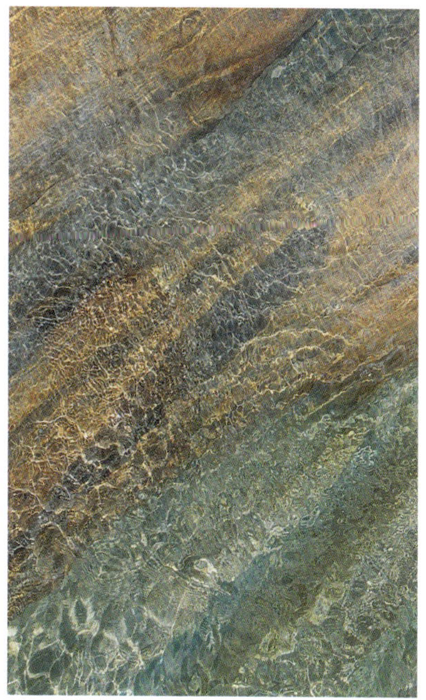

Filtration im Gestein

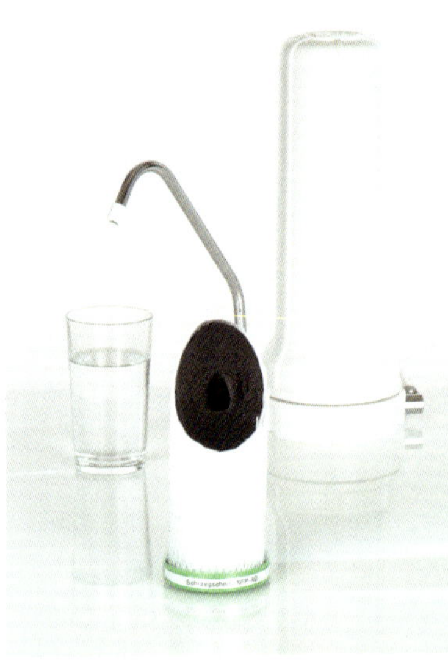

Aktivkohle-Preßfilter

Aktivkohle-Filter

Technisch wird dieser Prozess durch Filter nachgeahmt, in denen Wasser ebenfalls poröse Substanzen durchströmt. Einen sehr gründlichen Reinigungserfolg haben z. B. Aktivkohle-Pressfilter (in der Abbildung mit der durchgeschnittenen Filterpatrone dargestellt).

Aktivkohle besteht überwiegend aus Kohlenstoff (meist mehr als 90%) mit stark poröser Struktur. Die innere Oberfläche beträgt zwischen 500 und 2000 m^2 pro Gramm. Strömt Wasser durch eine kompakte Aktivkohleschicht hindurch, wird es ähnlich wie in den Gesteinsporen gereinigt. Die Schicht muss dabei aber wirklich kompakt sein (»Pressfilter« oder »Monoblockfilter«).

Sogenannte »Aktivkohle-Schüttfilter« mit Aktivkohle-Granulat sind zur Trinkwasserreinigung nicht geeignet! Hier wird das Wasser einerseits kaum gereinigt, da es rasch zwischen den Granulat-Körnern hindurchrinnt, statt durch die Poren zu strömen. Und andererseits gibt das Aktivkohle-Granulat bestimmte Substanzen verstärkt wieder ab, wenn es mit diesen gesättigt wird. Der Pressfilter verliert bei zunehmender Sättigung nur seine Filterleistung – der Schüttfilter gibt dann jedoch schlechteres Wasser ab, als er aufnimmt. Dieses Risiko sollte man nicht eingehen!

Aktivkohle-Pressfilter halten (je nach Fabrikat) 90% bis 99% der meisten Fremdstoffe im Wasser zurück. Die besten Rückhaltewerte haben die Filter der Fa. Carbonit, die bis zu 99,9% großer organischer Moleküle (Pestizide, Medikamente, Hormone) und Mikroorganismen, 99% aggressiver chemischer Elemente (z. B. Chlor) und über 90% der Schwermetalle ausfiltern.

Umkehr-Osmose

Eine vergleichbare Reinigung geschieht bei der »Umkehr-Osmose«. Die »Osmose« ist ein Vorgang, der sich in der Natur an jeder Zellmembran abspielt: Hat eine Zelle in sich mehr gelöste Substanzen als das Umfeld, strömt Wasser durch die Membran hinein, um einen Lösungsausgleich zu schaffen. Befinden sich dagegen im Umfeld mehr gelöste Substanzen, als in der Zelle, strömt Wasser durch die Zellmembran hinaus.

Bei der »Umkehr-Osmose« wird dieser Vorgang umgekehrt. Durch den Leitungsdruck (oder zusätzlichen Druck) strömt reines Wasser durch eine Membran, während die darin gelösten Substanzen zurückgehalten werden. Sind die Poren der Membran klein genug, dass nur Wasser hindurchströmen kann, werden selbst Schwermetalle, Hormone und Medikamentenrückstände zurückgehalten. Das so entstehende Konzentrat wird ins Abwasser gespült, während das gereinigte Wasser genutzt werden kann.

Die Umkehr-Osmose reinigt Trinkwasser sehr gründlich. Schwebstoffe (z.B. Asbest), Keime (Algen, Bakterien, Viren) und große organische Moleküle (Giftstoffe, Medikamente, Hormone) werden praktisch vollständig sowie Schwermetalle und viele Salze bis zu 99 % zurückgehalten.

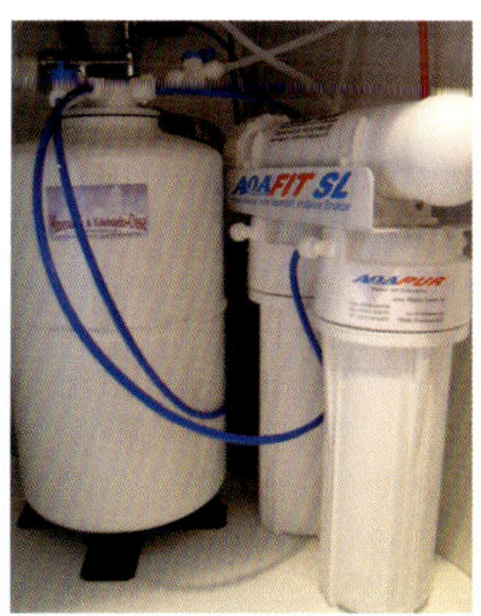

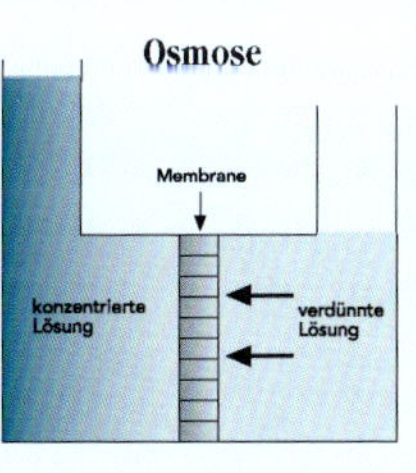

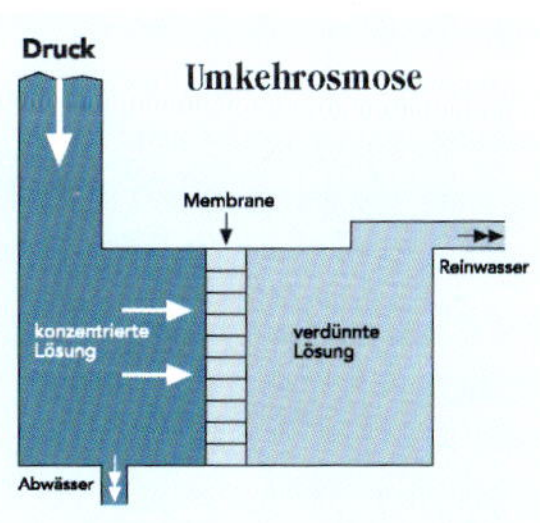

Oben: Schema der Osmose und Umkehr-Osmose
Links: Umkehrosmose-Anlage

Durch Aktivkohle-Pressfilter oder Umkehr-Osmose gereinigtes Wasser ist aufnahmefähiger für Edelstein-Informationen als das übliche Leitungswasser und hält die aufgenommenen Informationen länger.

Aktivkohle-Pressfilter oder Umkehrosmose-Anlagen sind daher zur Trinkwasserreinigung sehr zu empfehlen. Beim Edelsteinwasser führt das gereinigte Wasser auf jeden Fall zu einer Qualitätsverbesserung.

Verdampfen, Verdunsten & Kondensieren

Da Wasser beim Verdampfen bis zur Siedetemperatur (ca. 100° C) erhitzt werden muss, kommt dieser Vorgang in der Natur fast nur in vulkanischen Prozessen vor (heiße Quellen, Geysire usw.). Weitaus größere Wassermengen verdunsten täglich, d. h. sie gehen unterhalb des Siedepunkts ganz allmählich in den gasförmigen Zustand über. Je wärmer die Luft dabei ist, desto größere Wassermengen kann sie aufnehmen. Durch Abkühlen kondensiert (lat. »verdichtet sich«) das verdunstete Wasser wieder und bildet feine Tröpfchen. Diese erscheinen als Nebel oder Wolken in der Luft und fallen schließlich als Regen nieder.

Das Verdampfen/Verdunsten und Kondensieren ist ein wichtiger »atmosphärischer Reinigungsprozess«. Auf diese Weise wird Wasser »chemisch rein« und sehr aufnahmefähig für neue Substanzen und Informationen.

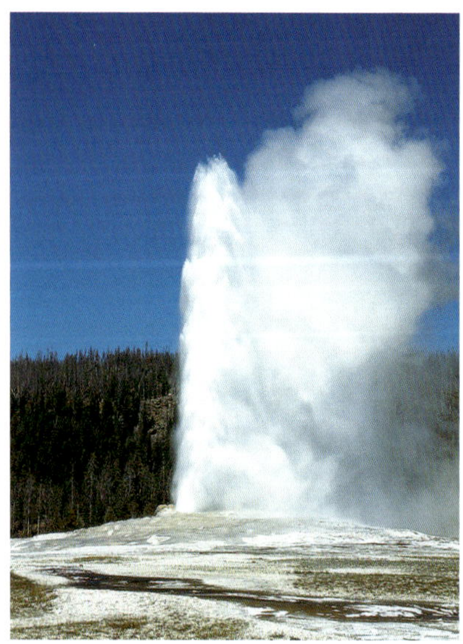

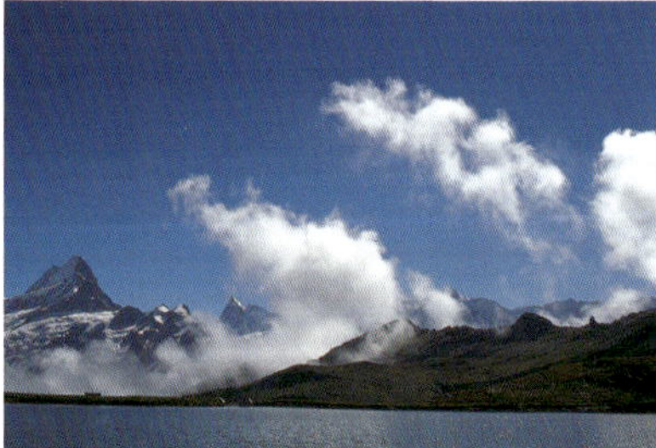

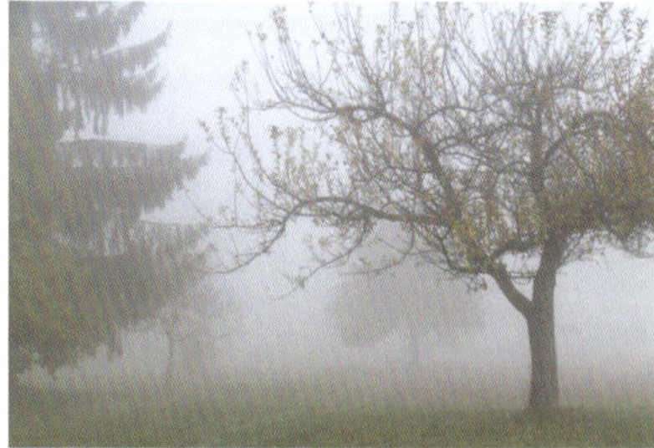

Verdampfen, Verdunsten, Kondensation

Destillation

Mit der Destillation (lat. »destillatio« = »Herabträufeln«) ahmen wir den »atmosphärischen Reinigungsprozess« des Wassers nach. Wasser wird erhitzt, verdampft und kondensiert als »destilliertes Wasser« wieder.

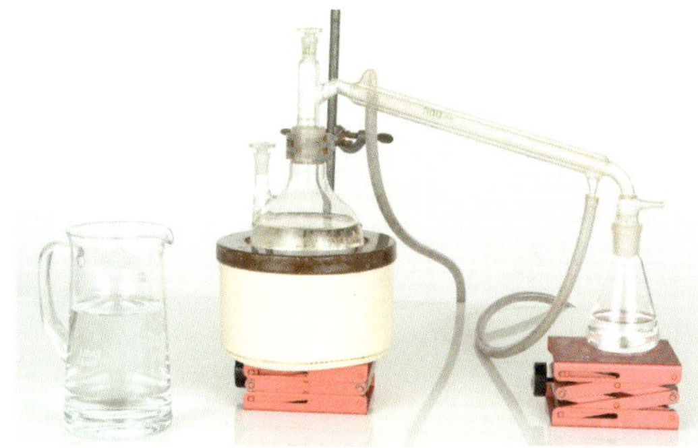

Destillations-Apparatur

Das so gewonnene destillierte Wasser ist (vor allem nach wiederholten Destillationsvorgängen) praktisch »chemisch rein« und ebenfalls sehr aufnahmefähig für Edelstein-Informationen.

Destilliertes Wasser ist jedoch in seiner Herstellung sehr energieintensiv und daher teuer. Käufliches destilliertes Wasser wird darüberhinaus meist in Kunststoffbehältern angeboten und ist dadurch bereits mit Weichmachern und Kunststoff-Informationen belastet. Aus praktischen und ökologischen Erwägungen sollte daher auf destilliertes Wasser zur Edelsteinwasser-Herstellung verzichtet werden.

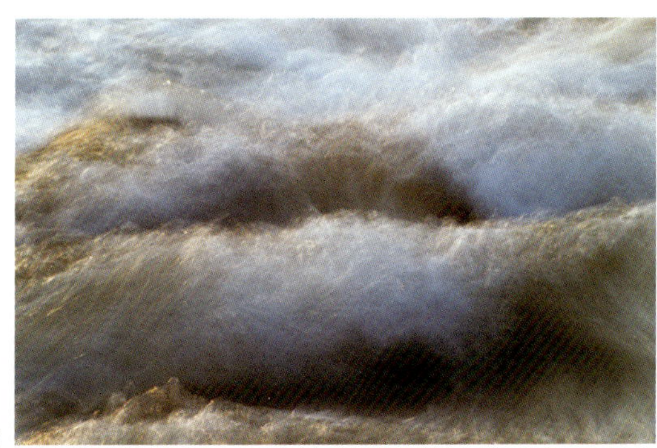

Verwirbelung

Verwirbeln

Auf der Erdoberfläche wird Wasser immer wieder intensiv verwirbelt: In Bächen, Wasserfällen, Flüssen oder im brandenden Meer bilden sich durch Wellen und Strömungen ständig Wirbel, die das Wasser enorm beschleunigen und in seiner inneren Struktur »auflockern«. Wassermoleküle bilden komplexe Strukturen (»Cluster« genannt), die Anteil an der Informationsspeicherung im Wasser haben. Durch Verwirbelung werden diese Cluster teilweise aufgelöst oder verkleinert. Dadurch werden auch Informationen im Wasser immer wieder gelöscht.

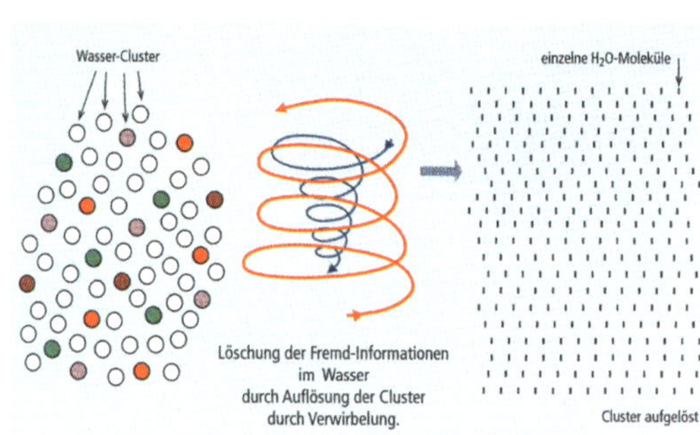

Verwirbelung löscht Informationen im Wasser

Verwirbelung ist daher ein wichtiger »physikalischer Reinigungsprozess« des Wassers. Durch die Auflösung der Cluster (»Wasserstrukturen«) in der Verwirbelung werden bestehende Informationen gelöscht und das Wasser wird aufnahmefähig für neue Informationen.

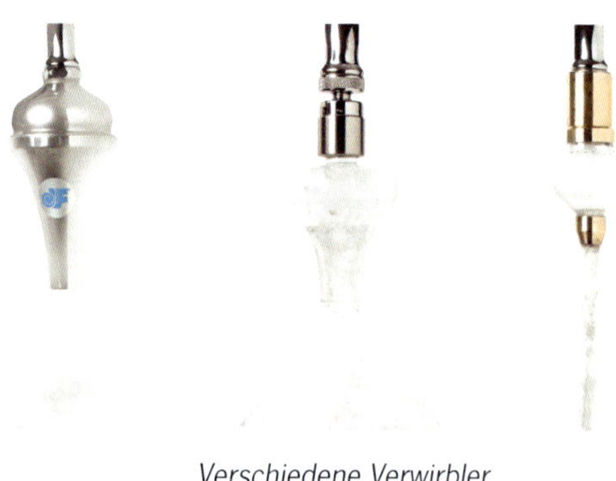

Verschiedene Verwirbler am Wasserhahn

Verwirbelungsgeräte

Um diesen Prozess zur Trinkwasserverbesserung zu nutzen, werden heute viele Verwirbelungsgeräte zur Montage am Wasserhahn oder als Tischgeräte angeboten. Wie tiefgreifend dabei die Informationslöschung ist, hängt direkt mit der Intensität der Verwirbelung zusammen. Verwirbler am Wasserhahn sind dabei mitunter intensiver als mancher Apparat auf Haushaltsgeräte-Basis.

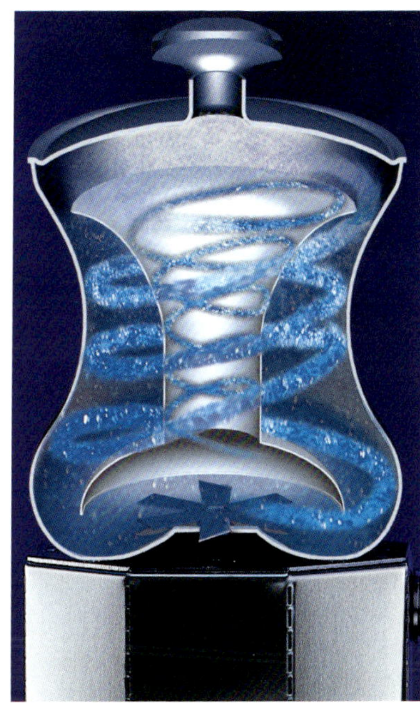

Verwirbelung bei der Ultra-Kolloidation

Die mit Abstand intensivste Verwirbelung bietet jedoch ein Verfahren, das »Ultra-Kolloidation« (engl. »colloidal« = »fein verteilt«) oder »Levitation« (lat. »levitas« = »Leichtigkeit«) genannt wird. Dabei wird Wasser in speziell geformten Behältnissen fast auf Schallgeschwindigkeit beschleunigt und in gegenläufigen auf- und absteigenden Spiralbewegungen verwirbelt.

Dieses Verfahren ist so intensiv, dass von einer sehr tiefgreifenden, fast vollständigen Informationslöschung gesprochen werden kann. Das dabei entstehende »ultra-kolloidale Wasser« ist ausgesprochen aufnahmefähig für Informationen und sollte daher gleich nach Abschluss der Verwirbelung dem Gerät entnommen und in neutralen Glasgefäßen aufbewahrt werden.

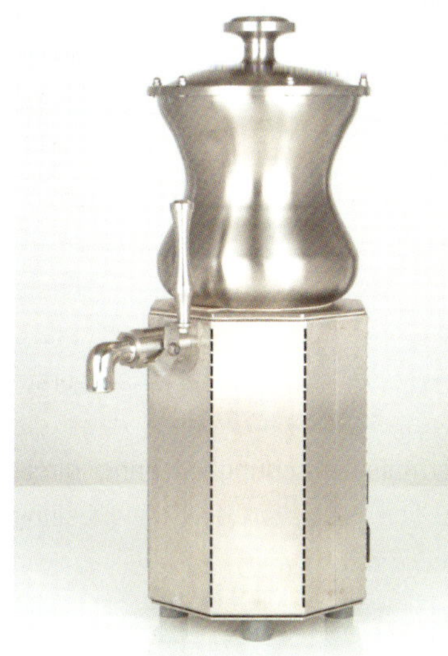

Ultrakolloidations-Gerät

Das intensiv verwirbelte ultra-kolloidale bzw. levitierte Wasser ist fast »informationsfrei« und daher extrem aufnahmefähig für Edelstein-Informationen.

Diese intensive Verwirbelung kann mit Ultrakolloidations-Haushaltsgeräten selbst durchgeführt werden.* Ansonsten kann Wasser dieser Art als »levitiertes Wasser« im speziellen Fachhandel erworben werden. Da »ultra-kolloidales« bzw. »levitiertes« Wasser alle Informationen

* mehr dazu bei: Josef Zerluth/Michael Gienger, »Gutes Wasser«, Neue Erde, Saarbrücken 2004

reichhaltig und gerne aufnimmt, ist es als ein »Frische-Produkt« von begrenzter Haltbarkeit zu betrachten. In gutem Violettglas und an guten, möglichst strahlungsfreien Lagerorten kann es jedoch über längere Zeit (Wochen bis Monate) ohne große qualitative Einbußen aufbewahrt werden.

Direkt nach der Verwirbelung ist die Aufnahmekapazität des »ultra-kolloidalen« bzw. »levitierten« Wassers am größten. Setzen wir das Edelsteinwasser in den ersten 10 bis 20 Minuten nach der Verwirbelung an, wird es sehr intensiv.

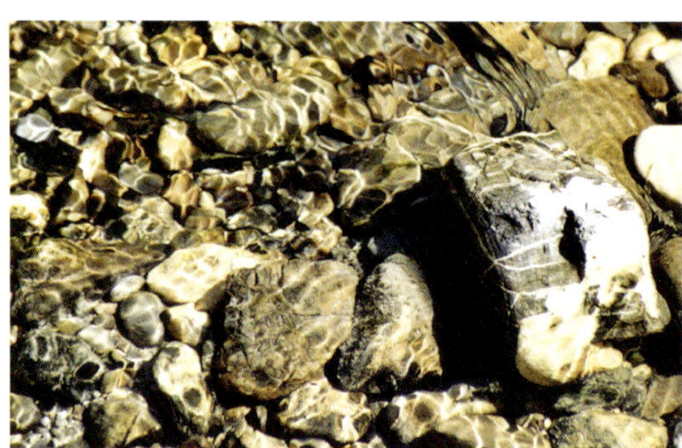

Information im Wasser

Informieren

Auch in der Natur wechselt die Verwirbelung immer wieder mit Phasen ruhigen Fließens oder Stehens ab, in denen das Wasser neue Informationen aufnimmt. In diesen Phasen führt jeder Kontakt mit anderen Informationen, Kräften, Substanzen und Lebewesen zu einer Veränderung des Wassers.

Durch Informationsaufnahme erhält Wasser seine unendlich vielen verschiedenen Qualitäten, die jeden Wassertropfen, jede Schneeflocke und jeden Eiskristall einzigartig machen.

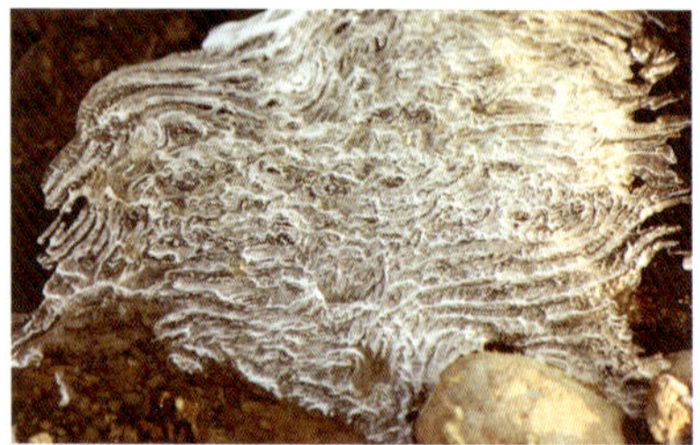

Hier wird erneut deutlich, dass es »das Wasser« im Sinne einer einheitlichen, überall identischen Flüssigkeit gar nicht gibt. Wasser ist nicht gleich Wasser,

Im Eis wird die Einzigartigkeit des Wassers sichtbar.

daher hatte Heraklit absolut recht, als er sagte: »Man kann nie zweimal in denselben Fluss steigen!«*

Edelstein-Wasser

An dieser Stelle kommen wir nun zum »Edelstein-Wasser«, das – wie gesagt – durch die Informierung aufnahmefähigen Ausgangswassers entsteht.

Die Herstellung von Edelstein-Wasser ist also ein Informationsvorgang – nicht mehr und nicht weniger!

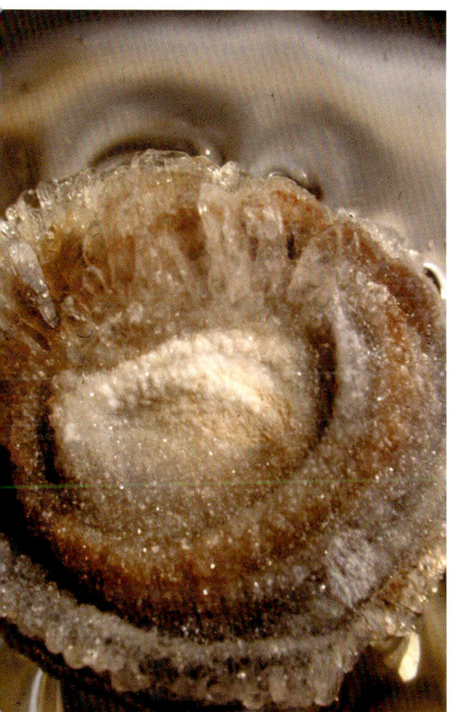

Ausströmende Edelsteininformation im Wasser (fotografisch eingefangen von Ruth Kübler).

Edelsteinwasser kann also keine mechanische Reinigung wie das Filtern (in der Natur oder Technik) ersetzen. Ebensowenig bietet Edelsteinwasser eine chemische Reinigung wie bei der Destillation oder eine physikalische Reinigung und Informationslöschung wie bei der Verwirbelung.

Leider wird heute vielfach behauptet, dass der Zusatz von Edelsteinen zum Trinkwasser die mechanische, chemische und physikalische Reinigung ersetzt. Diese Aussagen sind falsch! Und sie können möglicherweise zu Schaden führen, wenn man belastetes Wasser nur mit Edelsteinen behandelt, statt es sachgerecht zu reinigen!

Im Wasser vorhandene Informationen können durch Edelstein-Informationen überlagert und dadurch auch ganz oder teilweise verdrängt werden. Doch wie die

* Heraklit, griechischer Philosoph aus Ephesos (um 550 – 480 v. Chr.)

Tests im Anhang zeigen, kehren diese Informationen häufig wieder, wenn der Stein aus dem Wasser herausgenommen wird. Wogegen die Edelstein-Informationen möglicherweise wieder schwinden, wenn die ursprüngliche Information noch stark im Wasser verankert ist.

Edelsteine bewirken zwar keine stoffliche Reinigung des Wassers, sie können jedoch andere Informationen im Wasser überlagern, verdrängen und auch löschen. Außerdem können Edelsteine durch ihre Informationen die Neuaufnahme unerwünschter Fremdinformationen im Wasser verhindern, verzögern oder zumindest abschwächen.

Edelsteine bieten also einen gewissen »Informationsschutz«. Und der kann sehr wertvoll sein! Wird Wasser z. B. durch einen Aktivkohlefilter gereinigt, nimmt es oft reichlich »Filterinformationen« auf. Diese können sich unter Umständen schwächend auf unseren Organismus auswirken.

Legen wir nun nach der Filterung Edelsteine ins Wasser, können deren Informationen die »Filterinformationen« möglicherweise überlagern oder verdrängen (je nach Art des Steins und Dauer des Ansetzens). Doch dieser Prozess braucht Zeit und greift womöglich nicht vollständig durch, d. h. ein Teil der Filterinformationen bleibt bestehen und damit auch wirksam. Es gibt aber eine noch bessere Alternative:

Legen wir Edelsteine (wie z. B. Amethyst) vor der Filterung ins Wasser, verhindert oder schwächt die Edelsteininformation die Neuaufnahme unerwünschter Filterinformationen. Das gefilterte Wasser ist dadurch besser verträglich. Am allerbesten ist dieser Effekt natürlich, wenn wir bestimmte Edelsteine vor und nach der Filterung ins Wasser geben!*

* Um Edelsteine vor den Wasserfilter zu bringen, bieten verschiedene Wasserfirmen heute bereits edelsteingefüllte »Patronen« an, die in die Wasserleitung eingebaut oder an den Wasserhahn geschraubt werden. ***Auswechselbare Systeme sind dabei auf jeden Fall zu bevorzugen, damit die Steine wahlweise ausgetauscht oder weggelassen sowie regelmäßig energetisch gereinigt werden können.***

Bewährt hat sich z. B. die Kombination von Amethyst und Bergkristall. Wenn wir Amethyst vor dem Filtern ins Wasser geben, nimmt dieses deutlich weniger »Filterinformationen« auf. Geben wir dann nach der Filterung Bergkristall hinzu, bringt dieser so viel Klarheit und Energie, dass sich das gereinigte Wasser mit sehr guten Quellwassern messen kann!

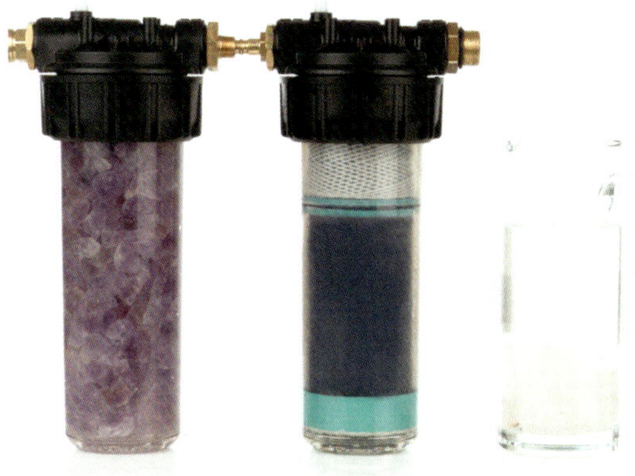

Filterkombination mit Edelsteinen: Links Wasserpatrone mit Amethyst zur Informierung des Wassers vor der Filterung, Mitte Aktivkohle-Preßfilter zur Reinigung des Wassers, rechts Bergkristall zur Energetisierung des Wassers nach der Filterung.

Bei einem Test im März 2006 erhöhten sich die »Bovis-Einheiten« eines minderwertigen Leitungswassers auf diese Weise von 3.500 auf über 10.000 Einheiten. Zugleich wurde das Wasser durch den Filter stofflich gereinigt.* »Bovis-Einheiten« sind ein radiästhetisches Maß für lebensfördernde Energie (siehe auch Seite 178). Ab 6.000 Einheiten liegt ein der Gesundheit zuträgliches Energieniveau vor, 10.000 Einheiten oder mehr finden sich bei energetisch kräftigen Heilquellen.

Die richtige Reihenfolge

Möchten wir nun die verschiedenen Verfahren zur Verbesserung der Wasserqualität (Filtern, Verwirbeln, Informieren) optimal kombinieren, sollten wir die richtige Reihenfolge beachten. Auch hier ist die Natur das beste Vorbild, denn die verschiedenen natürlichen Vorgänge, die in der technischen Wasserbehandlung nachgeahmt werden, treten in der Natur in einer bestimmten Abfolge auf:

* Radiästhetische Messung durch die Fa. Freiraum in der Edelstein- und Wasseroase in Wildberg-Gültlingen. Adressen siehe Anhang.

Wasser wird in der Atmosphäre chemisch gereinigt und im Gestein gefiltert. Durch den Quellaustritt oder Niederschlag wird es zum Oberflächenwasser. Auf seinem Weg zum Meer wird es zunächst in Wasserfällen und schnell fließenden Bächen intensiv verwirbelt und dabei physikalisch gereinigt und von Informationen befreit. In Seen oder langsam strömenden Gewässern tritt anschließend die Informationsaufnahme in den Vordergrund.

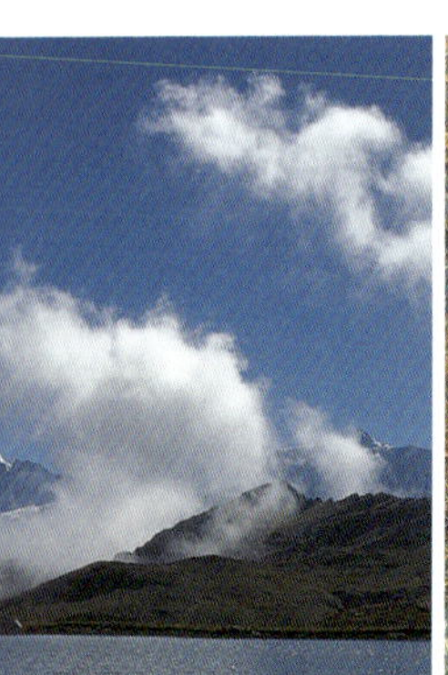
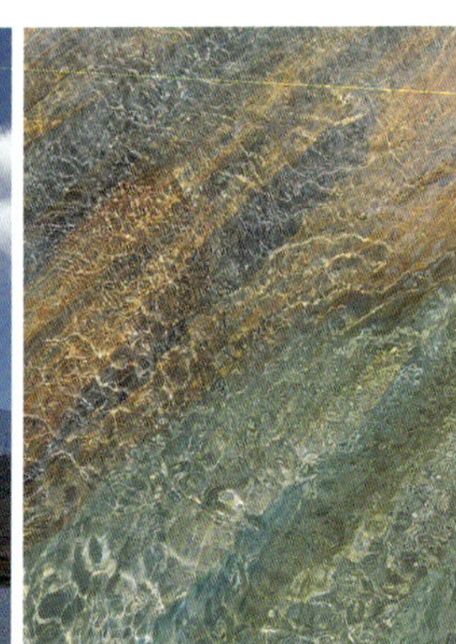
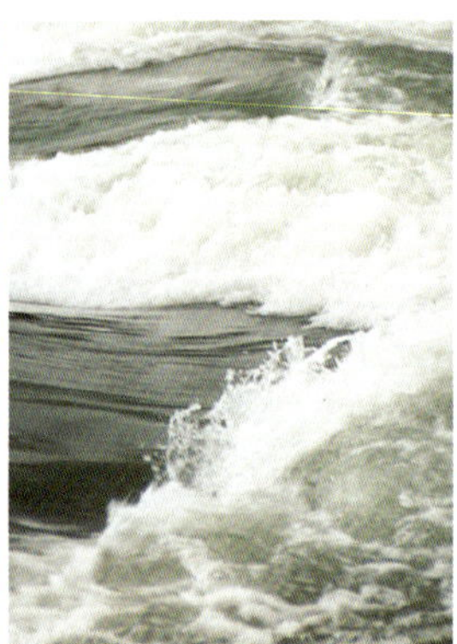
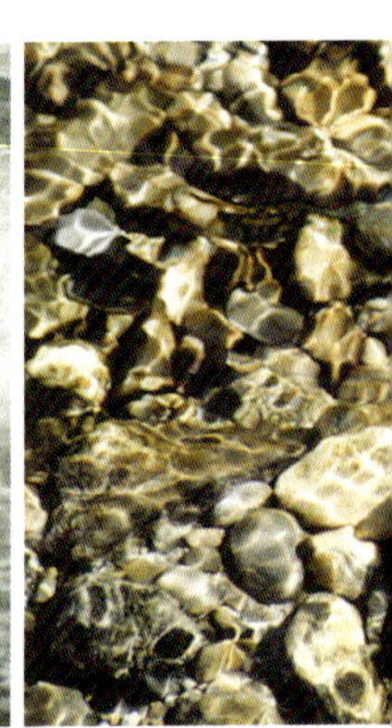

Reinigung in der Atmosphäre – Filtern im Gestein – Verwirbelung im Bach – Informierung im ruhigen Gewässer

Natürlich ist diese Beschreibung vereinfacht, denn die verschiedenen Schritte erfolgen in der Natur wieder und wieder, so dass ständig Wasser aus Quellen, Bächen und Regenfällen in Flüssen, Seen und im Meer zusammenströmt – doch die Schwerpunkte zeigen sich in dieser Abfolge: chemische Reinigung (Verdunsten/Kondensieren) – mechanische Reinigung (Filtern) – physikalische Reinigung (Verwirbeln) – neue Informationsaufnahme.

Für die Wasserbehandlung in eigener Regie ist diese Abfolge ebenfalls sinnvoll und wirkungsvoll. Wenn Sie Wasser zuerst informieren (z. B. mit Edelsteinen) und anschließend intensiv verwirbeln, sind die aufgenommenen Informationen wieder gelöscht. Ebenso ist es sinnlos, Wasser zuerst zu verwirbeln (z. B. durch Ultra-Kolloidation) und anschließend zu filtern. Zum einen werden viele Teilchen in der Verwirbelung kleiner und schlüpfen umso leichter durch den Filter – zum anderen nimmt das informationsbefreite verwirbelte Wasser nun herzhaft Filter-Informationen auf.

Für die Wasserbehandlung in eigener Regie ist daher diese Abfolge zu empfehlen:

1. Vor-Informierung (Edelsteine als Informationschutz).
2. Filterung (Aktivkohle-Pressfilter oder Umkehr-Osmose).
3. Verwirbelung (Ultra-Kolloidation oder Levitation).
4. Abschließende Neu-Informierung (Edelstein-Wasser).

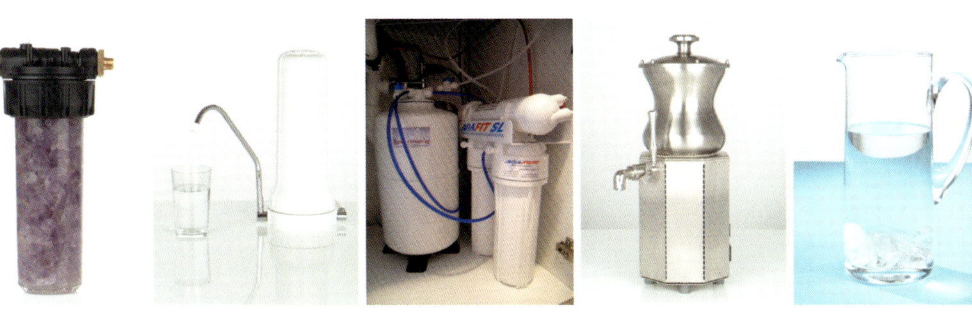

Edelsteinpatrone als Vor-Informierung – Filtern / Umkehr-Osmose – Ultra-Kolloidation – Neu-Informierung mit Edelsteinen

Die Destillation wurde in dieser Abfolge bewusst nicht berücksichtigt, da sie sich bei einer Reinigung mit Aktivkohle-Pressfiltern oder Umkehr-Osmose erübrigt. Sie ist außerdem auch zu aufwendig und durch den hohen Energieverbrauch ökologisch nicht sinnvoll.

Eine Neu-Informierung mit Edelsteinen ist bei der Trinkwasser-Behandlung auf jeden Fall anzuraten. Wird sie direkt nach der Filterung eingesetzt, dient sie dem Ausgleich der Filter-Informationen. Hierzu empfehlen sich Amethyst und Bergkristall oder je nach gewünschter Wirkung eine Steinsorte oder Edelstein-Kombination eigener Wahl.*

Wird die Neu-Informierung mit Edelsteinen nach der Verwirbelung eingesetzt, dient sie wiederum dem »Informationsschutz«. Gerade stark verwirbeltes Wasser (Ultra-Kolloidation oder Levitation) ist sehr aufnahmefähig für neue Informationen.

* Mehr dazu in den Kapiteln »Anwendungen von Edelsteinwasser« und »Wirkungen von Edelsteinwasser«.

Wollen wir eine unkontrollierte Informierung mit »irgendwelchen« Informationen vermeiden, bietet sich vor allem Bergkristall an, um die Informationsaufnahme des gereinigten und verwirbelten Wassers bewusst zu lenken. Bergkristall bewahrt die Neutralität des verwirbelten Wassers und »verschließt« es dennoch nicht völlig für neue Informationen. Er stabilisiert jedoch die natürlichen Eigenschaften des Wassers, so dass dieses nicht übermäßig unerwünschte Informationen aufnimmt.

Die Neu-Informierung mit Edelsteinen ist also eine gelungene Abrundung des Wasserbehandlungs-Vorgangs und führt zu frischem, lebendigem Trinkwasser oder zum gewünschten Heilmittel.

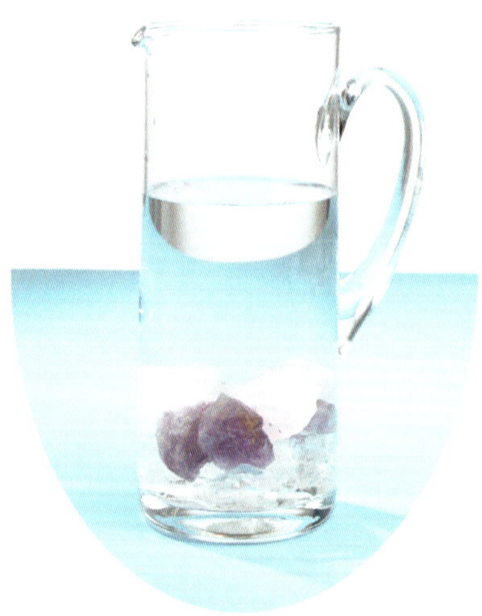

Die Wasserqualität als Voraussetzung für Edelsteinwasser

Zusammenfassend lassen sich für die Wasserqualität des Ausgangswassers bei der Herstellung von Edelsteinwasser also folgende Kriterien feststellen:

Grundkriterien:

- Reines und unbelastetes Wasser.
- Möglichst mineralstoffarmes Wasser ohne Kohlensäure.
- Möglichst informationsfreies Wasser.
- Möglichst neutrales Wasser (keine der Edelstein-Information entgegengesetzten Informationen im Wasser).

Es lohnt sich, das Wasser im Zweifelsfall untersuchen zu lassen, um diese vier Bedingungen zu klären (Adressen im Anhang).

Herkunft des Ausgangswassers:

- Quellwasser: ideal, wenn die o.g. Grundkriterien gegeben sind.
- Regenwasser: ideal, wenn rein und unbelastet, sonst für Pflanzen und manche Tiere geeignet.
- Flaschenwasser: gut geeignet, wenn mineralstoffarm, ohne Kohlensäure und in Glasflaschen gelagert!
- Leitungswasser: nur geeignet, wenn wie beim Quellwasser die o.g. vier Grundkriterien gegeben sind. Um diese Kriterien zu erfüllen, muss heutzutage nahezu jedes Leitungswasser behandelt werden.

Trinkwasserbehandlung:

- Vor-Informierung mit Edelsteinen als Informationsschutz in den weiteren Behandlungsschritten.
- Filterung (Aktivkohle-Pressfilter oder Umkehr-Osmose) zur mechanischen und chemischen Reinigung.
- Verwirbelung (Ultra-Kolloidation oder Levitation) zur physikalischen Regenerierung und Informationslöschung.
- Neu-Informierung mit Edelsteinen als Ausgleich der »Filter-Informationen« oder als »Informationsschutz« für das sehr aufnahmefähige verwirbelte Wasser.

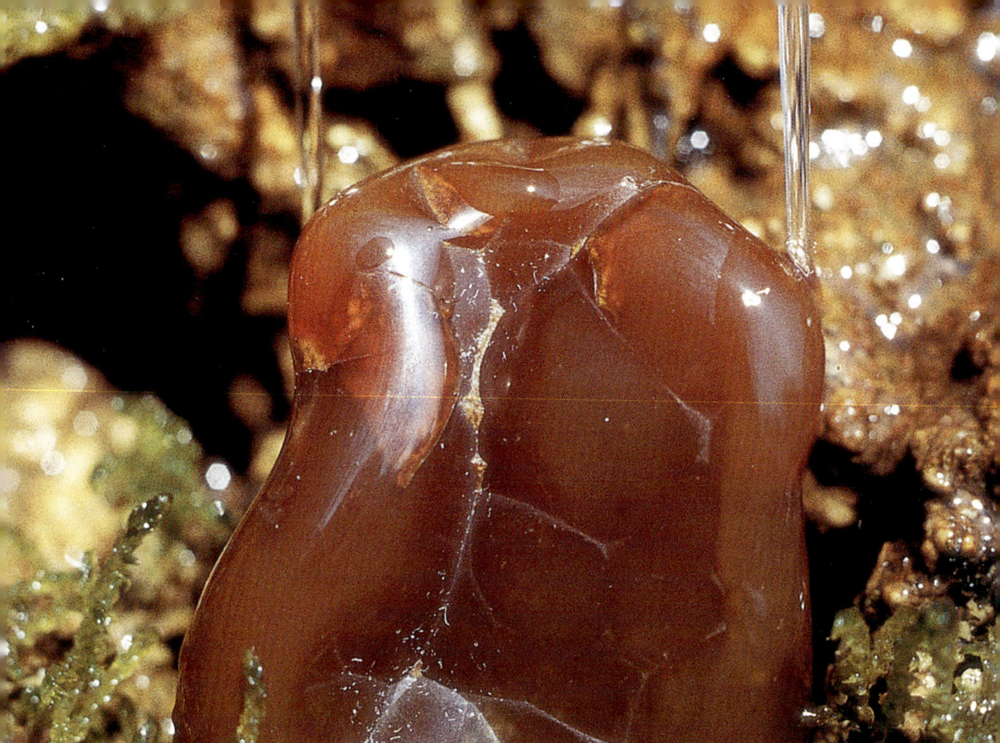

Herstellung von Edelsteinwasser

Die Grundkriterien zur Herstellung von Edelsteinwasser lassen sich auf vier elementare Faktoren reduzieren:

- der richtige Stein
- gutes Wasser
- das passende Herstellungsverfahren
- sorgfältige Durchführung

Über die Voraussetzungen in der Edelstein- und Wasserqualität wurde bereits in den vorangegangenen Kapiteln berichtet. Dieses Kapitel wird sich nun den verschiedenen Herstellungsverfahren widmen. Doch unabhängig davon, welches Verfahren wir wählen, beginnen alle stets mit demselben Schritt: der Auswahl der geeigneten »Wassersteine« oder des richtigen Heilsteins.

Die Wahl des richtigen Steins

Ob wir Edelsteinwasser als Trinkwasser oder als Heilmittel ansetzen, in beiden Fällen ist es wichtig, die »richtigen« Steine zu verwenden. Doch welche Steine sind für uns nun die »richtigen«? Im Grunde ganz einfach: Sie sollten dem Ziel dienen, das wir uns wünschen! Ob das ein gutes Trinkwasser, allgemeine Vitalität, Fitness, Regeneration oder die Genesung von ganz bestimmten Erkrankungen ist – je genauer wir wissen, was wir wollen, desto besser!

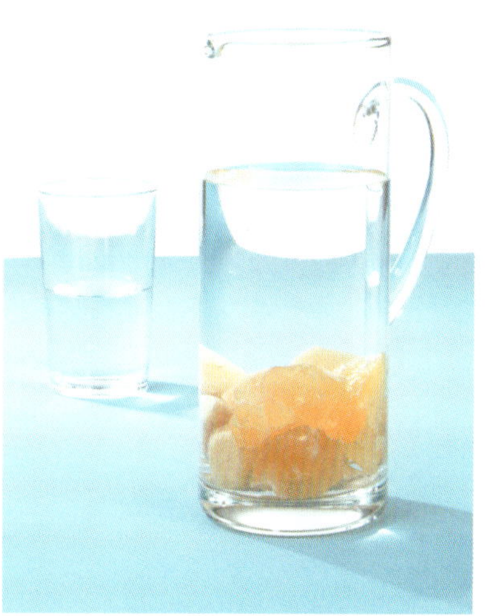

Vier Wege

Unter dieser Voraussetzung stehen uns in der Steinheilkunde vier Wege zum Ermitteln des »richtigen« Steins offen:

Der empirische Weg: Steine, mit denen Sie selbst positive Erfahrungen gemacht haben, stehen natürlich an erster Stelle. Doch darüber hinaus können Sie auch die Erfahrungen anderer nutzen. Die gesamte Steinheilkunde-Literatur birgt inzwischen einen immensen Erfahrungsschatz. Bitte schlagen Sie jedoch nicht nur oberflächlich in den Sachwortregistern der Bücher nach, sondern studieren Sie die Wirkungsbeschreibungen der Steine genau, ob diese wirklich zu Ihnen passen.

Der intuitive Weg: »Richtig« ist für uns immer auch der Stein, der uns anspricht, uns aufmunternd und wohltuend erscheint und sich angenehm anfühlt. Da wir vieles unbewusst viel schneller erfassen als mit dem Verstand, bieten sich zwei Möglichkeiten zur Auswahl des passenden Steines für das Edelsteinwasser an:

- Schauen Sie, welcher Stein Ihnen spontan auffällt. Der Stein, der den Blick unwillkürlich auf sich lenkt, ist oft ein sehr guter Wasserstein für die seelische Balance. Und das unabhängig davon, ob er Ihnen gefällt oder nicht! Auch Missfallen und Abneigung sind Anzeichen einer Resonanz, und gerade diese Steine können wirkungsvolle Heilsteine sein.

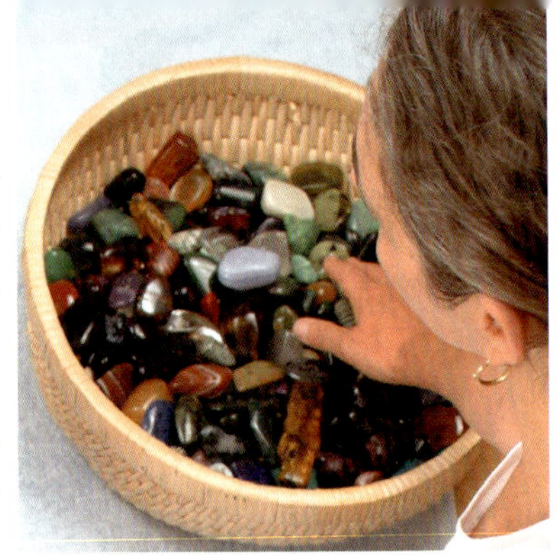

- Erfühlen Sie Ihren Stein mit der Hand bei geschlossenen Augen. Der Stein, der auf diese Weise eine spürbare Empfindung auslöst oder bei dem ihre Hand unwillkürlich zugreifen möchte, vermittelt im Edelsteinwasser ebenfalls hilfreiche Wirkungen.

Der energetische Weg: Wenn Sie mit energetischen Testverfahren wie der Einhandrute, dem Pendel, Biofeedback-Geräten usw. vertraut sind, können Sie diese Instrumente nutzen, um den richtigen Heilstein für das Edelsteinwasser auszuwählen. Mehr dazu finden Sie in dem Buch »Die Individuelle Therapie«.*

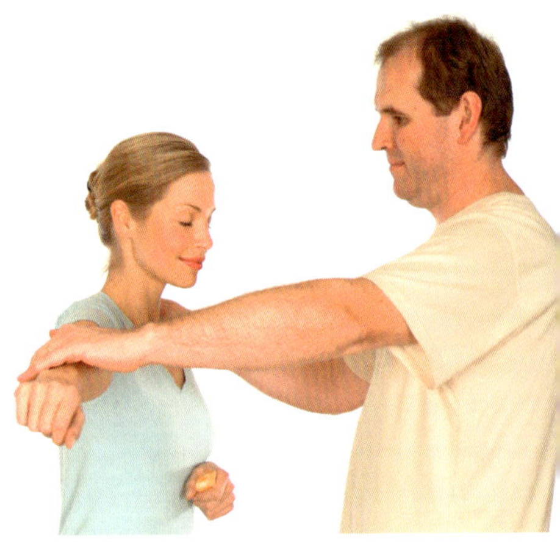

Energetische Tests: Auswahl des passenden Heilsteins mit dem kinesiologischen Armtest.

Der analytische Weg: Die Analytische Steinheilkunde ist ein systematischer Weg, den einen Heilstein zu finden, der einem ganz bestimmten Menschen in einer ganz bestimmten Situation und bei ganz bestimmten Beschwerden optimal hilft. Dazu ist die Kenntnis jener Grundlagen zur Entstehung, Struktur, Substanz und Farbe der Steine notwendig, wie sie in dem Buch »Die Steinheilkunde«** beschrieben sind. Wenn Sie sich mit diesen Grundlagen vertraut machen, eröffnet sich ein tieferes Verständnis für die Wirkung der Heilsteine und die Wahl des individuell passenden Steins.

* Rainer Strebel/Michael Gienger, »Die Individuelle Therapie«, AT-Verlag Baden (CH) 2005
** Michael Gienger, »Die Steinheilkunde«, Neue Erde, Saarbrücken 1995

Kleiner Tipp!

Am besten kombinieren Sie die verschiedenen Möglichkeiten bei der Auswahl des passenden Steins: Schlagen Sie die Wirkungen eines intuitiv gewählten Steins auch in der Literatur nach – oder achten Sie darauf, ob der aus der Literatur gewählte Stein auch gefühlsmäßig »stimmt«. Trauen Sie Ihrer eigenen Erfahrung, und wenn Sie auch energetische Tests beherrschen, umso besser!

Im Zweifelsfall fragen Sie Fachleute um Rat. Bei körperlichen Erkrankungen oder starken seelischen Beschwerden sollten Sie Edelsteinwasser grundsätzlich nur nach Absprache mit den behandelnden ÄrztInnen, HeilpraktikerInnen oder TherapeutInnen einsetzen.

Die Anzahl der Edelsteine

Wie viele Steine werden zum Ansetzen von Edelsteinwasser benötigt? Diese häufig gestellte Frage ist nicht einfach zu beantworten, da hier mehrere Faktoren eine Rolle spielen:

Die gewünschte Intensität

Wollen Sie ein sanft oder intensiv wirkendes Edelsteinwasser? Diese Frage sollten Sie im Hinblick auf Ihre eigene Konstitution beantworten: Sind Sie eher robuster Natur, darf auch das Edelsteinwasser etwas stärker sein. Sind Sie dagegen sehr empfindsam, sollten Sie ein »sanfteres« Wasser ansetzen. Bitte variieren Sie die Mengenangaben in der später folgenden Tabelle daher entsprechend: Die Intensität des Edelsteinwassers steigt tatsächlich mit der Menge der Steine im Wasser!

Ein weit verbreiteter Irrtum lautet: »Viel hilft viel.« Das ist falsch, denn die »richtige Dosis« hilft am besten. Und diese Dosis kann auch ganz niedrig sein. Beginnen Sie daher im Zweifelsfall besser mit Edelsteinwassern geringerer Intensität. Wenn die Wirkung ausbleibt oder zu schwach ist, können Sie die Intensität immer noch steigern.

Die Steinsorte

Die Steinsorte ist das wichtigste Kriterium: Bei intensiv wirkenden Heilsteinen wie z. B. Diamant genügen schon ein bis drei kleine Rohsteine mit 3 bis 4 mm Durchmesser pro Liter Wasser. Auch bei Peridot genügen drei bis fünf fingernagelgroße

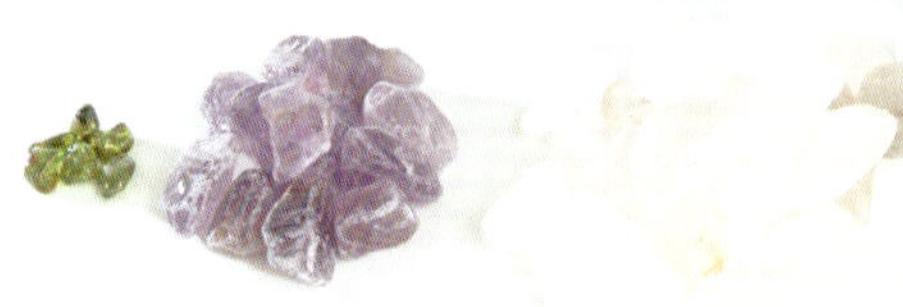

Die notwendigen Mengen können je nach Steinsorte sehr unterschiedlich sein.

Roh- oder Trommelsteine pro Liter. Beim vergleichsweise sanft wirkenden Amethyst können Sie dagegen eine ganze Handvoll Steine ins Wasser geben, und bei Bergkristall gibt es theoretisch keine Mengenbegrenzung.

Die Qualität der Steine

Ein weiterer Faktor ist die Qualität der Steine: Ein dunkelgrüner Aventurin z. B. ist um ein Vielfaches intensiver als ein hellgrüner. Daher genügen in ersterem Fall drei oder vier Trommelsteine – in letzterem Fall darf es dagegen wiederum eine Handvoll sein.

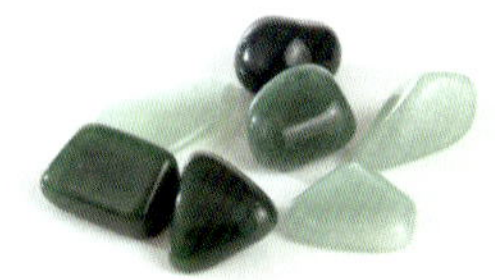

Qualität = Intensität: Bei Aventurin wirken dunkelgrüne Steine stärker als hellgrüne.

Das Herstellungsverfahren

Das Herstellungsverfahren ist das dritte Kriterium für die Anzahl bzw. Menge der Steine:

- Wassergläser auf Edelsteinplatten, direkt ins Wasser gelegte Steine oder Wasser in Edelsteinschalen sind die sanftesten Verfahren. Hier können die Steine entsprechend am »höchsten dosiert« werden.
- Die Wasserdampf- oder die Kochmethode sind bereits deutlich intensiver und bedürfen durchschnittlich nur der halben Menge an Steinen.
- Am intensivsten ist jedoch das Einleiten über Kristalle. Hier wird meist nur ein Stein benötigt, fast unabhängig von der Größe oder Qualität. Die Intensität des Edelsteinwassers bestimmen hier die verwendeten einleitenden Kristalle durch ihre Reinheit, Klarheit und Größe.

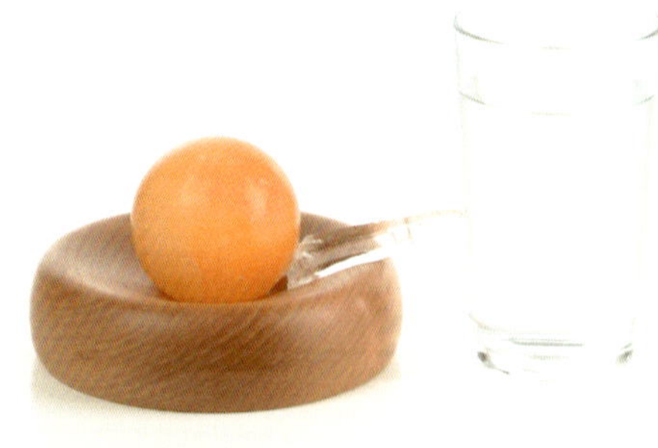

Das Einleiten mit Kristallen ist die intensivste Herstellungsmethode

Größe, Art und Verarbeitung

Größe, Art und Verarbeitung beeinflussen ebenfalls die Intensität des Edelsteinwassers, was jedoch stärker zum Tragen kommt, wenn der Stein direkten Kontakt zum Wasser hat. Je größer in diesen Fällen die Kontaktfläche zwischen Stein und Wasser ist, desto intensiver wird das Edelsteinwasser. Von Steinen mit rauher Oberfläche werden daher weniger benötigt als von glattpolierten Steinen. Ebenso sind mehrere kleine Steine intensiver als ein einzelner größerer Stein. Mehr dazu finden Sie im Kapitel »Voraussetzungen in der Edelsteinqualität«.

Übersicht

Es ist offensichtlich, dass allgemeingültige Aussagen bei dieser Vielzahl von Faktoren nur schwer zu treffen sind. Um eine Übersicht zu gewinnen, kann jedoch die folgende (grobe!) Einteilung als Orientierung verwendet werden:

Anzahl/Menge der Heilsteine pro Liter Edelsteinwasser

	Direktes Einlegen	Wasserdampf-/ Kochmethode	Einleiten mit Kristallen
Intensive Steine guter Qualität	einzelne Steine (1-3 Stück)	einzelne Steine (1-3 Stück)	nur 1 Stein!
Intensive Steine mittlerer Qualität	5-25 g je nach Größe*	5-25 g je nach Größe*	nur 1 Stein!
Starke Steine guter Qualität	25-50 g je nach Größe*	10-25 g je nach Größe*	1-3 Steine
Starke Steine mittlerer Qualität	50-100 g je nach Größe*	25-50 g je nach Größe*	1-3 Steine
Sanfte Steine guter Qualität	75-150 g je nach Größe*	50-100 g je nach Größe*	1-3 Steine, ggf. auch mehr
Sanfte Steine mittlerer Qualität	100-200 g je nach Größe*	50-100 g je nach Größe*	1-3 Steine, ggf. auch mehr

* Wenn mehrere Steine in verschiedener Größe verwendbar sind, sind die Mengen der Einfachheit halber in Gramm angegeben.

Bitte beachten: Je kleiner die einzelnen Steine sind, desto weniger werden insgesamt benötigt. Bei glattpolierten größeren Steinen (z. B. größeren Trommelsteinen) kann die Menge auch erhöht werden.

Steine geringer Qualität wurden absichtlich nicht berücksichtigt, da bei diesen die Wirksamkeit des Edelsteinwassers generell in Frage gestellt ist (vgl. Kapitel »Voraussetzungen in der Edelsteinqualität«).

Intensiv wirkende Heilsteine sind Chrysopras, Diamant, Feueropal, roter Granat, Malachit, Obsidian, Peridot, Rhodochrosit, Smaragd, Sonnenstein und Topas Imperial.

Stark wirkende Heilsteine sind Amazonit, Apatit, Apophyllit, Aquamarin, Chrysokoll, Citrin, Fluorit, roter Jaspis, Labradorit, Mondstein, Moosachat, Topas, Türkis und Turmalin (alle Farben).

Sanft wirkende Heilsteine sind Achat, Amethyst, Aragonit, Aventurin, Bergkristall, Bernstein, Calcit, Chalcedon, Dolomit, Dumortierit, Edelopal, Epidot, Heliotrop, Kabamba-Jaspis, Kalkoolith, Karneol, Landschaftsjaspis, Magnesit, Mookait, Nephrit, Ozeanachat (Ozeanjaspis), Prasem/Prasemquarz, Rauchquarz, Rhodonit, Rosenquarz, Rutilquarz, Sardonyx, Serpentin, Sodalith, Thulit, Versteinertes Holz und Zoisit.

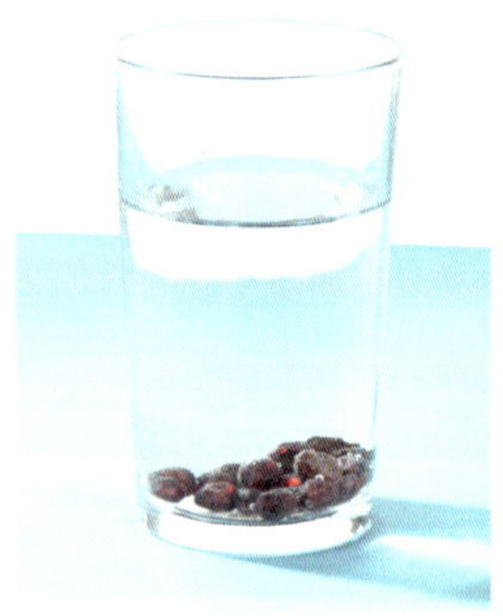

Granatwasser, ein intensives Kreislauftonikum

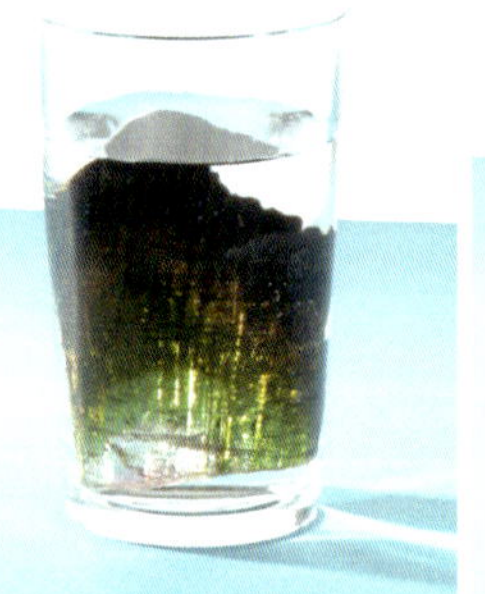

Turmalin – als Heilstein sanft, als Edelsteinwasser stark!

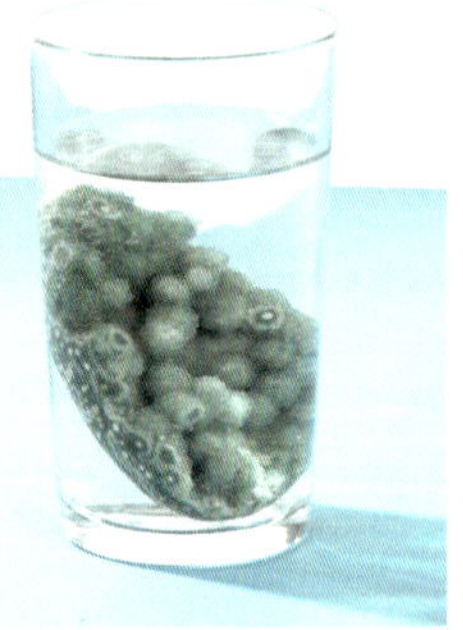

Ozeanachat – sanft, aber wirkungsvoll!

Die Einteilung »intensiv – stark – sanft« bezieht sich hier nur auf das Ansetzen zum Edelsteinwasser. Es leitet sich daraus keinerlei Bewertung der Wirksamkeit auf den Menschen ab! Auch ein sanft wirkender Stein kann bei uns viel bewirken, wenn er optimal passt!

Bitte betrachten Sie die vorangegangenen Angaben zur Anzahl bzw. Menge der Steine nur als ungefähre Anhaltspunkte. Achten Sie beim Ansetzen des Edelsteinwassers auch immer auf Ihr Gefühl! Intuitiv erfassen wir die richtige Menge bei den vielen verschiedenen Faktoren oft viel besser als mit dem logischen Verstand. Haben Sie das Gefühl, die Menge der Steine genügt nicht, so geben Sie welche hinzu – haben Sie dagegen das Gefühl, es sind zu viele, so nehmen Sie welche weg. Achten Sie auf Ihr Gespür und vertrauen Sie Ihrer eigenen Wahrnehmung!

Kombinationen mehrerer Edelsteine

Lassen sich verschiedene Steine kombinieren? Im Grunde, ja, die Frage ist jedoch: Nach welchen Kriterien? – Vom willkürlichen Kombinieren vieler verschiedener Steine beim Ansetzen eines Edelsteinwassers müssen wir jedenfalls dringend abraten: Zu vielen Menschen haben »wilde Mischungen« schon Unbehagen bereitet. Orientieren Sie sich daher lieber an folgenden Grundregeln:

Edelsteine lassen sich beim äußerlichen Tragen ebenso wie zum Ansetzen als Edelsteinwasser am besten kombinieren, wenn sie folgende Voraussetzungen erfüllen:

1. Eine möglichst enge mineralogische Verwandschaft – oder:
2. Möglichst viele übereinstimmende Eigenschaften – oder:
3. Ein wohlgeprüftes, sich ergänzendes Arrangement.

Hinsichtlich des zweiten Kriteriums ist ein beliebter Fehler, dass Steine nicht aufgrund möglichst vieler übereinstimmender Eigenschaften, sondern aufgrund einer einzelnen übereinstimmenden Eigenschaft kombiniert werden: Da werden dann fünf oder gar zehn »Husten-Steine« in ein Edelsteinwasser gegeben, auch wenn diese in vielen anderen Aspekten absolut gegensätzlich sind. Eine solche Mixtur tut selten nur gut!

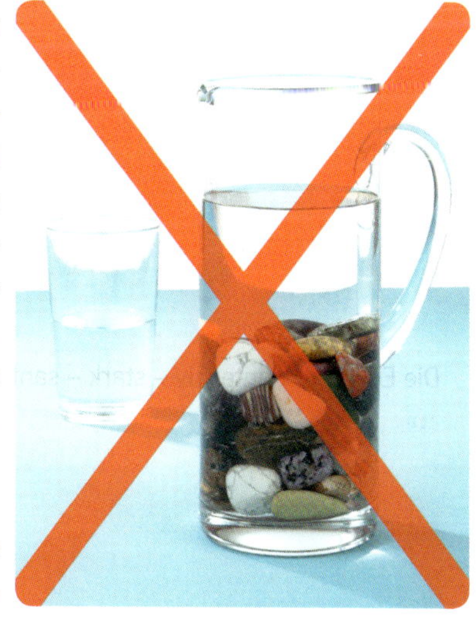
»Wilde Mischungen« tun selten nur gut!

Das Kombinieren von Heilsteinen ist eine Kunst, die entweder auf umfangreichem Wissen, reichhaltiger Erfahrung, einer guten Intuition oder der Kombination all dieser Faktoren beruht. Gehen Sie daher behutsam vor, wenn Sie noch wenig Erfahrungen mit Heilsteinen haben. Verwenden Sie zunächst nur die in diesem Buch angegebenen Kombinationen (siehe das Kapitel »Anwendungen von Edelsteinwasser«) oder arbeiten Sie sich in die Steinheilkunde ein. Literatur und Adressen für Schulungen finden Sie im Anhang.*

Im Zweifelsfall ist es besser, den einen Heilstein zu finden, der zu Ihnen im Moment am besten passt, als zu viele ungefähr passenden Heilsteine zu kombinieren. Denn auch bei Edelsteinwassern gilt wie bei allen Heilmitteln: Im Zweifelsfall ist weniger oftmals mehr!

Vorbereitungen

Nach der Wahl des richtigen Heilsteins sollten Sie die folgenden Utensilien bereitstellen und anschließend die untengenannten Vorkehrungen treffen.

Checkliste zur Edelsteinwasser-Herstellung

Allgemein:

- Glasgefäß mit gut informierbarem Wasser
- Neutrales Glasgefäß zum Ansetzen des Edelsteinwassers (farblos und möglichst ohne Aufdruck oder Gravuren)
- Ausgewählte Edelsteine
- Bürste zur mechanischen Reinigung der Steine
- Hochprozentiger Alkohol zur Desinfektion
- Sauberes Tuch zur Desinfektion
- Amethyst-Drusenstück oder Salzschale zur energetischen Reinigung der Steine
- Holzzange, Pinzette o. ä. zum Hantieren mit den gereinigten Steinen
- Teesieb oder Glastrichter mit Filterpapier zum Abgießen des Edelsteinwassers
- Aufbewahrungsflasche (am besten Blauglas oder Violettglas)
- Alkohol zum Konservieren (nur bei längerer Lagerung)
- Tuch zum Trocknen der Steine

* Buchtip zum Einstieg: Michael Gienger, »Die Steinheilkunde«, Neue Erde, Saarbrücken 1995

Für spezielle Herstellungsverfahren:

- Reagenzglas aus Quarzglas für die »Reagenzglasmethode«
- Kochtopf für die »Kochmethode« oder »Wasserdampfmethode«
- Holzstäbchen zum Auflegen der Steine bei der »Wasserdampfmethode«
- Klare Bergkristalle zum »Einleiten von Information«
- Edelstein-Platten
- Edelstein-Schalen

Reinigung der Steine

Rechtzeitig vor der Herstellung des Edelsteinwassers sollten die Steine umfassend gereinigt werden. Eine gründliche mechanische Reinigung ist insbesondere bei neugekauften Steinen oder lange Zeit nicht verwendeten Steinen sinnvoll. Und in jedem Fall müssen die Steine energetisch gereinigt werden. Am besten gehen Sie daher in folgenden Schritten vor:

Die mechanische Reinigung durch gründliches Bürsten ist der erste Schritt, bis der Stein völlig sauber ist. Setzen Sie bei starker Verschmutzung eventuell auch ein biologisches Spülmittel ein. Anschließend unter fließendem kaltem Wasser gründlich abspülen!

Das Desinfizieren mit hochprozentigem Alkohol verringert eventuelle Verkeimungen. Da Alkohol jedoch die Informationsaufnahme bremst, sollten die Steine anschließend wieder gründlich unter fließend kaltem Wasser abgespült werden. Da Sie die Steine beim nachfolgenden energetischen Reinigen mit den Händen anfassen, sollten Sie Ihre Hände ebenfalls gründlich waschen und evtl. mit biologischem Desinfektionsmittel desinfizieren.

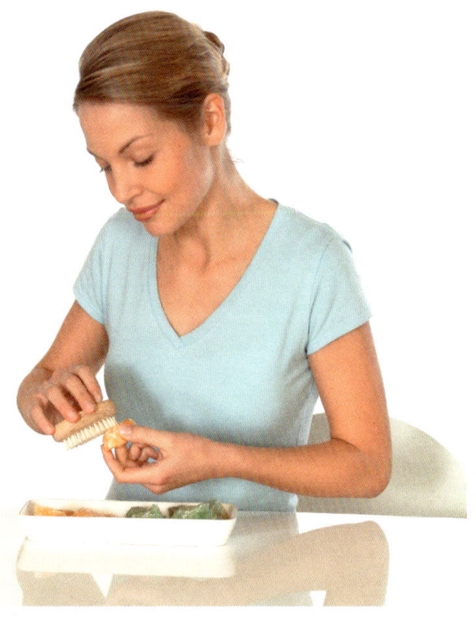

Mechanische Reinigung

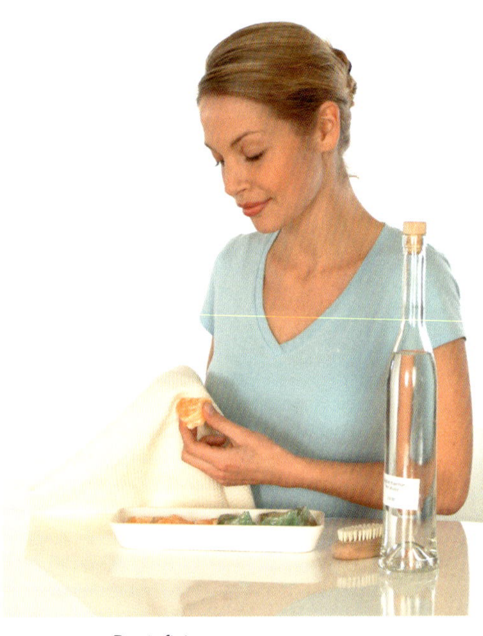

Desinfizieren

Die energetische Reinigung beinhaltet das »Entladen« der Steine unter fließendem kaltem Wasser (hier wird aufgenommene Energie abgeleitet) und das anschließende »Reinigen«, bei dem aufgenommene Fremdinformationen im Stein gelöscht werden. Da letzteres eine gewisse Zeit dauert, sollten Sie die gesamte Reinigung der Steine rechtzeitig vor dem Ansetzen zum Edelsteinwasser durchführen.

Zum Entladen wird der Stein etwa eine Minute unter fließendes Wasser gehalten und dabei mit dem Daumen kräftig gerieben. Sie spüren nach einiger Zeit einen Unterschied an der Oberfläche des Steins, auf der Ihr Finger plötzlich nicht mehr so gut gleitet. Spätestens dann ist das Entladen abgeschlossen.

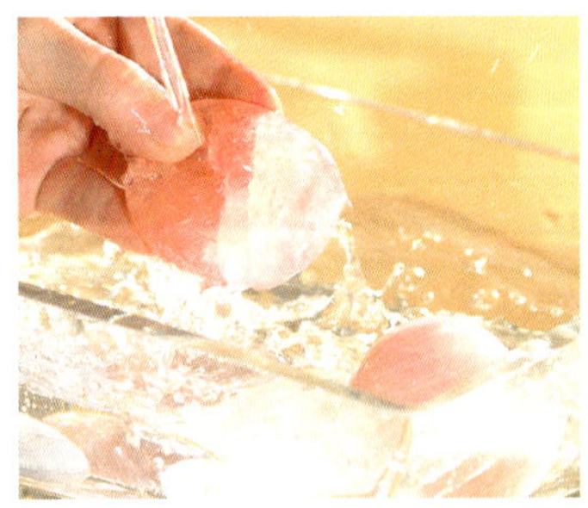

Entladen unter fließendem Wasser

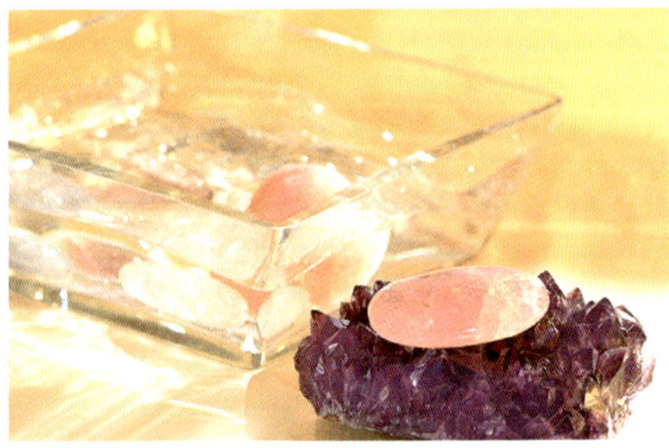

Reinigen auf einem Amethyst-Drusenstück

Zum Löschen aufgenommener Fremdinformationen sind Amethyst-Drusen oder -Drusenstücke am besten geeignet. Die entladenen Steine werden mindestens zwei Stunden auf die Spitzen dieser »Kristallrasen« aufgelegt. Die intensive energetische Ausstrahlung der Amethyst-Spitzen löst aufgenommene Fremdinformationen auf. Die Steine können hier auch länger aufgelegt werden. Acht bis zwölf

Stunden wäre sogar noch besser, nach oben ist hier prinzipiell kein zeitliches Limit gesetzt.

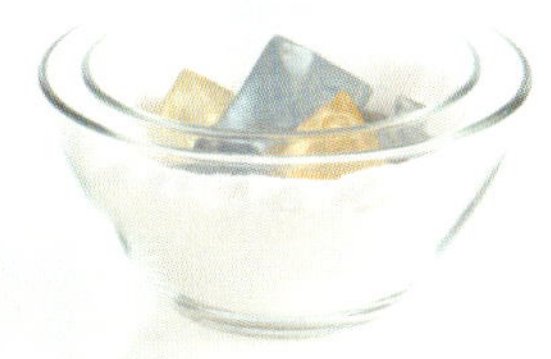

Reinigen in einer Salzschale

Auch Steinsalz hat eine starke energetische Reinigungskraft und löscht aufgenommene Fremdinformationen. Indem wir Salz in eine Glasschale füllen und dann eine zweite Glasschale hineinbetten, erhalten wir eine praktische »Salzschale«, in der Steine schnell und intensiv gereinigt werden können. Zwei Stunden in einer solchen Salzschale sind meist schon genug. Es sollten auch höchstens drei bis vier Stunden sein, da viele Steine sonst »energetisch ausgelaugt« werden und in der Wirkung nachlassen.

Reinigen Sie bitte weder auf einem Amethyst-Drusenstück, noch in einer Salzschale zu viele verschiedene Steine zugleich. Es sei denn, das Drusenstück ist so groß, dass die einzelnen Steine ein paar Zentimeter Abstand voneinander haben. Bei Salzschalen bereiten Sie am besten je eine Schale pro Steinsorte vor.

Wenn Sie ganz gründlich vorgehen wollten, sollten Sie die gereinigten Steine nicht mehr mit bloßen Händen, sondern mit einer kleinen Holzzange, einer Pinzette o. ä. berühren (je nach Größe der Steine).

Persönliche Vorbereitung

Bereiten Sie nach der Reinigung der Steine den Platz vor, an dem das Edelsteinwasser angesetzt wird (auch das »Ambiente« und die »Atmosphäre« sind einwirkende Informationen). Legen Sie sich die gereinigten Steine und alle Hilfsmittel zurecht, die Sie für die folgenden Schritte (je nach Herstellungsverfahren) benötigen. Reinigen Sie auch alle anderen Gegenstände. Gönnen Sie sich einen Moment der Sammlung und kommen Sie innerlich zur Ruhe, denn nun beginnt die eigentliche Herstellung des Edelsteinwassers, die am besten mit Ruhe und Achtsamkeit durchgeführt wird.

Wasser bereitstellen

Stellen Sie zuerst gut informierbares Wasser bereit (siehe Kapitel »Voraussetzungen in der Wasserqualität«); am besten in einem gründlich gereinigten Glasgefäß.

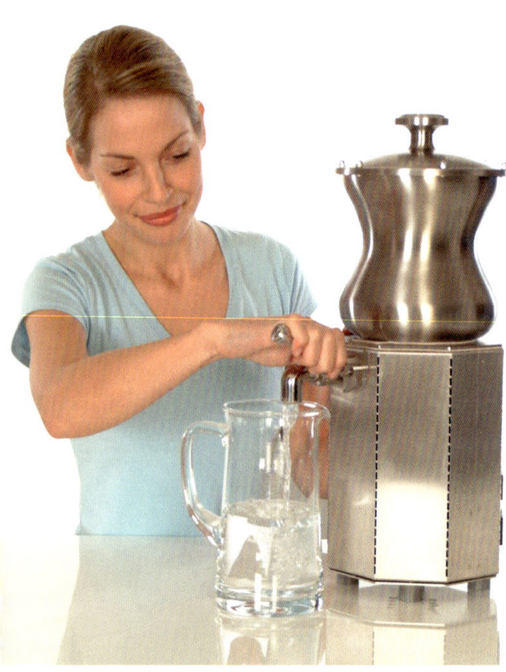

Wasser bereitstellen

Da auch Spülmittel und ähnliche Substanzen im Edelsteinwasser unerwünscht sind, sollten Sie das Gefäß mehrfach mit klarem Wasser ausspülen. Zuletzt am besten mit derselben Art Wasser, das Sie zum Ansetzen der Steine verwenden.

Glasgefäß zum Ansetzen des Edelsteinwassers

Das Glasgefäß zum Ansetzen des Edelsteinwassers sollte möglichst neutral sein, d. h. am besten farblos und möglichst ohne Aufdruck oder Gravuren. Es sei denn, Sie möchten mit bestimmten Worten oder Symbolen gezielt eine zusätzliche Information in das Wasser einbringen. Ist jedoch nur das reine Edelsteinwasser gewünscht, sollte das Gefäß neutral sein. Reinigen Sie auch dieses Glasgefäß gründlich und spülen Sie es dabei zuletzt mit derselben Art Wasser aus, das Sie zum Ansetzen der Steine verwenden.

Nun sind alle Vorbereitungen abgeschlossen und das eigentliche Ansetzen des Edelsteinwassers kann beginnen. Hierzu gibt es verschiedene Verfahren mit speziellen Vor- und Nachteilen.

Verschiedene Herstellungsmethoden

Einlegen ins Wasser

Das direkte Einlegen der Steine ins Wasser ist die verbreitetste Methode zur Herstellung von Edelsteinwasser. Legen Sie die Steine hierzu behutsam in das gereinigte Glasgefäß (evtl. mit einer Holzzange oder Pinzette). Gießen Sie dann das bereitgestellte Wasser auf. Auch bei einem kleinen Gefäß sollten die Steine nach Möglichkeit ganz vom Wasser bedeckt sein.

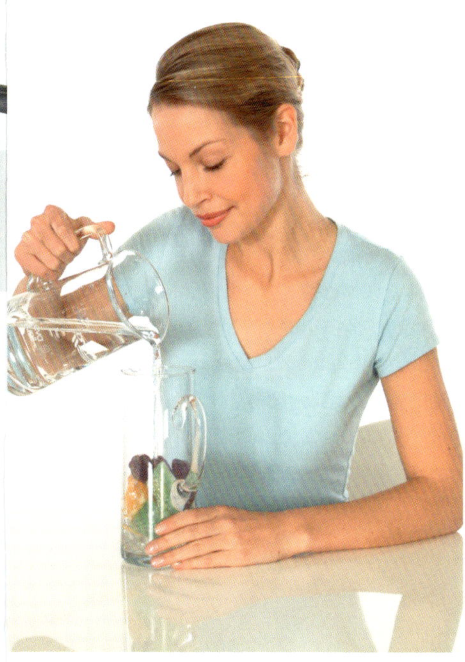

Aufgießen des Wassers

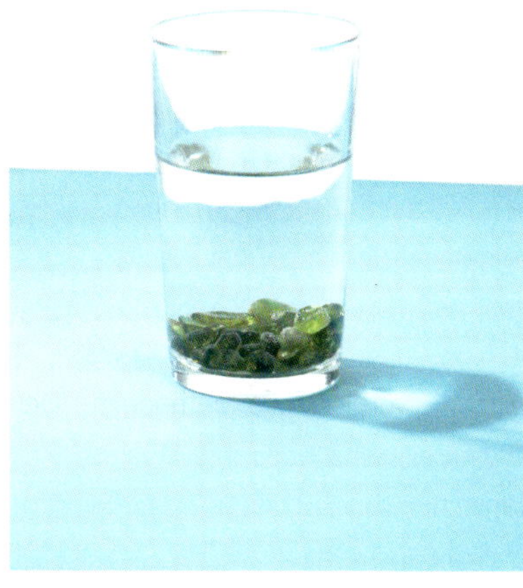

Herstellung durch direktes Einlegen

Stellen Sie das Wassergefäß mit den eingelegten Steinen dann an einen ruhigen, schönen Ort. Wenn Sie keinen wirklich optimalen Platz zur Verfügung haben, legen Sie am besten ein weißes Tuch oder zumindest ein weißes Blatt Papier unter. Schon dadurch reduzieren sich die Fremdinformationen des Untergrunds. Das Gefäß muss nicht verschlossen sein. Wenn Sie es jedoch längere Zeit stehenlassen, lohnt es sich, einen Deckel (bei einem Krug z. B. einen kleinen Teller) darauf zu legen, damit nicht zu viel Staub hineingelangt.

In der nun folgenden Ruhezeit nimmt das Wasser allmählich die Information der eingelegten Steine an. Bis zu einer stabilen »Informierung« sollten Sie bei einem gut informierbaren Wasser (mineralarmes Quellwasser oder Flaschenwasser, gefiltertes Leitungswasser, Umkehrosmose-Wasser, levitiertes bzw. ultra-kolloidiertes Wasser usw.) mindestens zwei Stunden verstreichen lassen. Besser ist es jedoch, wenn Sie mindestens acht bis zwölf Stunden oder mehr Zeit haben.

Der Vorteil des direkten Einlegens ins Wasser ist, dass es eine ganz einfache und fast überall durchführbare Maßnahme zur Herstellung von Edelsteinwasser ist. Wenn es schnell gehen muss, genügt es schon, einen Stein in ein Trinkglas zu legen.

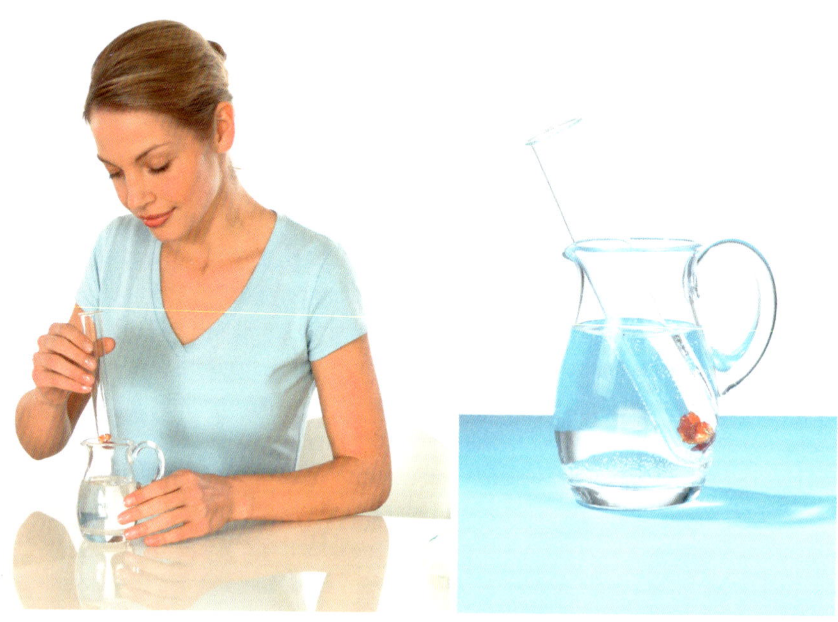

Reagenzglasmethode

Reagenzglasmethode

Die Reagenzglasmethode ist einfach, aber vor allem im Umgang mit kritischen Mineralien genial: Statt den Stein direkt ins Wasser zu legen, wird dieser in ein Reagenzglas aus Quarzglas gelegt, das wiederum ins Wasser gestellt wird. Auf diese Weise findet kein unmittelbarer Kontakt zwischen Stein und Wasser statt, so dass chemische Verunreinigungen ausgeschlossen sind. Die Informationsübertragung findet dennoch statt, sie dauert nur etwas länger. Zur Sicherheit sollten Sie das Edelsteinwasser daher mindestens vier Stunden ansetzen.

Vorteil der Reagenzglasmethode ist der Umstand, dass auf diese Weise auch aus giftigen, geölten oder gewachsten Steinen Edelsteinwasser hergestellt werden kann.

Nachteil der Reagenzglasmethode ist, dass die Herstellung des Edelsteinwassers erfahrungsgemäß etwa doppelt so lange dauert.

Einleiten mit Kristallen

Mit sehr klaren Bergkristallen, deren Spitze in einem Punkt endet (also z. B. Generatorkristallen, Laserkristallen usw.*), lassen sich Informationen von Steinen ins Wasser einleiten. Bergkristalle nehmen Energie an der Basis und den Seiten auf und leiten diese zur Spitze hin. Auch die physikalische Wärmeleitfähigkeit im Kristallgitter eines Bergkristalls ist zur Spitze hin 1,8 mal so groß wie zu den Seiten. Mit diesem Energiefluss wird auch Information transportiert – und durch den Bergkristall sogar noch verstärkt!

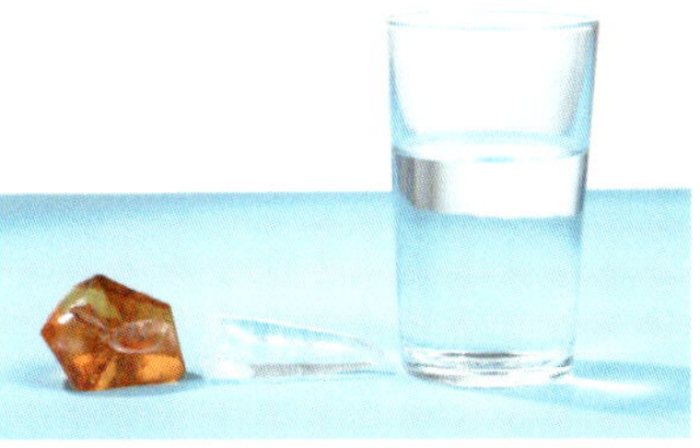

Einleiten mit Kristallen

Legt man nun einen Stein an die Basis eines Kristalls und richtet diese auf ein Glasgefäß mit Wasser, so strömt die Information des Steins sehr schnell und intensiv in das Wasser ein. Der Bergkristall sollte jedoch möglichst frei von Trübungen (je klarer, desto besser) und an den Seiten und der Spitze nicht geschliffen oder poliert sein. Die Spitze sollte möglichst makellos sein. Die Basis kann abgeschnitten und poliert werden, so dass sie ebenfalls ganz klar und optimal aufnahmefähig wird.

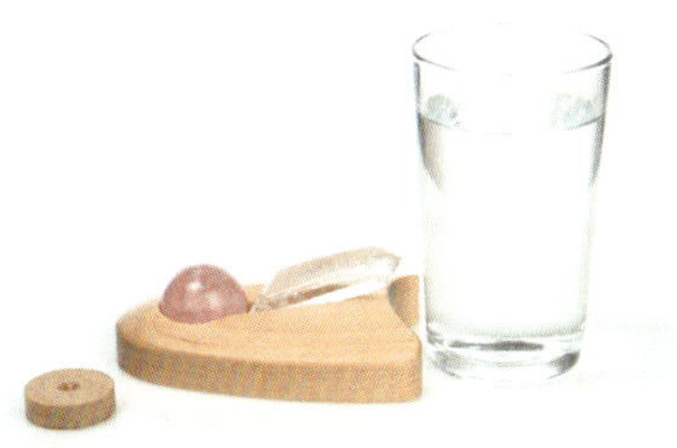

Kleiner Wasserenergetisierer von Joya®. Die kleine runde Holzscheibe dient als zusätzliche Unterlage bei sehr kleinen Steinen.

Da die Kristalle Informationen des Umfeldes und vor allem des Untergrundes mitleiten, sollte beides beim Einleiten relativ neutral sein (z. B. ein großes weißes Tuch oder zumindest weißes Papier). Es gibt dafür auch spezielle kleine Sockel aus naturbelassenem Holz zum Auflegen der Edelsteine und Kristalle. Dies hat den Vorteil, dass nicht »irgendein« Untergrund einwirkt, sondern angenehm wirkende einheimische Hölzer. Größere »Wasserenergetisierer« dieser Art sind sehr

* Informationen zu diesen Kristallformen finden Sie in: Michael Gienger, »Heilsteine – 555 Steine von A bis Z«; M.Gienger, »Lexikon der Heilsteine«, beide Neue Erde, Saarbrücken 2014 u. 2000

dekorativ und sorgen schon dadurch für das gewünschte angenehme Ambiente. (Bezugsquellen siehe Anhang)

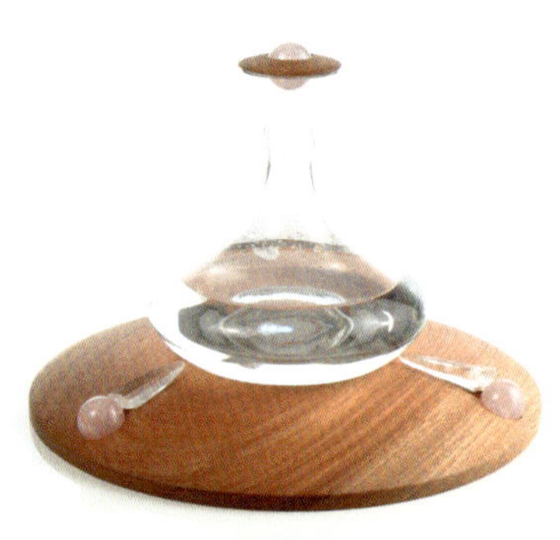

Großer Wasserenergetisierer von Joya®

Vorteil des Einleitens mit Kristallen ist die Geschwindigkeit und Intensität des in kurzer Zeit hergestellten Edelsteinwassers. Im Vergleich zum Einlegen der Steine ist eine ähnliche Intensität vier- bis zehnmal schneller erreicht. Der zweite Vorteil besteht darin, dass die Steine keinen direkten Kontakt zum Wasser haben. Auch wenn sie giftig, gewachst oder geölt sind, können keine Schadstoffe ins Wasser übergehen.

Nachteil des Einleitens mit Kristallen ist der Umstand, dass Kristalle Informationen nicht nur geradeaus über die Spitze leiten, sondern auch über die Kanten abstrahlen. Dadurch verbreitet sich die Information des betreffenden Steins sehr stark im Raum, was nicht immer wünschenswert ist. Es empfiehlt sich daher, diese Methode in solchen Fällen entweder im Freien anzuwenden und die Kristalle evtl. mit Leder, schwarzer Seide oder ähnlichen abschirmenden Stoffen zu umhüllen, so dass nur noch Spitze und Basis frei bleiben.

Wassergläser auf Edelsteinplatten

Einfach, praktisch und ebenfalls wirkungsvoll ist eine ganz simple Methode zur Herstellung von Edelsteinwasser: Wassergläser, die auf Edelsteinplatten oder -scheiben gestellt werden. Viele Mineralien von Achat bis Zoisit sind als Scheiben erhältlich, so dass man sich einen persönlichen »Edelstein-Untersetzer« auswählen kann. Dann nur noch ein Glas mit Wasser darauf – und fertig!

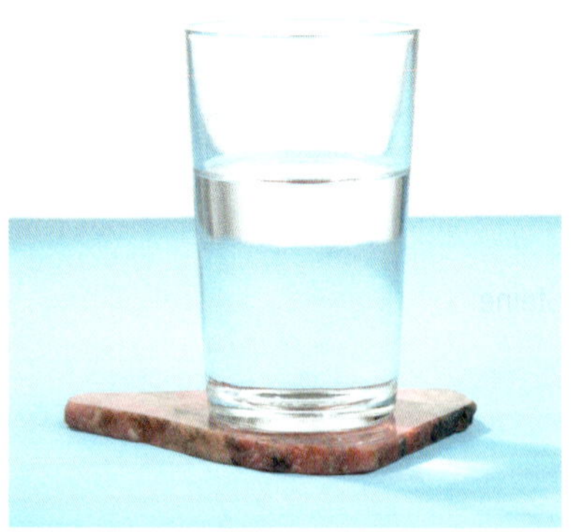

Wasserglas auf Rhodonitplatte

Vorteil der Wassergläser auf Edelsteinplatten ist, dass auch hier kein direkter Kontakt zwischen Stein und Wasser stattfindet, so dass auf diese Weise auch aus giftigen, geölten oder gewachsten Steinen Edelsteinwasser hergestellt werden kann. Wobei es allerdings nur äußerst selten Edelsteinplatten oder -scheiben aus giftigen Mineralien gibt, höchstens aus gesundheitsgefährdenden wie z. B. Malachit.

Nachteil der Wassergläser auf Edelsteinplatten ist, dass die Auswahl verfügbarer Steinsorten sehr begrenzt ist. Das Ausgangsmaterial muss groß genug und stabil genug sein, um so verarbeitet zu werden. Das ist natürlich nur bei einem Teil der bekannten Heilsteine der Fall.

Außerdem dauert die Informierung des Wassers hier meist noch einmal deutlich länger als z. B. bei der Reagenzglasmethode, da Trinkgläser meist größere Wandstärken haben als Reagenzgläser (insbesondere am Boden!). Außerdem enthält das Glas der Trinkgläser meist mehr Mineralstoffe (insbesondere zum Klären zugesetzte Manganoxide), die möglicherweise bestimmte Informationen verändern. Dennoch: auch diese Methode funktioniert!

Wasser in Edelsteinschalen

Edelsteine und Mineralien, die sich durch Größe und Stabilität für das Kunstgewerbe eignen, sind mitunter auch als Edelsteinschalen erhältlich. Hier bietet es sich einfach an, Wasser in solche Schalen zu füllen und dadurch unmittelbar zu »informieren«. Einfacher geht es nicht mehr – und auch diese Methode funktioniert sehr gut. Die Geschwindigkeit der Informierung des Edelsteinwassers ist vergleichbar mit dem Einlegen der Steine.

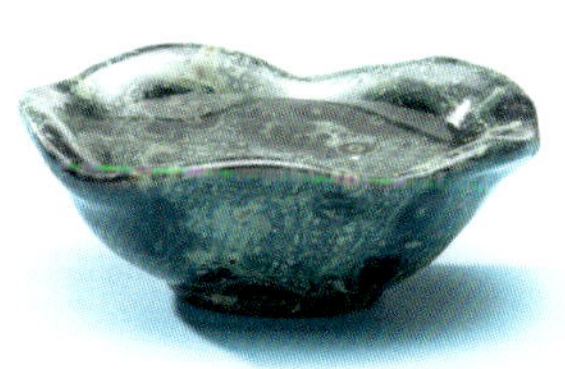

Wasser in einer Schale aus Kabamba-Jaspis

Der Vorteil von Wasser in Edelsteinschalen liegt darin, dass noch weniger Fremdeinflüsse da sind als bei allen anderen Methoden. Man benötigt nicht einmal ein Glasgefäß mehr, das Wasser ist im Stein selbst völlig eingebettet! Bestimmte Steinsorten (z. B. Jaspis) halten außerdem auch viele weitere Fremdeinflüsse ab.

Der Nachteil von Wasser in Edelsteinschalen liegt ebenfalls im direkten Kontakt von Stein und Wasser. Zwar werden in Edelsteinschalen in der Regel nicht aus giftigen und nur selten aus gesundheitsschädlichen Mineralien wie Malachit hergestellt, doch werden auch sie mitunter zur Stabilisierung kunstharzimprägniert sowie gewachst, geölt oder lackiert. Außerdem ist die Auswahl verfügbarer Steinsorten hier natürlich noch geringer als bei den Edelsteinplatten und -scheiben.

Ansetzen, Abfüllen und Aufbewahrung

Zum sorgfältigen und erfolgreichen Ansetzen eines Edelsteinwassers sollten Sie am besten auch die folgenden Aspekte berücksichtigen.

Dauer des Ansetzens

Je länger die Steine im Wasser verweilen, desto intensiver wird das Edelsteinwasser. Die Steine sollten also so lange im Wasser liegen, bis die Wirkung der aufgenommenen Information spürbar wird und möglichst einige Tage anhält. In gewissem Sinne »reift« die Edelsteinwirkung im Wasser. Sie sollten aber andererseits nicht zu lange darin liegen, denn jedes Wasser wird irgendwann schal und beginnt, zu verkeimen.

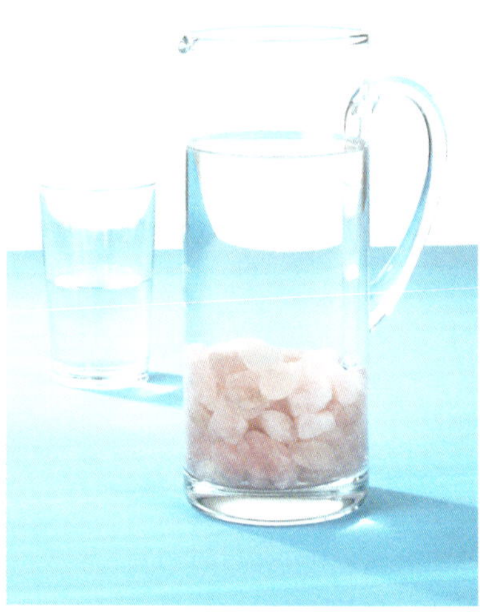

Das Ansetzen des Edelsteinwassers ist ein »Reifeprozess«

Folgende Zeiten haben sich als sinnvoll erwiesen:
Mindestdauer 2 Stunden, dann beginnt die Wirkung sich zu entfalten.
Höchstdauer 2 Tage, mehr ist nicht notwendig.
Kontinuierliches Neuansetzen bis zu 2 Wochen ist möglich.

Diese Zeiten gelten für das direkte Einlegen ins Wasser. Die Abweichungen der anderen Herstellungsmethoden können nach den vorangegangenen Angaben in diesem Kapitel überschlagen werden.

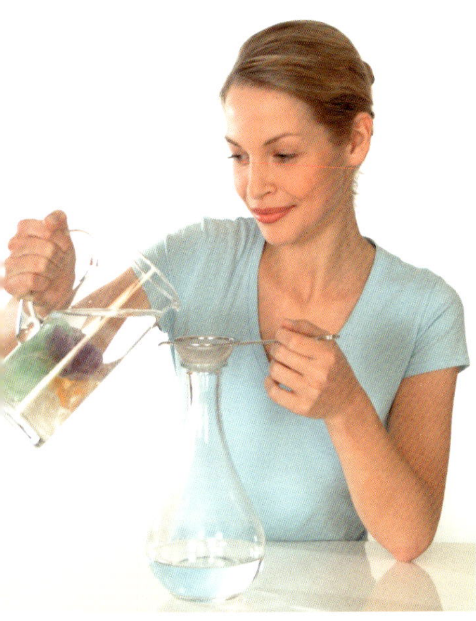

Abgießen durch ein Teesieb

Beim oben erwähnten »kontinuierlichem Neuansetzen« wird mindestens einmal täglich das angesetzte Edelsteinwasser zu 80% in ein Gebrauchsgefäß abgegossen. Anschließend wird mit frischem Wasser neu aufgefüllt. Durch diesen regelmäßigen Austausch kann das Ansetzen auf bis zu zwei Wochen verlängert werden. Das zum Gebrauch abgegossene Wasser wird dabei immer intensiver, da 20% stets im Gefäß verbleiben. Nach etwa einer Woche sollten Gefäß und Steine jedoch gründlich gereinigt werden (s. u.), bei wärmerem Klima deutlich früher!

Abgießen des Edelsteinwassers

Beim Abgießen des Edelsteinwassers muss darauf geachtet werden, dass keine Splitter im Wasser verbleiben, die sich möglicherweise von den Steinen gelöst haben. Gerade bei farblosen, klaren Steinen wie Bergkristall sind diese meist nicht zu sehen. Zur Vorsicht empfiehlt es sich daher,

- das Edelsteinwasser durch ein *Teesieb* zu gießen oder
- das Edelsteinwasser durch *Filterpapier* zu filtern.

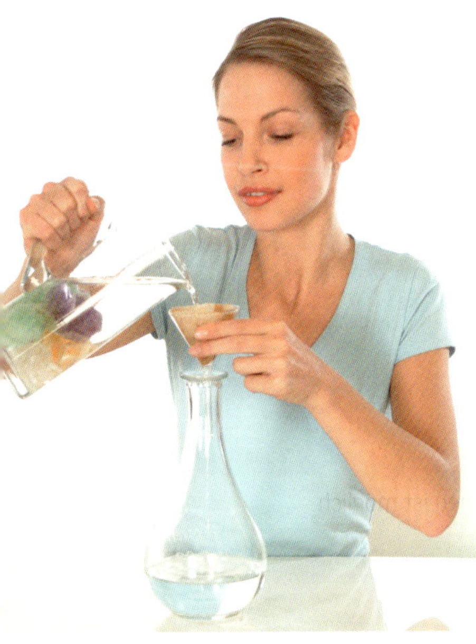

Abgießen mit Glastrichter und Filterpapier

Wenn Sie das Edelsteinwasser sicherheitshalber filtern wollen, können Sie auch ungebleichtes Kaffee-Filterpapier nehmen. Verwenden Sie jedoch am besten einen gut gereinigten Glastrichter und keinen Kaffeefilter! Plastiktrichter mindern die Qualität des Edelsteinwassers, und Kaffeereste ruinieren sie ganz!

Aufbewahrung des Edelsteinwassers

Wasser ist sehr aufnahmefähig – verliert Informationen aber auch wieder. Daher ist Edelsteinwasser im Grunde ein »Frischeprodukt« mit begrenzter Haltbarkeit. Je nachdem, wie und wo sie Edelsteinwasser lagern, ist es im verschlossenen Gefäß bis zu einer Woche haltbar. Beachten Sie dabei bitte folgendes:

Ein guter »Wasserplatz« ist vergleichbar mit einem »guten Schlafplatz«: Bewahren Sie Ihr Edelsteinwasser an einem Ort auf, an dem Sie sich selbst wohlfühlen. Intuitiv kennen wir die »guten Plätze« unserer Wohnung. Das Edelsteinwasser, das Sie aktuell gebrauchen, sollten Sie im Blickfeld behalten. Wenn Sie es immer wieder sehen, denken Sie automatisch ans regelmäßige Wassertrinken oder an die Einnahme Ihres Edelsteinwassers.

Zur längeren Lagerung sollten Sie die folgenden Aspekte berücksichtigen, da diese Maßnahmen die Haltbarkeit deutlich verlängern.

Kühl und lichtgeschützt lagern: Je wärmer das Wasser, desto schneller verliert es die Information. Ähnlich wirkt starkes Licht, z. B. direkte Sonneneinstrahlung. Allein durch Kühlung und Lichtschutz ist Edelsteinwasser mindestens doppelt so lange haltbar.

Strahlenfrei lagern: Erdstrahlen und Elektrosmog zerstören Edelstein-Informationen. Lassen Sie gegebenenfalls Ihre Wohnung radiästhetisch untersuchen – das lohnt sich schon der eigenen Gesundheit wegen.

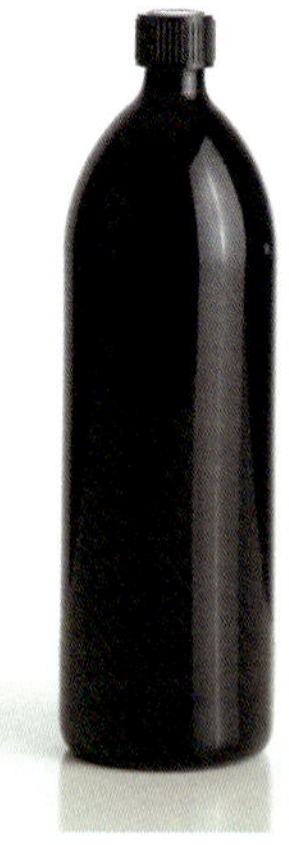

Violettglasflasche zur sicheren Aufbewahrung von Edelsteinwasser. Das Violett dieser Flaschen ist so dunkel, dass es fast schwarz erscheint und nur bei extrem starkem Durchlicht tiefviolett erkennbar wird.

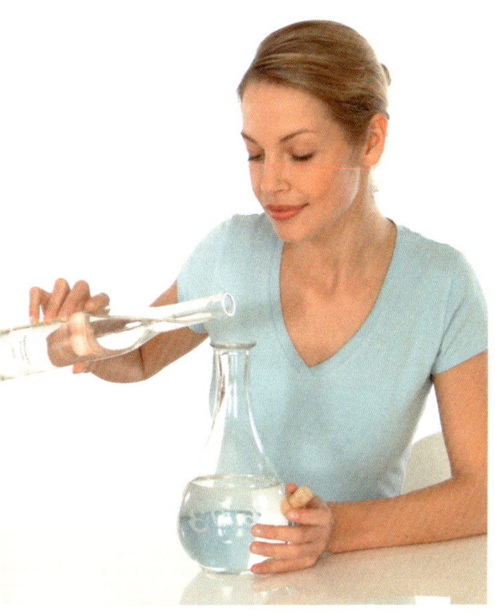

Konservierung mit Alkohol

Geschlossen lagern: Offen sollte Edelsteinwasser maximal einen Tag aufbewahrt werden. Bei längerer Lagerung bitte geschlossene Flaschen verwenden. Gut ist Blauglas, am besten jedoch Violettglas, da dieses vielerlei Einflüsse abschirmt. In guten Violettglasflaschen ist Edelsteinwasser Wochen bis Monate haltbar.

Konservierung: Durch Zugabe von hochprozentigem Alkohol im Verhältnis 1 : 10 (ein Teil Branntwein, Obstler o. ä. auf 10 Teile Edelsteinwasser) kann die Information im Edelsteinwasser für mehrere Monate konserviert werden.

Möchten Sie Wasser mit Edelstein-Informationen jahrelang aufbewahren, sollten Sie ein Edelstein-Elixier herstellen. Edelstein-Elixiere sind durch ihren speziellen Herstellungsprozess noch besser zur dauerhaften Konservierung geeignet.*

Trocknen der Steine

Die verwendeten Steine sollten nach dem Abgießen des Wassers gereinigt und anschließend gut getrocknet werden. Dadurch wird eine Verkeimung durch Algen und Bakterien verhindert. Bei kontinuierlichem Ansetzen von Edelsteinwasser sollte das mindestens alle zwei Wochen erfolgen!

Spülen Sie die verwendeten Steine unter fließendem Wasser gründlich ab.
Trocknen Sie die Steine dann mit einem frischen Handtuch ab.
Legen Sie die Steine an einen warmen Ort, bis sie ganz trocken sind.

Sie müssen die Steine nach dem Ansetzen nicht energetisch reinigen, sollten dies aber tun, bevor Sie die Steine neu verwenden.

Damit ist die Herstellung des Edelsteinwassers abgeschlossen und der eigentlichen Anwendung steht nichts mehr im Wege. Mehr dazu im folgenden Kapitel ...

* Literatur zur Herstellung von Edelstein-Elixieren: Rolphe Alcide Grimaître, »Edelstein-Elixiere«, Neue Erde, Saarbrücken 2006

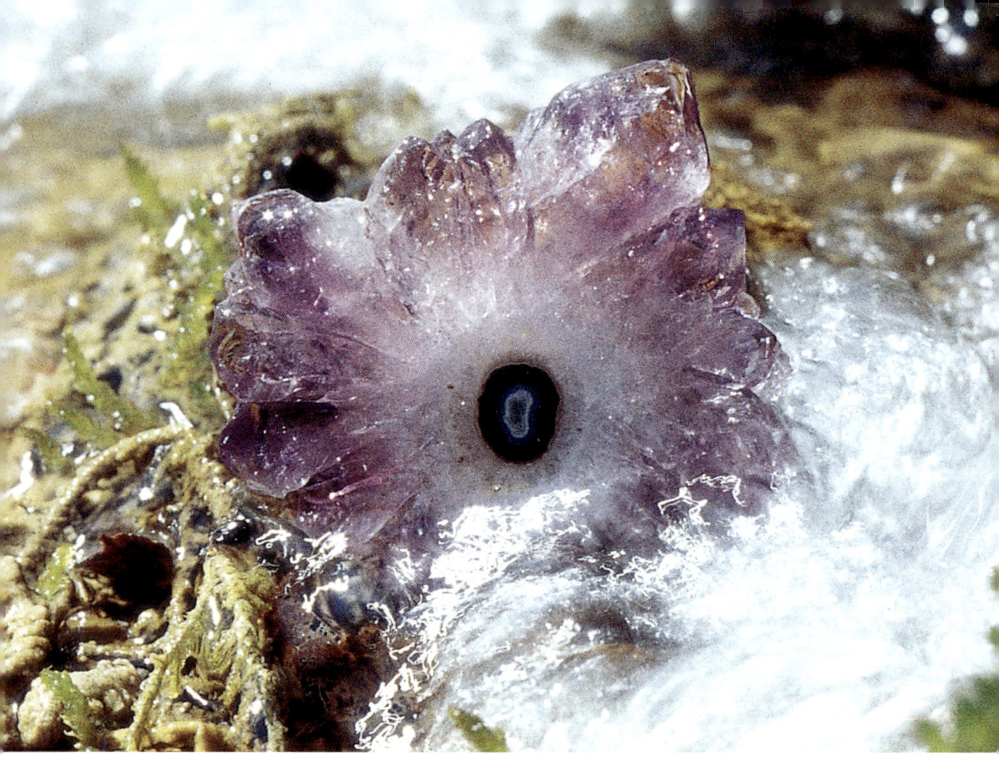

Anwendungen von Edelsteinwasser

Tradition und Moderne

Betrachten wir die historische Verwendung von Edelsteinwassern, so stoßen wir auf eine Vielzahl verschiedener Rezepturen. Allein Hildegard von Bingen empfiehlt je nach Stein das Einlegen in kaltes Wasser, das Auskochen oder die Wasserdampfmethode. Auch in allen anderen denkbaren Flüssigkeiten (Milch, Wein, Bier, Essig, Olivenöl, Speichel, Urin u. a.) werden Edelsteine bei ihr angesetzt.

Hildegard von Bingen

Traditionelle Anwendungen

Mit der speziellen Herstellungsmethode gehen bei Hildegard detaillierte Anwendungen einher, ebenfalls steinspezifisch mit genauen Angaben von Menge, Rhythmus und teilweise auch der Tageszeit. Für die Herstellung und Anwendung von Edelsteinwasser ist die Hildegard-Medizin daher ein wertvoller traditioneller Fundus, wenn nicht sogar der wertvollste unserer Kultur!* Denn alle ihre Rezepte wurden vielfach geprüft und funktionieren noch heute!

Moderne Ansprüche

Für die Entwicklung des Umgangs mit Edelsteinwasser innerhalb der modernen Steinheilkunde war Hildegard von Bingen anfangs die maßgebliche Quelle. Allerdings stellen sich heute auch darüber hinausgehende Ansprüche, haben wir zu Beginn des 21. Jahrhunderts doch zwanzigmal mehr Heilsteine, als Hildegard sie beschreibt. Und noch dazu viele, die viel sorgfältiger handzuhaben sind (siehe auch die Kapitel »Was ist Edelsteinwasser?« und »Voraussetzungen in der Edelsteinqualität«). Hildegard von Bingen machte es sich da einfacher: Sie beschrieb in ihrem »Buch von den Steinen« mit Absicht nur ungiftige und ausgewogen wirkende Steine (siehe ihr Nachwort). Das war wahrlich weise – und vielleicht hätte die Steinheilkunde das beibehalten sollen ...

Doch das Rad der Zeit lässt sich nicht mehr zurückdrehen. Ein sorgfältiger Umgang mit unseren »modernen« Heilsteinen ist daher geboten – um so mehr, wenn wir Edelsteinwasser mit ihnen ansetzen und einnehmen! Bitte beachten Sie daher die folgenden Hinweise zur Anwendung von Edelsteinwasser.

Die äußere Anwendung von Edelsteinwasser

Auch in der äußeren Anwendung bietet Edelsteinwasser mitunter Vorteile gegenüber den Steinen selbst. Oft lässt sich ein Stein nicht dort anbringen, wo er benötigt wird, oder er ist zu klein, um einen ganzen Körperbereich »abzudecken«. Edelsteinwasser lässt sich dagegen aufstreichen, als Wickel umbinden, ja, wir können sogar darin baden!

* Mehr dazu bei: Michael Gienger, »Die Heilsteine der Hildegard von Bingen« und »Heilsteine und Lebensrhythmen«, beide Neue Erde, Saarbrücken 2004 und 2005

Haut- und Gesichtswasser

Traditionelle äußere Anwendungen von Edelsteinwassern sind Haut- und Gesichtswasser. Besonders bewährt haben sich dabei folgende Rezepturen:

Amethystwasser nach Hildegard von Bingen wird mit der Wasserdampfmethode hergestellt. Ein Amethyst-Drusenstück wird mit Hilfe zweier Holzstäbchen über einen Topf mit kochendem Wasser gelegt, so dass der Wasserdampf an den Kristallspitzen kondensiert und in den Topf zurücktropft. Nach einer halben Stunde wird die Hitze abgestellt. Wenn das Wasser handwarm ist, wird das Amethyst-Drusenstück weitere 30 Minuten hineingelegt. Bitte beachten Sie, dass das Amethyst-Drusenstück zum Einlegen ins Wasser muttergesteinsfrei sein muss! Befindet sich noch Muttergestein an der Basis des Drusenstücks, verzichten Sie besser auf das direkte Einlegen. Ihr Amethystwasser ist auch ohne diesen zweiten Schritt schon wirkungsvoll!

Auf diese Weise bekommen wir ein sehr intensives Amethystwasser, das hautreinigend, juckreizlindernd und hilfreich bei vielen Hautbeschwerden wirkt. Auch starke Akne oder Couperose, die kleinen »Besenreiserchen« (erweiterte Blutgefäße) in der Haut, können dadurch deutlich zurückgehen. Das Amethystwasser nach Hildegard von Bingen ist sehr mild und führt zu einer weichen, samtigen Haut. Es öffnet die Hautporen, verbessert die Schweißabsonderung (gut für Sauna-Gänge) und erleichtert so die Selbstreinigung der Haut und des darunterliegenden Gewebes.

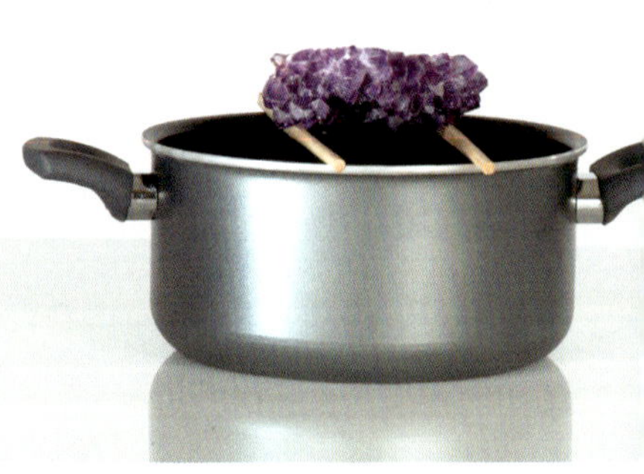

Amethystwasser nach Hildegard von Bingen

Auch innerlich eingenommen wirkt dieses Amethystwasser stark reinigend, weshalb höchstens ein bis drei Schnapsgläser täglich eingenommen werden sollten. Höhere Dosierungen können Durchfall erzeugen.

Amethyst

Zur äußeren Anwendung wird das Gesicht oder der gewünschte Körperbereich mit dem Edelsteinwasser eingestrichen und am besten an der Luft getrocknet. Verwenden Sie im Zeitraum der Anwendung am besten keine Seifen oder alkoholischen Hautmittel, da diese die Wirkung mindern.

Edelsteinwasser aus Achat und Bergkristall ist ebenfalls ein sehr gutes Hautwasser. Allerdings steht hier nicht die Reinigung, sondern die Stärkung und Straffung der Haut im Vordergrund. Die Achat-Bergkristall-Kombination fördert die Kieselsäure-Stützfunktionen in der Haut und stärkt das darunterliegende Gewebe. Auf diese Weise wird die Haut strapazierfähiger und altert nicht so schnell. Zur Herstellung dieses Edelsteinwassers werden die Steine direkt ins Wasser gelegt und sechs bis acht Stunden angesetzt.

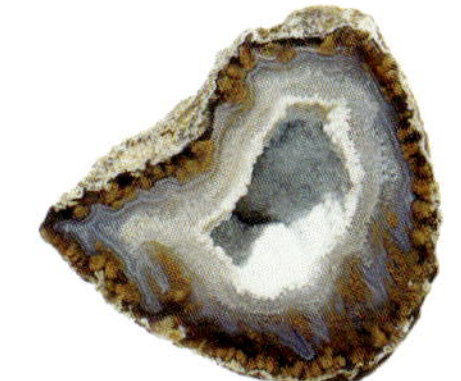

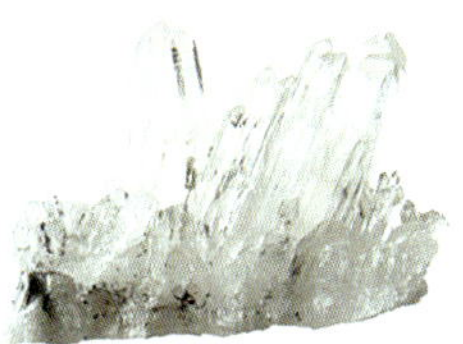

Links Achat, rechts Bergkristall

Edelsteinwasser aus Aventurin und Prasem (oder Prasemquarz) hilft sehr schnell bei Sonnenbrand und leichten Verbrennungen. Es wirkt deutlich kühlend (auch wenn man einfach erhitzt ist) und lindert Juckreiz und Entzündungen. Auch bei Schuppenflechte (Psoriasis) wurden Verbesserungen beobachtet. Als Haarspülung hilft Edelsteinwasser aus Aventurin bei Schuppen und fettigem Haar. Zur Herstellung dieser Edelsteinwasser werden die Steine ebenfalls direkt ins Wasser gelegt und sechs bis acht Stunden angesetzt. Wird das Wasser beim Ansetzen in die Sonne gestellt, verkürzt sich die Zeit auf zwei bis vier Stunden.

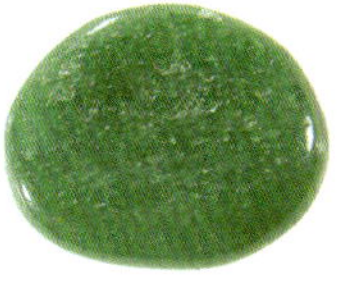

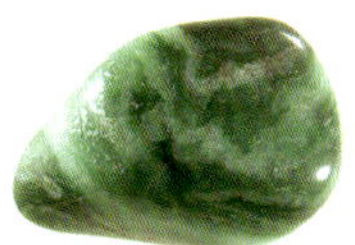

Links Aventurin, rechts Prasemquarz

Edelsteinwasser zur Wundheilung

Im Wundbereich ist Edelsteinwasser oft besser einsetzbar als die betreffenden Steine selbst. Es kann direkt aufgebracht oder mit Pumpzerstäubern aufgesprüht werden, es kann Spülungen zugegeben und Verbände können damit getränkt werden. Selbstverständlich ist hier strengstens auf Sauberkeit und die Grundregeln der Wundversorgung zu achten (Blutstillung und ggf. Sterilität gehen vor!). Doch bei kleineren Wunden, Schürfwunden und stumpfen Verletzungen kann Edelsteinwasser eine große Hilfe sein.

Edelsteinwasser aus Rhodonit oder Mookait beschleunigen die Wundheilung enorm. Vor allem bei Schürfwunden sind diese Edelsteinwasser ein Segen. Bei sehr schmerzhaften Wunden oder traumatischen Ursachen kann zunächst ***Obsidian*** zugegeben werden.

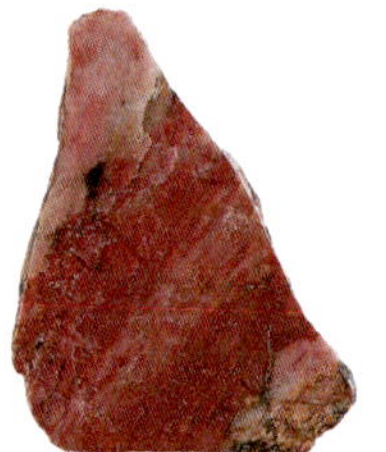
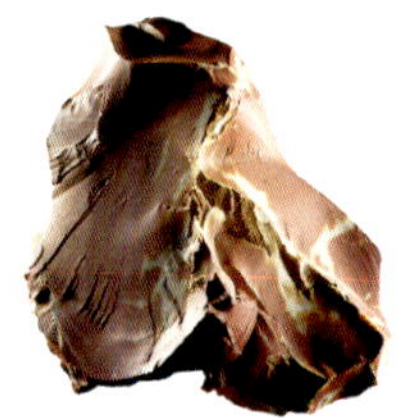
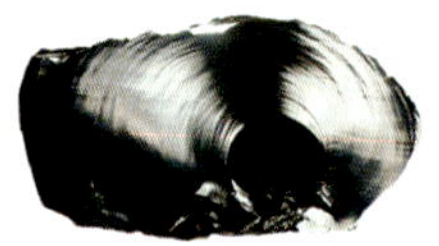

Rhodonit, Mookait und Obsidian

Edelsteinwasser aus Chrysokoll und Turmalin sind sehr gut zur besseren Narbenheilung. Chrysokoll verbessert die Gewebsregeneration und Turmalin sorgt für die energetische Entstörung des Narbenbereichs. Die Farbe des Turmalins ist dabei sekundär, speziell für Brandwunden ist jedoch ***blauer Turmalin (Indigolith)*** am besten. Werden die Steine direkt ins Wasser gelegt, ist darauf zu achten, dass ein muttergesteinsfreier Chrysokoll verwendet wird! Aus dem kupferhaltigen Muttergestein des Chrysokolls lösen sich oft unerwünschte Stoffe.

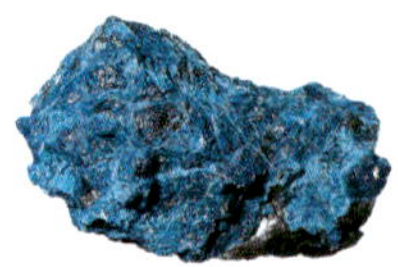
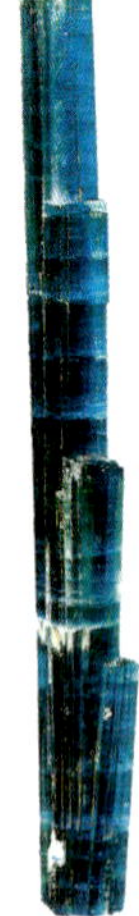

Links Chrysokoll, rechts Turmalin Indigolith

Edelsteinwasser als Badezusatz

Edelsteinwasser lässt sich auch als Badezusatz verwenden. Dazu setzen wir es möglichst lange an, um ein intensives Wasser zu erhalten. Nehmen Sie die im vorangegangenen Kapitel angegebene maximale Menge auf einen Liter Wasser und setzen Sie das Wasser mindestens 12 bis 24 Stunden (bei direktem Einlegen) oder vier bis sechs Stunden (beim Einleiten mit Kristallen) an. Dieses intensive Edelsteinwasser geben Sie dann zu Ihrem Badewasser hinzu (möglichst kurz bevor Sie ins Bad steigen). Je nach Art der verwendeten Steine können wir unterschiedliche Bäder ansetzen:

Entspannungsbad: Aventurin, Magnesit, Prasem, Serpentin, Türkis

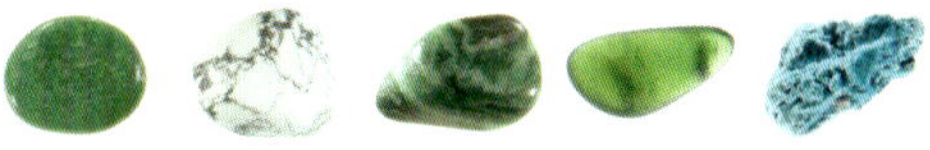

Stressminderungsbad: Chrysokoll, Dumortierit, Rauchquarz, Turmalin schwarz (Schörl)

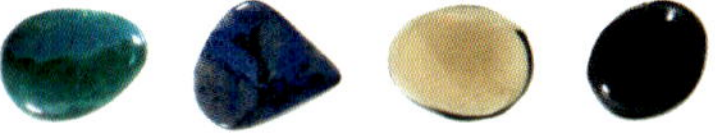

Aufheiterndes Bad: Bernstein, Calcit orange, Citrin, Sonnenstein, Topas Imperial

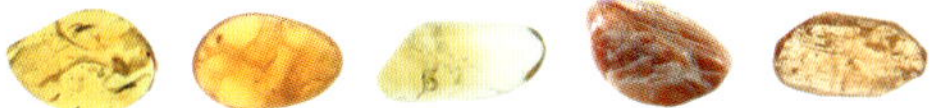

Vitalisierungsbad: Epidot, Granat rot,Heliotrop, Karneol, Mookait, Zoisit

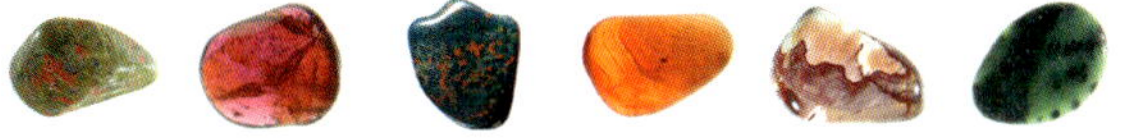

Bad für die Haut: Achat, Amethyst, Bergkristall, Dumortierit, Fluorit, Rosenquarz

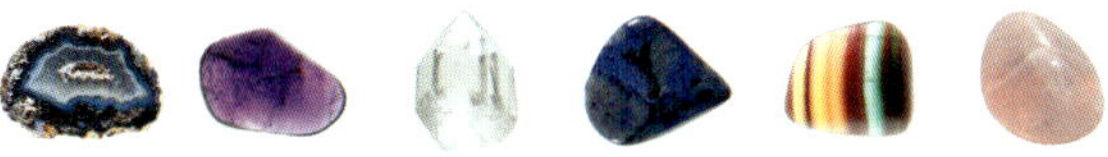

Reinigungsbad: Amazonit, Chalcedon blau, Chrysopras, Kabamba-Jaspis, Moosachat, Nephrit, Ozeanachat (Ozeanjaspis), Smaragd

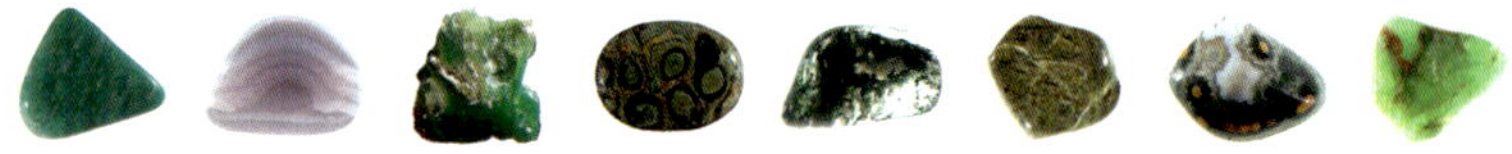

Sinnliches Bad: Feueropal, Granat rot, Rhodochrosit, Rosenquarz, Thulit, Turmalin rot (Rubellit)

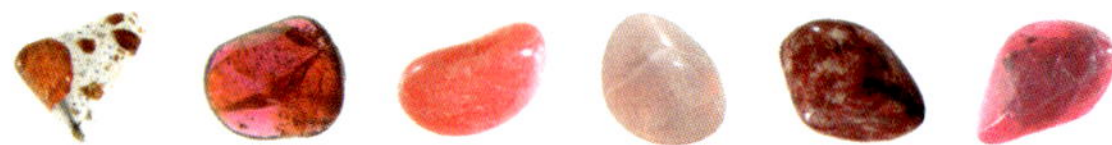

Die obengenannten Edelsteine stellen eine Auswahl dar – ohne jeglichen Anspruch auf Vollständigkeit. Sie können auch mehrere kombinieren, jedoch bitte nicht alle genannten auf einmal! Ein bis drei verschiedene Steine genügen in der Regel. Wählen Sie intuitiv diejenigen, die Sie am meisten ansprechen.

Geben Sie die Steine nicht direkt ins Badewasser hinein, sondern setzen Sie, wie oben beschrieben, diese zuerst als Edelsteinwasser an. Die Wirksamkeit ist dadurch viel besser und die Steine nehmen keinen Schaden. Letzteres gilt insbesondere, wenn Sie ätherische Öle oder andere Badezusätze verwenden. Das warme Wasser und die gelösten Substanzen im Bad bekommen manchen Steinen nicht. Mit dem Edelsteinwasser und anderen Badezusätzen können Sie sich jedoch ein wunderbares Wohlfühlerlebnis verschaffen.

Anwendung als Spray

Füllen wir Edelsteinwasser in Pumpzerstäuber-Flaschen, können wir es auch als Spray einsetzen. Wie bereits im Abschnitt zur Wundheilung erwähnt, kann das Edelsteinwasser so auf bestimmte Körperbereiche aufgesprüht werden, wo es beim Eintrocknen seine Wirkung entfaltet.

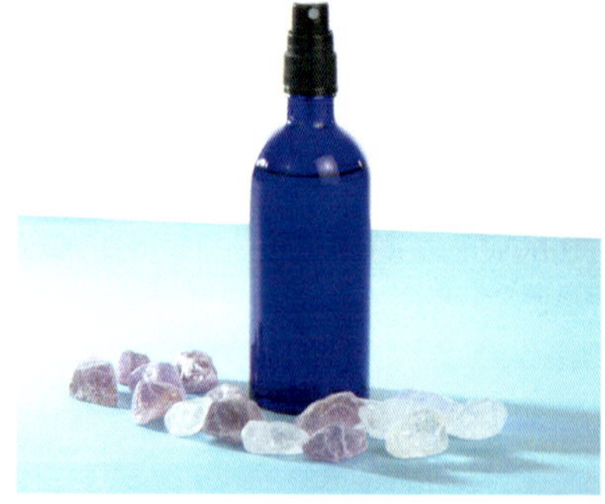

Edelsteinwasser als Spray

Sprühen wir das Edelsteinwasser um uns herum, wirkt es auf unser Energiefeld ein. Auch in der Aura, unserem körperumgebenden energetischen Feld, spiegeln sich körperliche, seelische und mentale Störungen wider. Umgekehrt können diese auch über die Aura ausgeglichen oder aufgelöst werden. Edelsteinwasser, das wir in die Aura sprühen, ist daher zugleich sanft und doch sehr wirkungsvoll. Das klingt wie ein Widerspruch, ist es jedoch nicht. Probieren Sie es aus, und Sie werden spüren, wie diese Aussage zu verstehen ist.

Eine gute ***Schutzmischung*** für die Aura ist ein Edelsteinwasser aus Amethyst, Bergkristall und schwarzem Turmalin (Schörl). Gelegentlich in die Aura gesprüht, macht dieses Wasser wach und bewusst und hilft, negative Einflüsse aller Art abzuwehren oder besser zu verarbeiten.

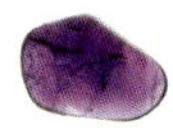  

Auch zur ***Raumreinigung*** können wir Edelsteinwasser als Spray einsetzen. Durch das Versprühen im Raum lässt sich eine ganz bestimmte Atmosphäre erzeugen – je nach den Eigenschaften der jeweiligen Steine (vgl. das folgende Kapitel »Wirkungen von Edelsteinwasser«). Zur energetischen Reinigung eines Raums bietet sich eine Mischung aus Amethyst, Diamant, Fluorit, Topas und schwarzem Turmalin (Schörl) an.

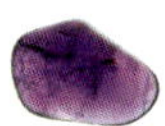 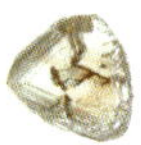 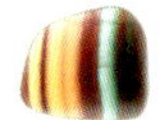 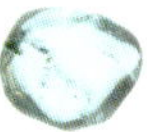 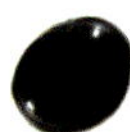

Diese Mischung ist sehr kraftvoll und befreit von negativen Informationen im Raum. Aufgrund der intensiv wirkenden Steine empfiehlt es sich jedoch, den Raum nach dem Einsprühen sofort zu verlassen und 15 bis 30 Minuten später gründlich zu lüften. Sonst kann diese Mischung auch zu sehr intensiven körperlichen Reinigungen führen (Durchfall, starker Schweiß usw.), was nicht immer wünschenswert ist.

Die innere Anwendung von Edelsteinwasser

Der wichtigste Aspekt der inneren Anwendung von Edelsteinwasser ist die richtige Dosierung. Da innerlich eingenommenes Edelsteinwasser zunächst im Körper verbleibt und wirkt, kann es nicht wieder »abgelegt werden« wie ein äußerlich getragener Heilstein! Durch die »Verteilung« der Information im ganzen Körper wirkt Edelsteinwasser oft schneller und intensiver als die äußerlich getragenen Heilsteine.

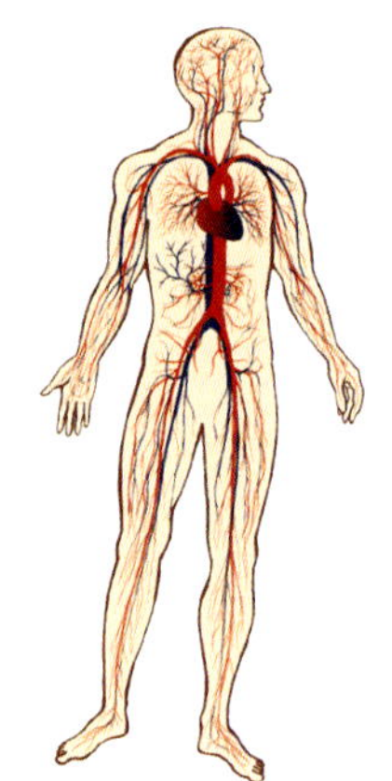

Die Information des Edelsteinwassers verteilt sich sogleich im ganzen Körper

Um sich auf die Wirkung eines Edelsteinwassers einzustellen, ist es ratsam, mit der Einnahme langsam zu beginnen. Am besten sind kleine Mengen in regelmäßigem Rhythmus. So lässt sich die Wirkung gut beobachten und die individuell passende Dosierung ermitteln.

Dosierung

Als Anhaltspunkt für die richtige Dosierung gelten je nach der Wirkungsintensität der Edelsteine (siehe Seite 94) folgende ***Tagesmengen:***

Wirkungsintensität	Anfangsdosis	Maximaldosis
Intensiv wirkende Heilsteine	20 ml (1 Schnapsglas)	0,2 bis 0,5 Liter (1 bis 3 Trinkgläser)
Stark wirkende Heilsteine	0,2 bis 0,5 Liter (1 bis 3 Trinkgläser)	1 Liter
Sanft wirkende Heilsteine	0,5 bis 1 Liter	unbegrenzt

In der Regel wird die o. g. Tagesdosis innerhalb einer Woche von der Anfangsdosis bis zur Maximaldosis gesteigert. Für Kinder unter 14 Jahren gilt die halbe Dosis. Selbstverständlich sollten Sie eine Behandlung von Krankheiten oder seelischen Beschwerden mit Edelsteinwasser nur in Absprache mit den behandelnden ÄrztInnen, HeilpraktikerInnen oder TherapeutInnen durchführen. Folgen Sie in diesem Fall dann den verordneten Dosierungen.

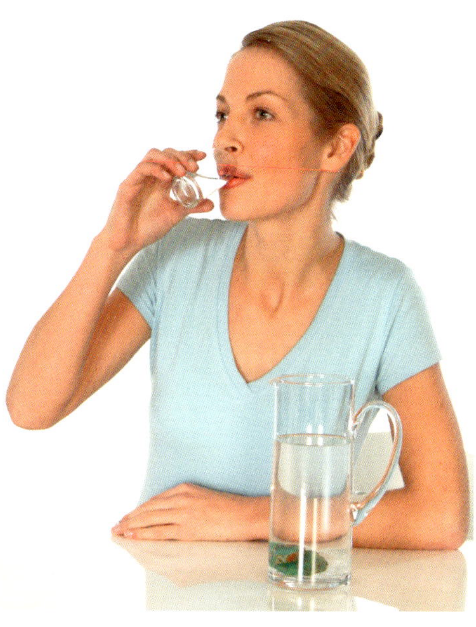

Ausnahmen: Obwohl Diamant als »intensiv wirkender Heilstein« einzustufen ist, kann seine Maximaldosis dennoch bis zur »unbegrenzten Menge« (so viel man trinken kann) gesteigert werden. Bei Erkrankungen wie Schlaganfall sollte sogar gleich mit 0,5 bis 1 Liter täglich begonnen werden.

Unter den »stark wirkenden Heilsteinen« lassen sich Apatit, Aquamarin, Fluorit, Moosachat, Topas und Turmalin bis zur »unbegrenzten Menge« steigern. Allerdings sollten Sie bei diesen Steinen auf jeden Fall behutsam einsteigen.

Rhythmus und Menge

Neben der Menge spielt auch der Rhythmus der Einnahme bei der Dosierung eine wichtige Rolle. Wird die Einnahme der Tagesdosis schluckweise über den Tag verteilt, sind selbst intensiv wirkende Edelsteinwasser am besten verträglich. Außerdem lässt sich bei vielen kleinen Einzelgaben die Dosierung am besten regulieren und individuell anpassen. Wenige Gaben mit großen Mengen führen häufiger zu Überdosierungen und intensiven Erstreaktionen (siehe unten).

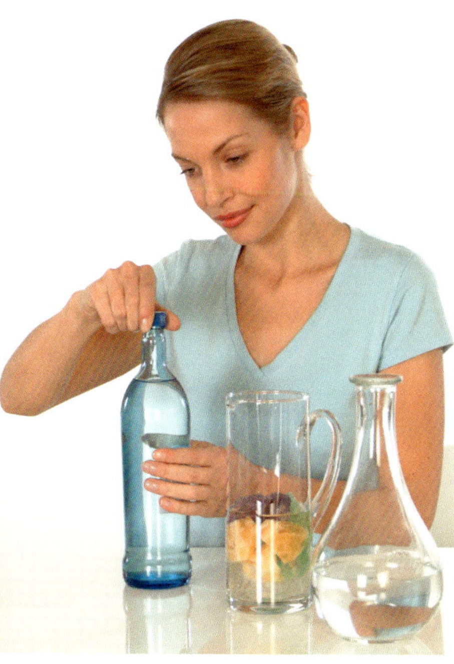

Die Tagesflasche

Tagesflasche: Geben Sie daher am besten die Tagesdosis in eine Wasserflasche und füllen Sie diese mit gutem Wasser auf. Aus dieser »Tagesflasche« können Sie das Edelsteinwasser dann über den Tag verteilt schluckweise zu sich nehmen.

Organuhr: Möchten Sie die Wirkung eines Edelsteinwassers zusätzlich intensivieren, so beachten Sie den Rhythmus der verschiedenen Organe. Jedes Organ und die mit ihm verbundenen Funktionen haben zu einer spezifischen Tageszeit Ihren Aktivitätshöhepunkt. Zu diesem Zeitpunkt eingenommenes Edelsteinwasser wirkt sich auf das betreffende Organ und dessen Funktionskreis viel stärker aus, als die Einnahme derselben Dosis zu einer anderen Zeit. Mehr über die Organuhr erfahren Sie in den Büchern »Heilsteine und Lebensrhythmen« und »Die Organuhr«.*

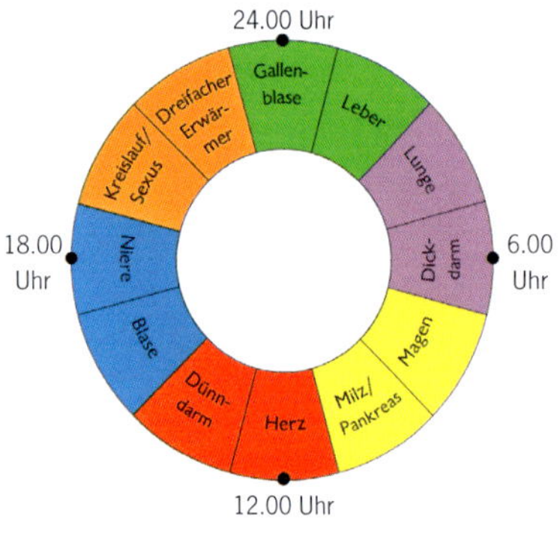

Die Organuhr

Erstreaktionen

Sogenannte »Erstreaktionen«, wie sie von homöopathischen Medikamenten bekannt sind, kann es auch bei Edelsteinwasser geben. Unter »Erstreaktionen« verstehen wir eine vorübergehende Verstärkung von Krankheitssymptomen oder seelischen Befindlichkeiten. Diese kommt daher, dass wir uns nun (geistig und körperlich) mit den vorliegenden Beschwerden auseinandersetzen. »Erstreaktionen« sind daher eigentlich ein gutes Zeichen, sie zeigen die einsetzende Heilung an. Nichtsdestotrotz sind sie manchmal unangenehm und mitunter auch zu heftig! In solchen Fällen ist es ratsam, das Edelsteinwasser zunächst abzusetzen, die Reaktionen abklingen zu lassen und dann die Einnahme niedriger dosiert fortzusetzen.

Anwendungs-Einschränkungen

Körperliche Erkrankungen: Bei allen schweren Erkrankungen, insbesondere bei Herz-Kreislauf-Erkrankungen, Nervenleiden, starken Infektionen und Entzündungen sowie allen Erkrankungen mit der Gefahr lebensbedrohlicher Komplikationen sollten Sie Edelsteinwasser nur in Absprache mit den behandelnden ÄrztInnen und HeilpraktikerInnen einnehmen.

* Michael Gienger, » Heilsteine und Lebensrhythmen« (früher: »Die Edelsteinuhr«), Neue Erde, Saarbrücken 2005; Wolfgang Maier/Michael Gienger, »Die Organuhr«, Neue Erde, Saarbrücken 2007

Seelische Beschwerden: Auch bei seelischen Leiden sollten Sie den Einsatz von Edelsteinwasser auf jeden Fall mit Ihren TherapeutInnen absprechen. Bei einer labilen Gemütslage können insbesondere stark oder intensiv wirkende Edelsteinwasser Stimmungsschwankungen auslösen.

Schwangerschaft: In der Schwangerschaft empfiehlt es sich ebenfalls, beim Edelsteinwasser eher auf sanft wirkende Heilsteine zurückzugreifen (siehe Seite 94). Bestimmte Heilsteine wie Achat, Bernstein, Chalcedon, Dumortierit, Mondstein, Rosenquarz oder rosa Turmalin (Rubellit) sind förderlich für die Schwangerschaft und können als Edelsteinwasser eingenommen werden. Die Einnahme sollte jedoch langsam mit ein bis drei Trinkgläsern täglich beginnen.

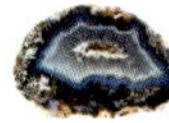 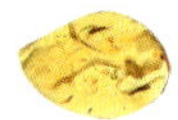 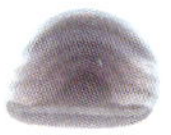 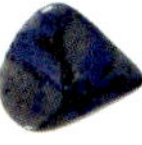 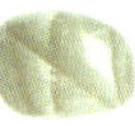 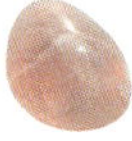 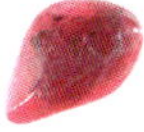

Andere Heilsteine sind oft besser äußerlich anzuwenden. Mehr zu Heilsteinen in der Schwangerschaft finden Sie in der »Heilsteine Hausapotheke«.*

Homöopathische Therapie: Da das klare Bild der Symptome für die Klassische Homöopathie sehr wichtig ist, sollten Sie Edelsteinwasser während homöopathischen Behandlungen nur in Absprache mit den behandelnden ÄrztInnen oder HeilpraktikerInnen einnehmen. Ein durch das Edelsteinwasser verfälschtes Mittelbild kann sonst zu Fehldiagnosen in der Homöopathie führen.

Gegenmaßnahmen: Unerwünschte Reaktionen oder zu starke Wirkungen können Sie durch Bewegung (am besten an der frischen Luft) und das reichliche Trinken von gutem Wasser lindern. Schweißtreibende Betätigungen, Sauna und Sport führen ebenfalls zu einem schnelleren Abklingen der Wirkung, ebenso der äußere Kontakt zu Wasser (Duschen oder Schwimmen).

Kreislaufanregende Heiß-Kalt-Wechselbäder wirken hierbei am intensivsten. Ausschlaggebend ist natürlich, was bei der eigenen Konstitution und in der aktuellen Verfassung möglich ist. Wenden Sie sich daher im Zweifelsfall an ÄrztInnen oder HeilpraktikerInnen Ihres Vertrauens.

* Michael Gienger, »Die Heilsteine Hausapotheke«, Neue Erde, Saarbrücken 1999/2004

Kombinationen von Edelsteinwasser und Heilsteinen

Die gleichzeitige Anwendung von Edelstein-Wasser mit lokal aufgelegten Heilsteinen wirkt gegenseitig verstärkend.

Wird derselbe Stein sowohl als Edelsteinwasser eingenommen wie auch als Heilstein äußerlich aufgelegt, wirkt dieser »Doppeleinsatz« fokussierend. Das bedeutet, sowohl die innere als auch die äußere Wirkung konzentrieren sich. Dort, wo sich der Heilstein befindet, wird die Wirkung durch die Resonanz von Edelsteinwasser und Heilstein intensiver als es durch die beiden Maßnahmen im einzelnen möglich wäre. Der »Doppeleinsatz« von Apatit bei Gelenkbeschwerden oder Knochenbrüchen ist hierfür ein gutes Beispiel. Schon oft wurden die immensen Heilerfolge hier als »medizinische Wunder« bezeichnet.

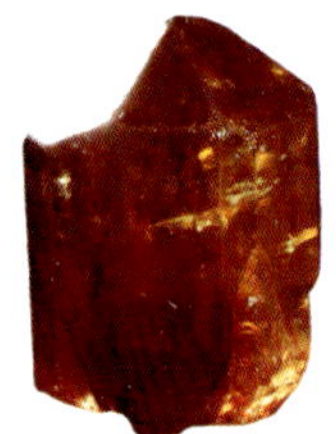

Apatit, Heilstein für Knochen und Gelenke

Werden unterschiedliche Steine innerlich als Edelsteinwasser und äußerlich als Heilstein angewandt, lässt sich gut steuern, was im ganzen Körper wirken soll (Edelsteinwasser) und was eher lokal benötigt wird (Heilstein). So kann z. B. bei einer Entzündung das Immunsystem durch die innere Einnahme eines Ozeanachatwassers gestärkt werden. Dadurch wird ein zugleich äußerlich auf die entzündete Stelle aufgelegter Heliotrop noch wirksamer. Diese Kombination ist also wesentlich effizienter als die einzelnen Maßnahmen. Für das Edelsteinwasser gibt es dabei keine Mengenbegrenzung.

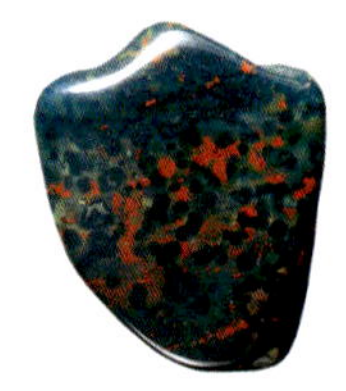

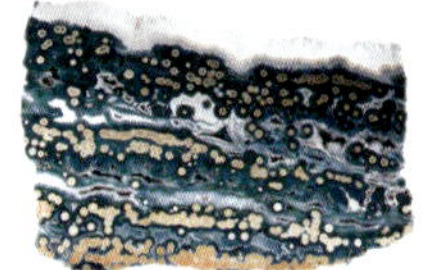

Heliotrop und Ozeanachat (Ozeanjaspis), wichtige Heilsteine für das Immunsystem

Ein weiteres sehr wirkungsvolles Beispiel ist die Kombination von Chrysopras und Rauchquarz bei Pilzinfektionen. Der stresslindernde Rauchquarz, der auch hilft, Strahleneinflüsse besser zu verarbeiten, wird hierbei äußerlich als Edelsteinkette getragen. Der stark entgiftende Chrysopras wird innerlich als Edelsteinwasser eingenommen. Diese Kombination stärkt das Immunsystem so sehr, dass es selbst mit hartnäckigen Pilzinfektionen fertig wird. Natürlich sollten wir das mit einer zuckerarmen Diät und dem reichlichen Trinken von gutem Wasser unterstützen.

Außerdem bitte beachten: Chrysopras wirkt sehr stark! Seine Tagesdosis beträgt am ersten Tag ein Schnapsglas, am zweiten zwei, am dritten drei usw.

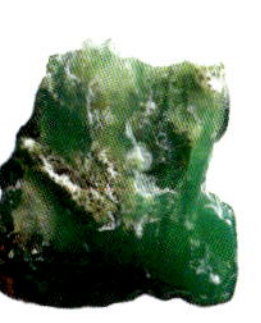

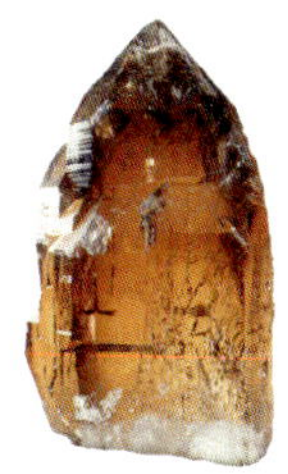

Rauchquarz und Chrysopras: Bewährtes steinheilkundliches Hausmittel gegen Pilzinfektionen

Spezielle Rezepturen

Das Diamantwasser bei Schlaganfall

»Wer an der Gicht erkrankt ist oder einen Schlaganfall hatte, jene Krankheit, die eine Körperhälfte befällt, so dass sich der Mensch nicht mehr bewegen kann, lege den Diamant einen ganzen Tag in Wein oder Wasser und trinke davon. Auf diese Weise wird die Gicht von ihm weichen, auch wenn sie so stark ist, dass seine Glieder zu zerreißen drohen. Und auch die Auswirkung des Schlaganfalls wird gelindert werden.« Hildegard von Bingen

Dem ist eigentlich nichts hinzuzufügen – außer der Bestätigung, dass die von Hildegard beschriebenen Wirkungen des Diamantwassers auch in der Moderne vielfach beobachtet wurden. Gerade bei Schlaganfällen ist Diamantwasser ein wahrer Segen! Vom Einlegen in Wein möchten wir hier allerdings abraten. Die mittelalterlichen Weine waren viel wässriger, als unsere heutigen ... Für die Einnahme des Diamantwassers gibt es keine Mengenbegrenzung.

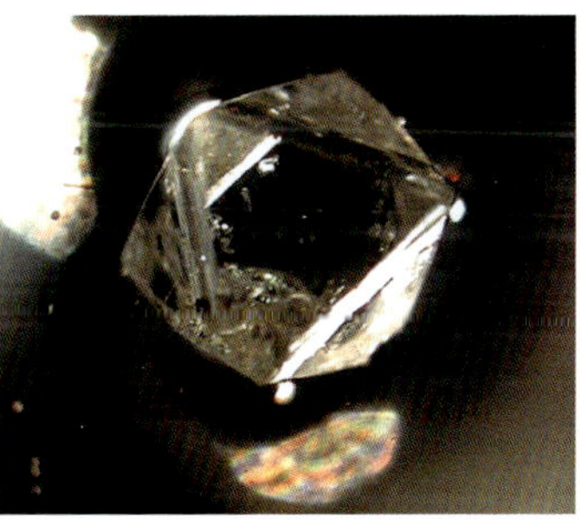

Diamant im Wasser (Foto Ruth Kübler)

Die Wachstumsmischung Apatit-Aragonit-Calcit

Calciumhaltige Mineralien sind wachstumsfördernd oder -regulierend: ***Apatit*** (hexagonales Calciumphosphat) bringt Energie, regt das Wachstum an und sorgt für die Regeneration der Knorpel und einen festen Knochenbau. ***Aragonit*** (rhombisches Calciumcarbonat) reguliert das Wachstum und bringt es insbesondere bei zu schnellen Vorgängen wieder in Balance. Außerdem ist er sehr gut für Meniskus und Bandscheiben. ***Calcit*** (trigonales Calciumcarbonat) stärkt das Wachstum durch einen gesunden Stoffwechsel und bringt Stabilität.

Gemeinsam sorgen diese drei Steine als Edelsteinwasser für ein gesundes, harmonisches Wachstum. Die Steine werden dazu direkt ins Wasser eingelegt. Diese »Wachstumsmischung« ist sehr gut für Kinder in Wachstumsphasen sowie für Erwachsene bei Problemen mit Knochen und Gelenken. Sie kann in unbegrenzter Menge getrunken werden. Auch die geistige Wirkung dieser Mischung entspricht der körperlichen: Apatit regt geistige Entwicklungen an, Aragonit balanciert sie aus und Calcit stabilisiert sie.

Wird der Wachstumsmischung noch ***Fluorit*** (Calciumfluorid) hinzugegeben, wird die regulierende Komponente verstärkt. Fluorit korrigiert fehlgegangene Entwicklungen und bringt sie wieder »in Ordnung«. Daher hilft die mit Fluorit ergänzte Wachstumsmischung z. B. bei Überbeinen oder steif gewordenen Gelenken. Ordnung und Beweglichkeit sind auch die geistigen Themen des Fluorits.

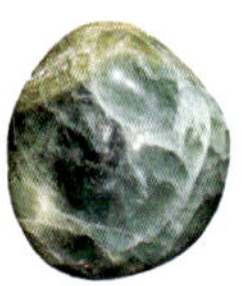
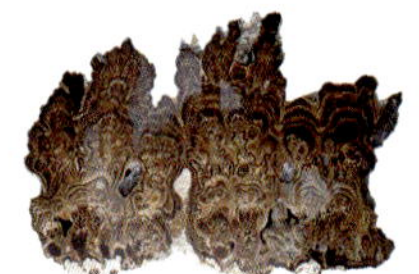
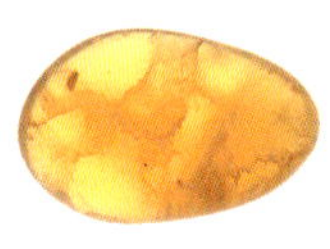
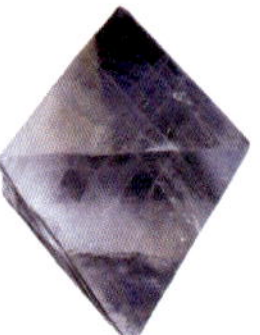

Die Wachstumsmischung: Apatit, Aragonit, Calcit und Fluorit

Die Darmsanierung mit Calcit

Calcit ist ein wichtiger Heilstein für den Darm, da er die Symbiose* der Darmbakterien (die sogenannte »Darmflora«) günstig beeinflusst. Das Zusammenwirken der 400 verschiedenen Bakterienstämme in der Darmflora ist für die abschließenden Verdauungsprozesse sehr wichtig. Ist die Darmflora gestört, kommt es zu Fäulnis und Gärungsprozessen im Darm. Dabei entstehen Giftstoffe, die ins Blut aufgenommen werden und die Leber und andere Organe schwächen. Der Volksmund hat also durchaus recht: »Ist der Darm gesund, ist der Mensch gesund!«

* Symbiose = Zusammenleben zu gegenseitigem Nutzen (griech. »sym« = »zusammen«, »bios« = »Leben«)

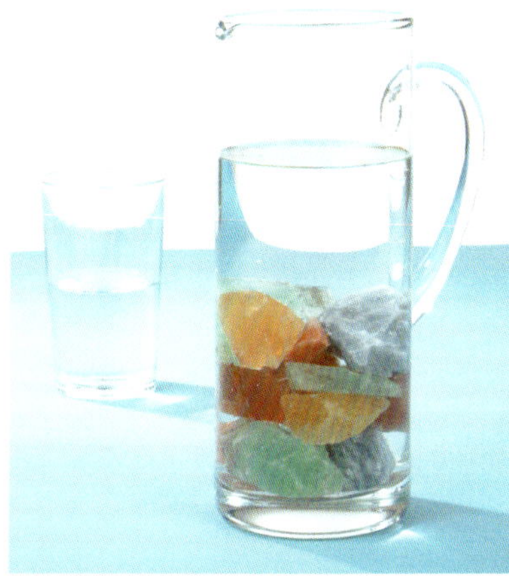

Die Calcit-Mischung zur Darmsanierung

Als darmsanierendes Edelsteinwasser hat sich eine Mischung verschiedenfarbiger Calcite bewährt. Zur stoffwechselregulierenden Wirkung des Calcits kommen hier noch die verschiedenen Farbinformationen dazu: Grün wirkt entgiftend, Gelb stärkt die Verdauung, Blau reguliert den Wasserhaushalt, Rot fördert die Durchblutung und Braun verbessert die Ausscheidung. Die Calcite werden am besten direkt ins Wasser gelegt. Das Calcitwasser kann in unbegrenzter Menge getrunken werden.

Das Lymphwasser Chalcedon-Moosachat-Opal

Alle Gewebe im Körper werden von der Gewebsflüssigkeit durchdrungen, die aus feinen Blutgefäßen ins Gewebe strömt. Diese Flüssigkeit bringt Sauerstoff und Nährstoffe zu den Körperzellen und nimmt deren Abfallprodukte auf. Sie sammelt sich dann als Lymphe in den Lymphbahnen, über die sie in den Blutkreislauf zurückfließt. Die Lymphe ist daher sehr wichtig für die Versorgung und Entsorgung des ganzen Organismus. Auch wichtige Immunprozesse finden in der Gewebsflüssigkeit und in den Lymphbahnen statt.

Unter den Heilsteinen haben vor allem Opale und die Chalcedonfamilie (Chalcedon, Chrysopras, Heliotrop, Karneol, Moosachat, Ozeanachat, Onyx, Sardonyx usw.) engen Bezug zum Lymphsystem. Opale und Chalcedone werden aus Kieselsäure gebildet, die durch Spalten, Risse und Adern im Gestein strömt. Dabei beginnt die Kieselsäure allmählich einzudicken. Von ihrer ursprünglich milchähnlichen Konsistenz geht sie nach und nach in einen Gelzustand über und wird schließlich fest. Auf diese Weise entstehen Opale und Chalcedone als Spalten- und Hohlraumfüllungen.

Nach dem Prinzip »Ähnliches heilt Ähnliches« wirken die aus eingedickter Flüssigkeit entstandenen Opale und Chalcedone nun insbesondere dort, wo Lymphe und Gewebsflüssigkeiten dicker und zähfließender werden. Daher fördern sie den

Abbau von Wassereinlagerungen, die Bewegung der Gewebsflüssigkeit, den Lymphfluss und die wässrige Ausscheidung über Nieren und Blase.

Die Kombination von ***blauem Chalcedon***, ***Moosachat*** und ***Opal*** (z. B. Edelopal) im Edelsteinwasser hat sich als außergewöhnlich lymphanregend erwiesen. Dieses »Lymphwasser« ist eine gute Unterstützung bei Grippe, Erkältungen und anderen Infektionen, bei Entzündungen, Lymphstau, Gliederschmerzen oder einer generell schlechten Ausleitung. Auch Entgiftungsprozesse werden wirkungsvoll unterstützt und die gesamte Nährstoffversorgung der Gewebe und Organe verbessert. Das Edelsteinwasser kann durch direktes Einlegen der Steine oder durch das Einleiten mit Kristallen hergestellt werden. Es ist ratsam, mit einer Tagesdosis von einem Trinkglas (200 ml) pro Tag zu starten und die Dosis allmählich bis zu einem Liter täglich zu steigern. Wenn die Ausscheidung zu stark wird (Durchfall, starker Schweiß usw.), sollte die Dosis reduziert werden.

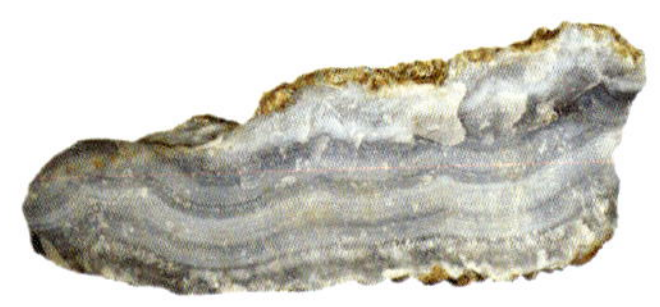
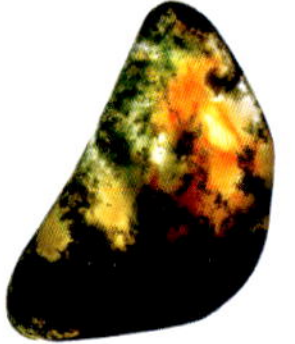
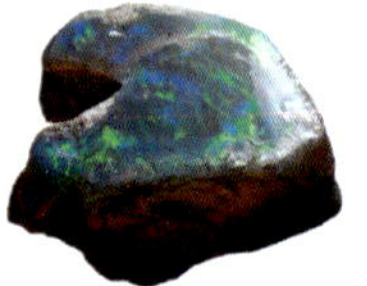

Das Lymphwasser: Chalcedon blau, Moosachat, Edelopal

Schmerzlinderung bei Menstruationsbeschwerden durch Chrysokoll-Malachit-Türkis

Kupfermineralien haben einen engen Bezug zu den weiblichen Geschlechtsorganen. Dies ist seit Jahrtausenden bekannt, weshalb Kupfer schon in der Antike der Venus (dem weiblichen Prinzip) zugeordnet wurde. Auch moderne Forschungen haben ergeben, dass bei Frauen der Kupfergehalt im Blut mit dem Einsetzen der Menstruation steigt, während der Eisengehalt sinkt (Eisen ist Mars, dem männlichen Prinzip zugeordnet). Im Klimakterium kehren sich die Verhältnisse wieder um: Der Kupfergehalt sinkt, der Eisengehalt steigt.*

* Siehe Claudia Cardinal, »Kupfer – das warme Metall in Alchemie und Heilkunde«, in »Kupfer und seine Mineralien«, Messethemenheft '97 der Mineralientage München)

Diese Verbindung von Kupfer und Weiblichkeit findet sich bei vielen Heilsteinen wieder: ***Chrysokoll*** (Kupfersilikat) stärkt die weibliche Seite in Frauen und Männern und fördert die Fürsorge und das »Nähren« anderer (die körperliche und seelische Unterstützung). ***Malachit*** (Kupfercarbonat) weckt die verführerischen Talente, die Sinnlichkeit und Neugier und fördert den Sinn für Ästhetik und musische Künste. ***Türkis*** (Kupfer-Aluminium-Phosphat) repräsentiert das Schützen, Umhegen und die eigene Selbstbestimmung.

Körperlich fördern alle drei Kupfermineralien die Gehirntätigkeit, die Sinneswahrnehmung sowie die Entgiftung und Regenerationstätigkeit der Leber. Sie wirken entzündungshemmend, schmerzlindernd und krampflösend – insbesondere bei Menstruationsbeschwerden. Verminderte oder zu starke, unregelmäßige oder schmerzhafte Monatsblutungen sind auch die Hauptindikation dieser Edelsteinwasser-Mischung, die am besten durch das Einleiten mit Kristallen hergestellt wird. Bei akuten Schmerzen beträgt die Tagesdosis etwa 200 ml (ein Trinkglas), ansonsten genügen 20 - 60 ml täglich (ein bis drei Schnapsgläser). Bei starken Krämpfen kann Malachit zusätzlich äußerlich aufgelegt werden. Aufgrund seiner krampflösenden (und auch geburtsfördernden) Wirkung wird er im Alpenraum seit Jahrhunderten schon »Hebammenstein« genannt.

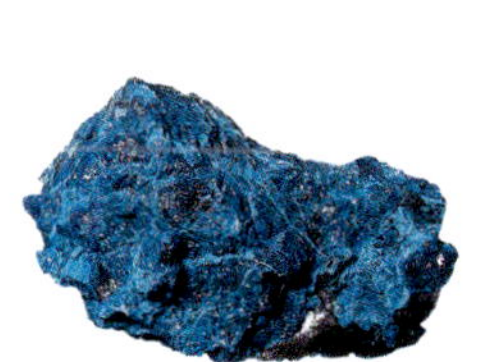
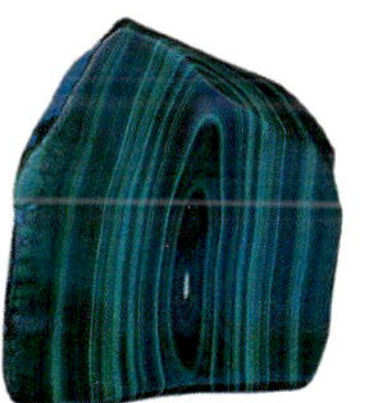
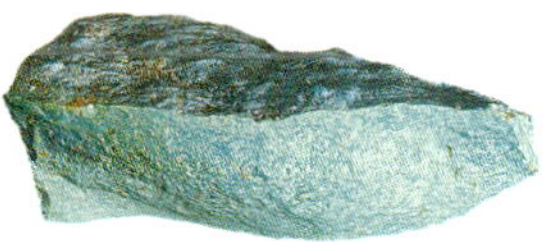

Chrysokoll, Malachit und Türkis: Kupfermineralien für die Frau

Der Muskelbalsam Dolomit-Magnesit-Serpentin

Magnesium ist der Mineralstoff, der die Muskeln entspannt und geschmeidig hält. Magnesiumhaltige Mineralien lösen daher Muskelverspannungen, lindern Schmerzen und verbessern die Durchblutung. Bei Muskelkater und anderen Schmerzen durch Überanstrengung, Zerrung oder Verletzung der Muskulatur sind sie die Heilsteine erster Wahl. Doch nicht nur auf der körperlichen Ebene, auch seelisch wirken Magnesiummineralien entspannend, beruhigend und stresslindernd.

Edelsteinwasser mit den Magnesiummineralien Dolomit, Magnesit und Serpentin ist daher das Wasser für Feierabend, Wochenende und Urlaub – oder nach dem Sport! ***Dolomit*** (Calcium-Magnesium-Carbonat) sorgt für Ausgeglichenheit und Zufriedenheit. ***Magnesit*** (Magnesiumcarbonat) bringt Entspannung, Geduld und Friedfertigkeit. ***Serpentin*** lindert Nervosität und Stress und schützt gegen Negativität von außen. Gemeinsam im Edelsteinwasser machen diese drei Magnesiummineralien locker und gelöst. Und als »Muskelbalsam« ist diese Mischung unübertroffen. Das Edelsteinwasser wird durch direktes Einlegen der Steine oder durch Einleiten mit Kristallen hergestellt. Die Tagesdosis beginnt mit ein bis drei Trinkgläsern (200 bis 600 ml) und kann bis zur »unbegrenzen Menge« gesteigert werden.

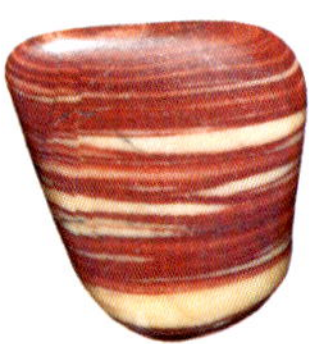
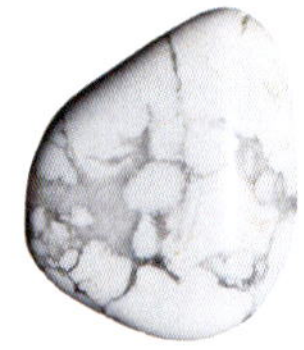
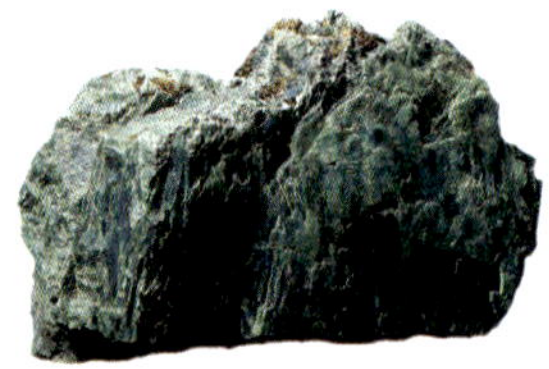

Dolomit, Magnesit und Serpentin – der Muskelbalsam!

Das Notfallwasser Obsidian-Rhodonit-Amethyst-Bergkristall

Zugegebenermaßen ist Edelsteinwasser in Notsituationen oft nicht das Mittel erster Wahl, da man es ja blitzschnell fertig angesetzt zur Hand haben müsste. Käufliche Edelstein-Elixiere, Bachblüten-Notfalltropfen oder auch das homöopathische Notfallmittel Arnica sind da schneller zur Hand – sofern in der Hausapotheke vorhanden.

Wenn jedoch nichts anderes greifbar ist oder sowieso Zeit bleibt (nach einem weniger dramatischen Unfall, dessen Verletzungen bereits versorgt sind), lohnt es sich, schnell ein Edelsteinwasser anzusetzen. Empfehlenswert ist hier das Einleiten mit Kristallen, da diese Methode schon in 10 Minuten zu einem wirkungsvollen »Notfallwasser« führt. Eine bewährte Notfallmischung ist Obsidian, Rhodonit, Bergkristall und Amethyst:

Obsidian hilft bei Unfällen, Schock und anderen gravierenden Notfällen, geistesgegenwärtig zu bleiben (oder zu werden). Er wirkt schmerzlindernd, hilft Angst zu überwinden und bringt uns geistig aus dem (bereits vergangenen) Ereignis heraus in die Gegenwart. Außerdem löst er Schocks auf der Zellebene auf, die ansonsten den Heilungsprozess behindern. Gemeinsam mit Rhodonit fördert er den raschen Abbau von Blutergüssen.

Rhodonit ermöglicht ebenfalls bei Ängsten, Panik, Unfall und Schock, geistig klar und bewusst zu bleiben. Darüber hinaus hilft er jedoch, körperliche und seelische Verletzungen und Schmerzen vollständig zu heilen. Rhodonit erleichtert, das Erlebnis zu verarbeiten, er hilft zu verzeihen und loszulassen. Körperlich beschleunigt er die Wundheilung und vermindert Narbenbildungen.

Amethyst löst beim Unfall entstandene geistige Verwirrung auf und hilft, sich wieder zu sammeln. Er trägt dazu bei, die seelischen Folgen des Unfalls zu überwinden, sich gegebenenfalls durch Weinen Erleichterung zu verschaffen, ermöglicht aber auch die Bewältigung der Trauer. Körperlich hilft er bei Prellungen und Schwellungen und lindert die damit verbundenen Schmerzen.

Bergkristall bringt Klarheit. Er hilft, das Geschehen so zu sehen, wie es ist, und aus einer höheren Warte zu verstehen, was geschehen ist. Das gibt uns die Chance, Wiederholungen ähnlicher Situationen zu vermeiden. Körperlich bringt Bergkristall blockierte Energie wieder in Fluss und harmonisiert Gehirn und Nerven. Auch er lindert Schmerzen und Schwellungen.

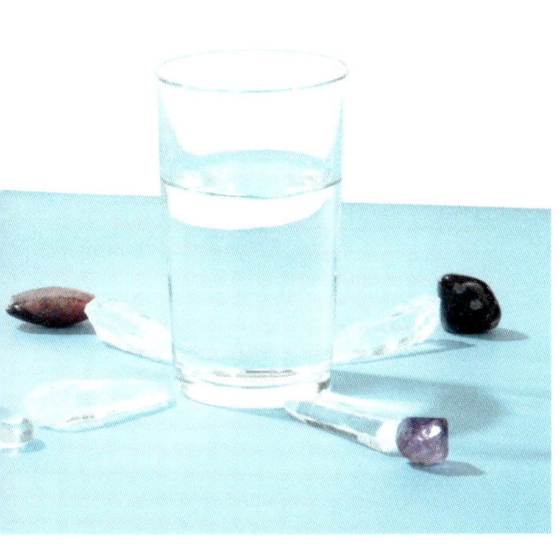

Rhodonit, Obsidian, Amethyst und Bergkristall als Notfallwasser

Vom »Notfallwasser« sollten 100 bis 200 ml in kleinen Schlucken eingenommen werden, am besten langsam und mit Pausen, bis eine deutliche Verbesserung (geistige Anwesenheit, Schmerzlinderung, Auflösen des Schocks, verbessertes Allgemeinbefinden) erkennbar wird. Wenn das nicht möglich ist, kann das Edelsteinwasser auch in eine Pumpzerstäuberflasche eingefüllt und mehrfach »in die Aura«, also rund um den Körper gesprüht werden.

Die Fünf-Elemente-Mischung

Die traditionelle chinesische Philosophie und Medizin beschreibt das Leben als einen ewigen Wandel, der beständig fünf Phasen durchläuft:

- ***Die Wandlungsphase Holz*** als Neubeginn und Wachstum.
- ***Die Wandlungsphase Feuer*** als Ausdehnung und Entwicklung.
- ***Die Wandlungsphase Erde*** als Höhepunkt und Gleichgewicht.
- ***Die Wandlungsphase Metall*** als Rückzug und Kontakt.
- ***Die Wandlungsphase Wasser*** als Lebenskraft und Essenz.

Alle Dinge durchlaufen immer wieder diese fünf Phasen: Sie treten in Erscheinung, entwickeln und verwirklichen sich, bilden sich dann wieder zurück und werden zu einer Essenz der Erfahrung, einer Erinnerung und Idee, aus der die nächste Erscheinung hervorgeht. Sind die fünf Wandlungsphasen oder »Fünf Elemente« im Einklang, verlaufen Entwicklungen in einem lebendigen, harmonischen Fluss. Ist ihr Verhältnis jedoch gestört durch Übermächtigkeit oder Mangel einzelner Elemente, entsteht Disharmonie und Chaos. Dann wird die Wandlungsfähigkeit blockiert. Probleme und Schwierigkeiten treten auf.

Daher sagt ein alter Sinnspruch der chinesischen Medizin:
»Leben ist Wandlung – Stillstand ist Tod!«

Die Fünf-Elemente-Mischung beinhaltet für jedes Element bzw. jede Wandlungsphase einen ausgewählten Edelstein, der die jeweilige Qualität des Elements verkörpert, aber auch mit den anderen Steinen in Harmonie ist. Daher handelt es sich bei den fünf Steinen ausnahmslos um Quarze. Die stoffliche Verwandtschaft (Silikate) und strukturelle Übereinstimmung (trigonale Mineralien) schafft die gemeinsame Basis einer harmonischen Beziehung. Zur Herstellung des Edelsteinwassers können die fünf Edelsteine direkt ins Wasser eingelegt oder die Informationen mit Kristallen eingeleitet werden.

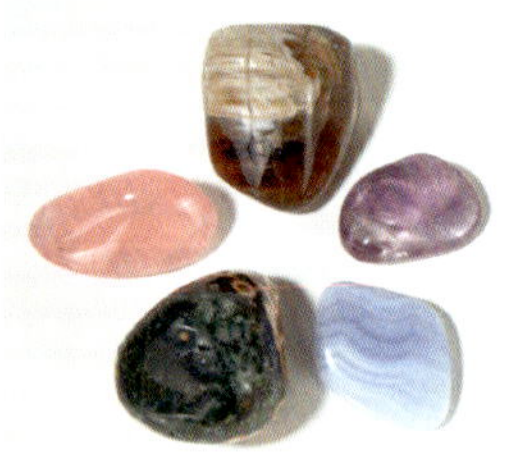

Die Fünf-Elemente-Mischung: Ozeanachat (Ozeanjaspis), Rosenquarz, versteinertes Holz, Amethyst und blauer Chalcedon

- ***Die Wandlungsphase Holz*** repräsentiert der ***Ozeanachat (Ozeanjaspis)*** als Stein für das »Prinzip Hoffnung«, für die Erneuerung, den Aufbau und Regeneration.
- ***Die Wandlungsphase Feuer*** repräsentiert der ***Rosenquarz*** als Stein der Liebe, Herzlichkeit, Lebensfreude, Sinnlichkeit und Sexualität.
- ***Die Wandlungsphase Erde*** repräsentiert das ***versteinerte Holz*** als Stein des Ausgleichs, der wandelbaren (rhythmischen) Stabilität und der festen Verwurzelung.
- ***Die Wandlungsphase Metall*** repräsentiert der ***Amethyst*** als Stein für den inneren Frieden und die Meditation sowie für Wachheit und Bewusstheit.
- ***Die Wandlungsphase Wasser*** repräsentiert der ***blaue Chalcedon*** als Stein der inneren Beweglichkeit und jener Lebenskraft, die spielerisch fließend (wie das Wasser) stets ihr Ziel erreicht.

In Kombination führen die fünf Edelsteine Ozeanachat (Ozeanjaspis), Rosenquarz, versteinertes Holz, Amethyst und blauer Chalcedon zu einer Harmonie der Fünf Elemente und damit zur Wandlungsfähigkeit, Lebendigkeit und Lebensfreude.

Sie führen zu einer wohltuenden Balance von Aktivität und Entspannung und stärken genau den im Moment notwendigen Impuls: Tatkraft (Holz), Begeisterung (Feuer), Ausgeglichenheit (Erde), Kontakt (Metall) oder Lebenskraft (Wasser). Dadurch verlaufen Entwicklungen harmonischer und führen zu einer positiven Lebenshaltung. Eine Bejahung des Lebens mit allen Herausforderungen ist jedoch die Grundvoraussetzung für die Bewältigung vieler Probleme und für das Genießen eines erfüllten Lebens. Zwar nehmen uns die Steine die eigene Lebensbewältigung und Lebensgestaltung in keiner Weise ab, doch können sie helfen, im Fluss zu bleiben und Entwicklungen positiv zu lenken.

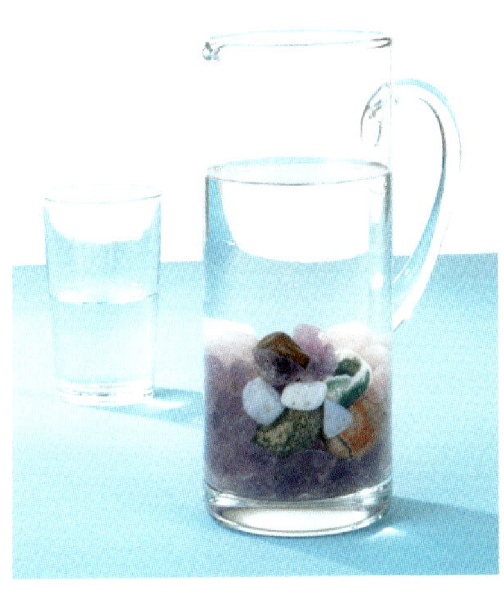

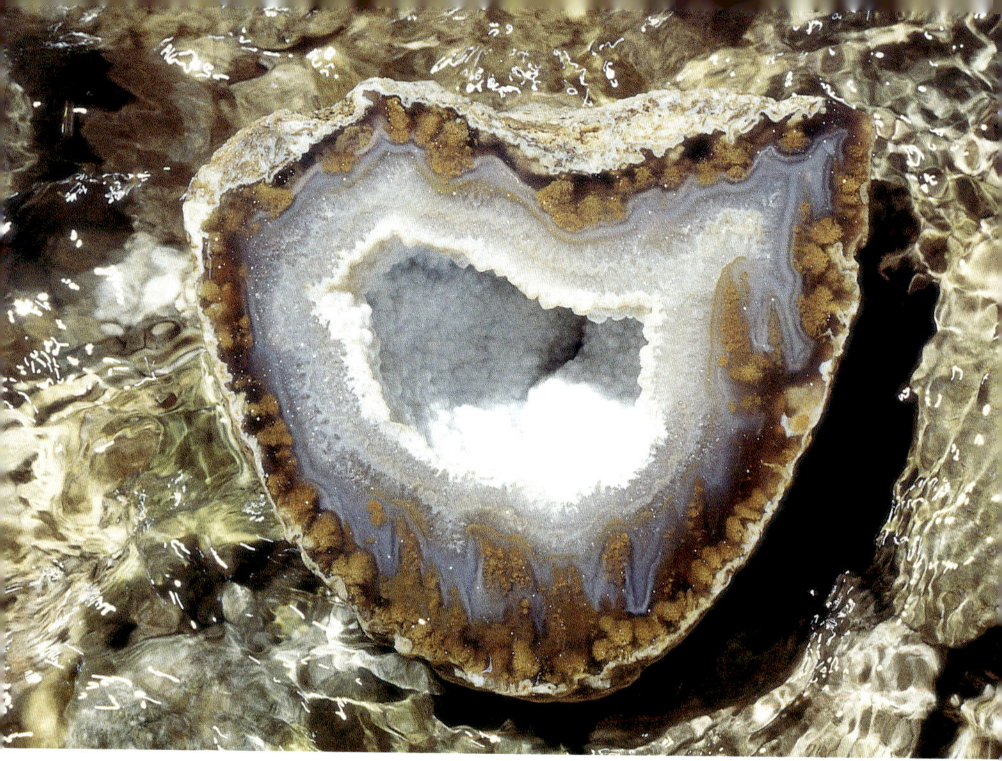

Wirkungen von Edelsteinwasser

Grundsätzliches

Die Wirkungen von Edelsteinwassern und Heilsteinen sind ähnlich, häufig sogar fast identisch. Weshalb es hier manchmal zu Abweichungen kommt, wurde bereits im Kapitel »Was ist Edelsteinwasser« (Abschnitt »Edelsteinwasser als Heilmittel«) besprochen. Aus diesem Grund werden in den folgenden Beschreibungen der Edelsteinwasser auch nicht alle denkbaren Heilwirkungen genannt. Diese sind der allgemeinen Heilsteine-Literatur zu entnehmen.*

* Michael Gienger, » Heilsteine – 555 Steine von A-Z«, Neue Erde, Saarbrücken 2014; Michael Gienger, »Lexikon der Heilsteine«, Neue Erde, Saarbrücken 2000; Michael Gienger, »Die Heilsteine Hausapotheke«, Neue Erde, Saarbrücken 1999

Übersicht gebräuchlicher Edelsteinwasser

Die folgende Liste ist eine Übersicht von Edelsteinwassern, mit denen bereits reichhaltige Erfahrungen vorliegen. In dieser Liste sind besonders jene Wirkungen hervorgehoben, für die sich speziell eine Anwendung als Edelsteinwasser eignet. Die Liste hat weder in der Zahl der Steine noch bezüglich der genannten Wirkungen Anspruch auf Vollständigkeit.* Der Gebrauch der Edelsteinwasser entwickelt sich derzeit so rapide, dass fast täglich neue Entdeckungen und Erkenntnisse entstehen. Ergänzungen und aktuelle Informationen finden Sie daher im Internet unter www.edelstein-wasser.de

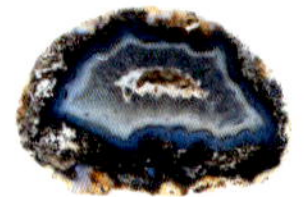

Achat – Sammlung und Reife

Indikationen: Schutz, seelische Stabilität, innere Geborgenheit, geistige Sammlung und Reife. Für eine ruhige und beschauliche Lebensbetrachtung und Lebensgestaltung. Fördert Realitätssinn, die Verarbeitung von Lebenserfahrungen und führt dadurch zu geistigem Wachstum, Stärke und Sicherheit. Hilft, Probleme einfach-pragmatisch zu lösen, sich auf das Wesentliche zu konzentrieren und Ablenkungen zu vermeiden. Bei Beschwerden von Hohlorganen (Magen, Darm, Blase, Gebärmutter usw.), Haut, Schleimhäuten und Augen. Stärkt Blutgefäße und Bindegewebe (sehr gut in Kombination mit Bergkristall!), daher auch hilfreich bei Krampfadern und Hämorrhoiden. Verbessert die Ver- und Entsorgung der Körperzellen, fördert Verdauung, Ausscheidung, Wachstum und Regeneration. Schwangerschaftsschutzstein.

Einstufung: Sanft wirkender Heilstein.

Herstellung: Alle Methoden möglich.

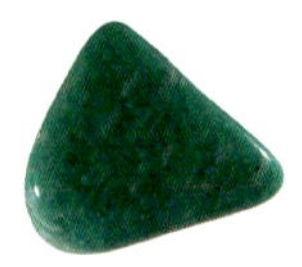

Amazonit – Stimmungsausgleich und Harmonie

Indikationen: Selbstbestimmung, Selbstverantwortung, Ausgleich, innere Harmonie, Vertrauen. Hilft aus Ohnmacht und Opferhaltung heraus, ermöglicht das Erkennen der eigenen inneren Stärke und regt an, das eigene Leben selbst in die Hand zu nehmen. Löst Trauer und Beklemmungen, hilft bei Alpträumen und extremen Stimmungsschwankungen. Stärkt Leber (auch als Reinigungsbad), Sehnen und Gelenke (Karpaltunnelsyndrom, Tennisellenbogen, Sehnenscheidenentzündung), hilft bei Stoffwechselstörungen. Wirkt entspannend und krampflösend, auch in der Geburtshilfe bei der Ausdehnung des Muttermundes. Wirkt nervenstärkend, hilft bei Gehirnerkrankungen, harmonisiert Hypophyse, Thymusdrüse und das vegetative Nervensystem. Lindert durch Kummer verursachte Herzbeschwerden.

Einstufung: Stark wirkender Heilstein.

Herstellung: Direktes Einlegen, Einleiten mit Kristallen.

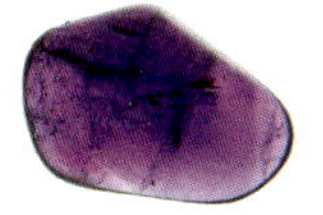

Amethyst – Wachheit und Frieden

Indikationen: Wachheit, Bewusstheit, geistige Klarheit, Weisheit, Wahrnehmung, Inspiration, Gerechtigkeitssinn, Urteilsvermögen, Ehrlichkeit, Aufrichtigkeit. Klären der Träume (heller Amethyst!), Trauerbewältigung, Versöhnung, Konfliktbewältigung, innerer Frieden. Beruhigung, Entspannung, gegen Bluthochdruck. Für Gehirn, Nerven und Darm, bei Hautbeschwerden und Juckreiz (äußerlich aufbringen oder als Bad). Mit Bergkristall und schwarzem Turmalin als Schutzmischung für die Aura (siehe dort). Als Spray zur energetischen Reinigung von Räumen. Bestandteil des Notfallwassers und der »Kristallklar-Kombination« (siehe dort). Lindert Schmerzen, Prellungen und Schwellungen. In der »Fünf-Elemente-Mischung« (siehe dort) für die Wandlungsphase Metall. Auch als »Informationsschutz« bei der Wasserfilterung (siehe Seite 82/83).

Einstufung: Sanft wirkender Heilstein.

Herstellung: Direktes Einlegen, Wasserdampfmethode, Einleiten mit Kristallen, Wassergläser auf Amethyst-Drusenstücken.

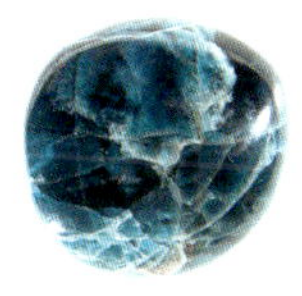

Apatit – Antrieb und Motivation

Indikationen: Offenheit, Kontaktfreude, Lebendigkeit, Energie. Regt geistige Entwicklungen an, bringt Antrieb und Motivation (Apatit gegen Apathie!). Mobilisiert Energiereserven, sorgt für gesunden Appetit. Hilft bei Erschöpfung, besonders, wenn übermäßige Aktivität und Antriebslosigkeit stets abwechseln. Vermindert Reizbarkeit und Aggressionen. Fördert körperliches Wachstum, festigt Zähne und Knochen (auch bei Rachitis und Osteoporose), beschleunigt die Heilung von Knochenbrüchen, Arthrose und Gelenkbeschwerden (verbessert die Knorpelregeneration). Mit Aragonit und Calcit Bestandteil der Wachstumsmischung (siehe dort).

Einstufung: Stark wirkender Heilstein. Die Einnahmemenge kann aber dennoch von 200 ml (1 Trinkglas) bis zur »unbegrenzten« Menge gesteigert werden.

Herstellung: Direktes Einlegen, Reagenzglasmethode (bei bröselnden Rohsteinen), Einleiten mit Kristallen.

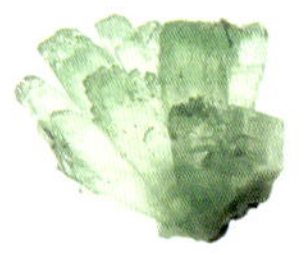

Apophyllit – Befreiung und Aufrichtigkeit

Indikationen: Gelassenheit, Ruhe, Ehrlichkeit, Offenheit, Erleichterung. Befreiung von Unsicherheit, Sorgen, Ängsten, innerem Druck und Beklemmungen. Hilft, sich zu zeigen, wie man ist, ohne Verstecken, Zurückhaltung und schlechtes Gewissen. Befreit durch starke Beherrschung unterdrückte Gefühle. Hilft, Verhaftungen und Verhaltensmuster loszulassen, insbesondere alle Gedanken des »Haben-Wollens«. Hilft bei Nerven-, Haut und Atemwegsbeschwerden (insbesondere Halsschmerzen und Bronchitis) sowie Allergien. Das wichtigste Edelsteinwasser bei Asthma!

Einstufung: Stark wirkender Heilstein.

Herstellung: Direktes Einlegen, Einleiten mit Kristallen.

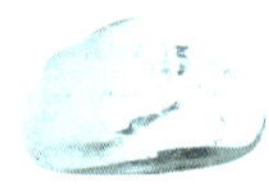

Aquamarin – Weitblick und Disziplin

Indikationen: Geistiges Wachstum, Weitblick, Voraussicht, Medialität und Konzentration. Macht aufrichtig, zielstrebig, dynamisch, ausdauernd und erfolgreich. Fördert das konsequente Verfolgen begonnener Vorhaben. Bringt zugleich Leichtigkeit und heitere Gelassenheit in dem Bewusstsein, dass sich alles fließend und schnell entwickelt. Klärt Verwirrung, regt an, Ordnung zu schaffen und Unerledigtes aufzuarbeiten. Hilft bei Hyperaktivität, Augenleiden (Kurz- und Weitsichtigkeit), Halsschmerzen, Nieren- und Blasenbeschwerden, Übelkeit und Bauchschmerzen. Bei Schilddrüsenbeschwerden, Autoimmunerkrankungen und Allergien (wichtigstes Edelsteinwasser bei Heuschnupfen).

Einstufung: Stark wirkender Heilstein. Die Einnahmemenge kann aber dennoch von 200 ml (1 Trinkglas) bis zur »unbegrenzten« Menge gesteigert werden.

Herstellung: Direktes Einlegen, Einleiten mit Kristallen.

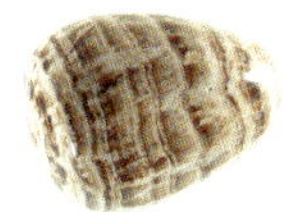

Aragonit – Wachstum und Entlastung

Indikationen: Regulation von Wachstumsprozessen, Ausbalancieren zu schneller Entwicklungen. Hilft bei Überforderung, Überempfindlichkeit, innerer Unruhe und nervösem Zittern. Für Flexibilität und Toleranz, jedoch Konsequenz bei eigenen Vorhaben. Bringt Wohlgefühl im eigenen Körper. Reguliert den Calcium-Stoffwechsel, fördert die Verdauung und hilft bei Beschwerden von Magen und Darm. Das beste Edelsteinwasser für Bandscheiben und Meniskus. Mit Apatit und Calcit Bestandteil der Wachstumsmischung (siehe dort). Verwendbar ist hier auch »Onyx-Marmor«, ein gebändertes Gestein aus ca. 80% Aragonit und 20% Calcit.

Einstufung: Sanft wirkender Heilstein.

Herstellung: Direktes Einlegen, Wasserdampfmethode, Einleiten mit Kristallen, Wassergläser auf Aragonitscheiben oder Platten aus Onyx-Marmor.

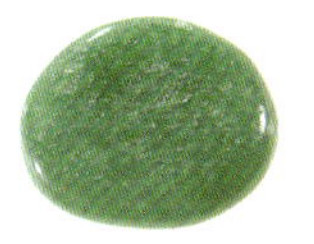

Aventurin grün – Unbeschwertheit und Entspannung

Indikationen: Selbstbestimmung, Individualität, Ideenreichtum, Interesse, Begeisterung, Toleranz und Akzeptanz. Regt an, zu träumen und Träume wahr werden zu lassen. Fördert Entspannung, Erholung und Regeneration, lindert Wut und Ärger. Für guten Schlaf, gegen Nervosität und Stress. Stärkt das Bindegewebe, regt den Fettstoffwechsel an und senkt den Cholesterinspiegel, daher auch vorbeugend gegen Arteriosklerose und Herzinfarkt. Lindert Hautkrankheiten (auch Psoriasis), Juckreiz, Ausschläge, Allergien, Entzündungen, Sonnenbrand und Sonnenstich. Wirkt schmerzlindernd. Als Haarspülung gut bei Schuppen und fettigem Haar. Sehr gut als Entspannungsbad am Abend.

Einstufung: Sanft wirkender Heilstein.

Herstellung: Alle Methoden möglich.

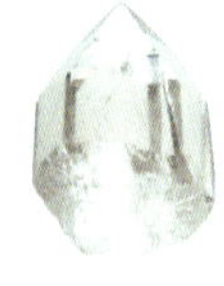

Bergkristall – Klarheit und Energie

Indikationen: Selbsterkenntnis, geistige Klarheit und Neutralität, stärkt den eigenen Standpunkt, verbessert Wahrnehmung, Aufmerksamkeit und Verstehen. Stärkt die Sinne, Konzentration, Erinnerung und Beobachtungsgabe. Bringt Vitalität, innere Stabilität und gute Energieverteilung: Belebt taube und gefühllose Körperbereiche, hilft bei Gelenkbeschwerden, wirkt erwärmend bei Kälteempfindlichkeit – jedoch fiebersenkend und schmerzlindernd. Stärkt das Vorhandene. Fördert die Regulation der Drüsen, Hormone und des Wasserhaushaltes sowie die Harmonisierung von Gehirn und Nerven. Gut für Haut, Haare, Nägel (hier gut in Kombination mit Achat). Bestandteil der »Kristallklar-Kombination« und des Notfallwassers (siehe dort), hilft gegen Schwellungen. Sehr gut zur unspezifischen Verbesserung der Wasserqualität. Verstärkt in Kombinationen die Wirkung anderer Heilsteine. Mit Amethyst und schwarzem Turmalin als Schutzmischung für die Aura (siehe dort).

Einstufung: Sanft wirkender Heilstein.

Herstellung: Alle Methoden möglich.

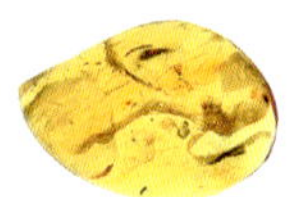

Bernstein – Sorglosigkeit

Indikationen: Selbstbewusstsein, Lebensfreude, Sorglosigkeit, Glück und Fröhlichkeit (aufheiternd auch als Bad!). Macht friedliebend und vertrauensvoll, bringt Erfolg durch Glauben an sich selbst. Fördert Kreativität, Spontaneität und gibt Motivation durch den Abbau von Widerständen. Hilft bei Leber-, Gallen-, Magen-, Milz- und Darmbeschwerden, gegen Allergien, Diabetes, Übelkeit, Gliederschmerzen, Rheuma, Gicht, Gelenkbeschwerden und Verspannungen. Gut für Nerven, Schilddrüse, Bauchspeicheldrüse (Pankreas), Stoffwechsel, Verdauung, Ausscheidung, Entgiftung, Haut, Schleimhäute und Zahnfleisch. Als Hilfe beim Zahnen kleiner Kinder sind jedoch Bernsteinkettchen besser geeignet als das Edelsteinwasser.

Einstufung: Sanft wirkender Heilstein.

Herstellung: Direktes Einlegen, Reagenzglasmethode (ist als hygienische Methode mitunter zu empfehlen, da Bernstein als organische Substanz ein guter Nährboden für Mikroorganismen ist), Einleiten mit Kristallen, Wassergläser auf Bernsteinscheiben.

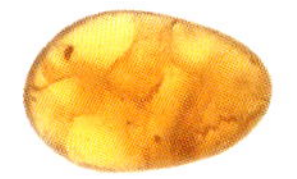

Calcit – Selbstvertrauen und Entwicklung

Indikationen: Stabilität, Selbstvertrauen und Standhaftigkeit, beschleunigt und stabilisiert Wachstum und Entwicklungen. Wirkt gegen Trägheit und stärkt die Fähigkeit zur Überwindung. Regt an, Ideen in die Tat umzusetzen und macht tüchtig und erfolgreich. Stärkt und reguliert Stoffwechsel, Verdauung und Ausscheidung. Gut für Knochen, Bindegewebe, Haut, Schleimhäute und Darm. Die Kombination verschiedenfarbiger Calcite fördert die Darmflora (siehe Seite 127/128). Bestandteil der Wachstumsmischung (siehe dort). Orangencalcit auch als aufheiterndes Bad.

Einstufung: Sanft wirkender Heilstein.

Herstellung: Direktes Einlegen, Wasserdampfmethode, Einleiten mit Kristallen, Wassergläser auf Calcitscheiben.

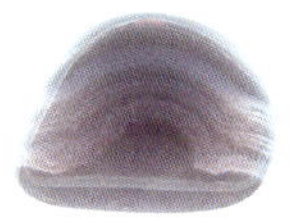

Chalcedon blau – Kommunikation und Fließen

Indikationen: Kommunikation, Geistesgegenwart, Hinhören, Verständnis, Kontakt, Leichtigkeit, Beweglichkeit, spielerischer Erfolg. Hilft, sich mitzuteilen und auszudrücken (Rednerstein). Blutdruck- und fiebersenkend, gut für Atemwege, Schleimhäute, Schilddrüse, Nieren und Blase sowie bei Wetterfühligkeit, Heiserkeit, Husten, Erkältungen, Gliederschmerzen, Entzündungen, Allergien und Diabetes. Fördert die Milchbildung bei stillenden Müttern (Chalcedon ohne Bänderung) sowie den Lymphfluss, den Abbau von Ödemen und die Ausleitung von Schlacken (gebänderter Chalcedon). Als Reinigungsbad oder mit Moosachat und Opal Bestandteil des Lymphwassers (siehe dort). In der »Fünf-Elemente-Mischung« (siehe dort) für die Wandlungsphase Wasser.

Einstufung: Sanft wirkender Heilstein.

Herstellung: Direktes Einlegen, Kochmethode, Wasserdampfmethode, Einleiten mit Kristallen.

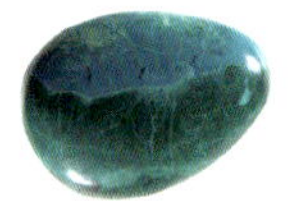

Chrysokoll – Ausgeglichenheit und klarer Kopf

Indikationen: Ausgeglichenheit, Selbstbeobachtung, Ästhetik, Fürsorge und Unterstützung. Antrieb bei Trägheit, gegen Nervosität und Überreiztheit. Bewahrt kühlen Kopf bei Stress und starken Emotionen, hilft bei Stimmungsschwankungen. Stärkt Leber und Gehirn, kühlt, entspannt, entgiftet, wirkt blutdrucksenkend. Hilft bei Infektionen, Halsentzündung, Fieber, Schmerzen, stressbedingten Verdauungsstörungen, Krämpfen und Menstruationsbeschwerden. Für letzteres auch in Kombination mit Malachit und Türkis. Erleichtert die Geburt. Gemeinsam mit Turmalin (z. B. Schörl) zur besseren Narbenheilung und Gewebsregeneration, mit blauem Turmalin (Indigolith) bei Brandwunden. Gutes Stressminderungsbad.

Einstufung: Stark wirkender Heilstein.

Herstellung: Direktes Einlegen (nur wenn absolut muttergesteinsfrei!), Reagenzglasmethode, Einleiten mit Kristallen, Wassergläser auf Chrysokollscheiben.

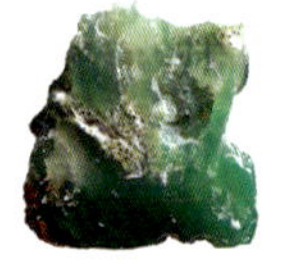

Chrysopras – Entgiftung und Geborgenheit

Indikationen: Geborgenheit, geistiges Da-Sein, Kommunikation schwieriger Themen, Konfliktlösung, Vertrauen, Geduld. Bei Eifersucht, Liebeskummer, Beziehungsproblemen, Heimweh, Alpträumen, seelischen Belastungen, sexuellen Problemen. Gegen negative Geisteshaltungen, zwanghafte Handlungen und Verhaltensmuster. Fördert die Entgiftung und Entschlackung, stärkt Leber und Nieren. Hilft bei Epilepsie, wenn die Anfälle vorwiegend nachts auftreten (sonst besser Smaragd). Wirksam bei Allergien, Rheuma, Gicht, Beschwerden von Galle und Darm, Hautkrankheiten, Herpes, Neurodermitis und Psoriasis. In Kombination mit äußerlich getragenem Rauchquarz auch bei Pilzinfektionen. Fördert die Fruchtbarkeit der Frau. Gutes Reinigungsbad.

Einstufung: Intensiv wirkender Heilstein.

Herstellung: Direktes Einlegen, Wasserdampfmethode, Reagenzglasmethode (wenn nicht ganz muttergesteinsfrei), Einleiten mit Kristallen, Wassergläser auf Chrysoprasscheiben.

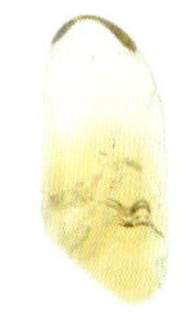

Citrin – Lebensmut und Selbstausdruck

Indikationen: Selbstausdruck, Selbstsicherheit, Lebensmut und Lebensfreude. Fördert Individualität, Abwechslung und Dynamik, die Verarbeitung von Erfahrungen und das Verstehen. Hilft bei Kummer, Depression, Bettnässen und Wachstumsstörungen. Stärkt Nerven und Verdauung, fördert Magen, Milz und Bauchspeicheldrüse (Pankreas), daher auch gut bei Diabetes. Wirkt erwärmend und gut als aufheiterndes Bad.

Einstufung: Stark wirkender Heilstein.

Herstellung: Direktes Einlegen, Kochmethode, Wasserdampfmethode, Einleiten mit Kristallen.

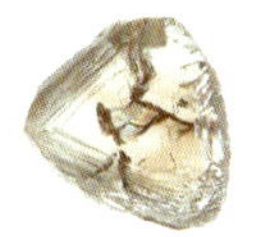

Diamant – Unbezwingbarkeit und Charakter

Indikationen: Unbezwingbarkeit, Kontrolle, Neutralität, Reinigung, Ethik, Gerechtigkeit, Befreiung von Zwängen, Tugendhaftigkeit, Stärke. Klare Erkenntnis, Aufrichtigkeit, Charakterstärke, Ordnung, Selbstbestimmung, Treue zu sich selbst und Freunden, geistige Freiheit. Gegen Angst, Depression, Gefühle der Sinnlosigkeit, hilfreich in Krisen durch gescheiterte Pläne und Ziele. Fördert Lernfähigkeit, logisches Denken, Konsequenz, Problemlösung, Entscheidungsfähigkeit und Verantwortung. Verbessert die Reinigung und Kontrolle des Körpers, gut für Sinnesorgane, Hormondrüsen, Blutgefäße, Nerven und Gehirn, wichtigstes Heilmittel nach Schlaganfällen! In Kombination mit Amethyst, Fluorit, Topas und schwarzem Turmalin (Schörl) zur energetischen Raumreinigung.

Einstufung: Intensiv wirkender Heilstein, kann aber dennoch in größeren Mengen (täglich 1 Liter bis unbegrenzt) eingenommen werden.

Herstellung: Direktes Einlegen, Einleiten mit Kristallen.

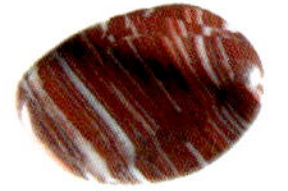

Dolomit – Begabung und Selbstfindung

Indikationen: Selbstverwirklichung, Selbstfindung, Stabilität, Gemeinschaftssinn, Traditionsbewusstsein. Bringt Gelassenheit, Ausgeglichenheit, Geduld und Zufriedenheit. Hilft, Begabungen zu entwickeln, fördert den gesunden Menschenverstand, schenkt Ruhe und pragmatisches Geschick zur Problemlösung und ermöglicht so, eigene Ziele leicht und unkompliziert zu realisieren. Entspannt, entsäuert, hält vital und gesund, wirkt schmerzlindernd und krampflösend. Hilft bei Muskelkater, stoffwechselbedingten Kopfschmerzen und ist gut für Blut, Herz, Kreislauf und Blutgefäße. Vermindert Gefäßablagerungen und Thromboseneigung. Mit Magnesit und Serpentin Bestandteil des »Muskelbalsams« (siehe dort).

Einstufung: Sanft wirkender Heilstein.

Herstellung: Direktes Einlegen, Wasserdampfmethode, Reagenzglasmethode (bei bröseligen Gesteinsbrocken), Einleiten mit Kristallen, Wassergläser auf Dolomitscheiben.

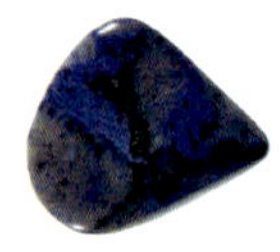

Dumortierit – Zuversicht und Gelassenheit

Indikationen: Leichtigkeit, Losgelöstheit, Gelassenheit, Mut und Zuversicht (»Take it easy-Stein«). Fördert eine positive Lebenseinstellung und die spielerische Kontrolle über das eigene Leben. Ermöglicht, Nervosität, Stress, zwanghafte Verhaltensmuster und Sucht zu überwinden und schwierige Situationen leichter zu meistern. Hilft bei Folgen von Ärger und zurückgehaltenen Emotionen, bei Panik, Ängsten, Heimweh, Kummer und Depression, fördert Harmonie und Vertrauen. Sehr gut bei Reisekrankheit, Übelkeit, Erbrechen, Durchfall, Koliken und Krämpfen. Hilft bei Gallen- und Darmbeschwerden, Kopfschmerzen, Nervenleiden, Epilepsie und Wahrnehmungsstörungen. Auch bei Hautbeschwerden durch den Kontakt mit Giftstoffen oder Strahlung (UV-Licht). Gut als Haut- oder Stressminderungsbad.

Einstufung: Sanft wirkender Heilstein.

Herstellung: Alle Methoden möglich.

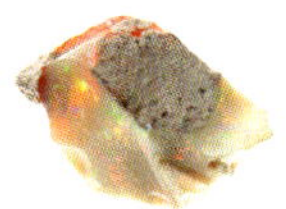

Edelopal – Heiterkeit und Lebensfreude

Indikationen: Ausgelassenheit, Lebensfreude, Glück, macht das Leben bunt und interessant, lässt die schönen Seiten des Lebens genießen, fördert Phantasie, Sinnlichkeit und Erotik. Macht emotional, verführerisch, geistreich, unkonventionell, optimistisch und »leichten Sinnes« (manchmal auch leichtsinnig). Bringt Humor und Heiterkeit (»Lachwasser«), Spontaneität, Begeisterung, Ideenfülle und Kreativität. Hilft bei Trauer, Kummer, Heimweh und Depression. Wirkt durch die Stärkung des Lebenswillens generell gesundheitsfördernd, auch bei sehr schweren Erkrankungen wie z. B. Krebs. Fördert Nährstoffversorgung, Stoffwechsel und das harmonische Wachstum der Zellen, stärkt das Immunsystem, entschlackt, mobilisiert den Lymphfluss, hilft bei Husten und Atemwegserkrankungen sowie bei Augenleiden durch Störungen des Wasserhaushaltes. Gemeinsam mit Chalcedon und Moosachat Bestandteil des Lymphwassers (siehe dort). Edelopal hält jung und gesund.

Einstufung: Sanft wirkender Heilstein.

Herstellung: Direktes Einlegen, Reagenzglasmethode (bei Opalen mit Muttergestein), Einleiten mit Kristallen.

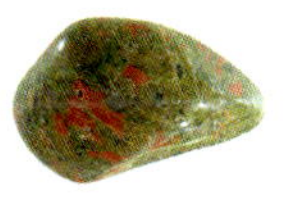

Epidot – Genesung und Erholung

Indikationen: Erholung, Regeneration, Geduld, Selbsterkenntnis, Realitätssinn, stabile Entwicklung. Fördert die Genesung und Erholung nach schweren Erkrankungen oder großer Erschöpfung. Hilft bei Überarbeitung, Belastung, Folgen schmerzhafter Erlebnisse, Trauer, Kummer, Selbstmitleid, Gram und Frustrationen aufgrund von Fehlschlägen. Wirkt aufbauend und stärkend, lehrt, sich selbst nicht zu überfordern, und verbessert die Leistungsfähigkeit. Fördert die körperliche Konstitution und Kondition, stärkt Leber, Galle und Verdauung, verbessert die Regenerationskraft, stärkt das Immunsystem und beschleunigt Heilungsprozesse. Kann zu anderen Heilsteinen hinzugegeben werden, wenn deren Wahl zwar richtig ist, die Wirkung wegen zu großer Schwäche jedoch ausbleibt oder nicht ausreicht. Gut als Vitalisierungsbad.

Einstufung: Sanft wirkender Heilstein.

Herstellung: Alle Methoden möglich. Statt reinem Epidot kann hier auch das Epidot-Feldspat-Gemenge »Unakit« verwendet werden. Die Wirkungen unterscheiden sich nur unwesentlich.

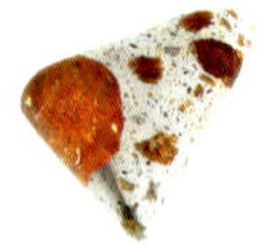

Feueropal – Lebenslust und Vergnügen

Indikationen: Lebensfreude, Begeisterung, Dynamik, Initiative, Ideenreichtum, Spontaneität, Fröhlichkeit, Lebenslust, Vergnügen, Erotik, Spaß an der Sexualität. Hilft Hemmungen abzubauen, macht impulsiv, emotional, lebendig, aufgeschlossen und risikofreudig, wirkt aufmunternd und hilft, andere mit der eigenen Stimmung anzustecken. Regt an, loszulegen und Ideen sofort in die Tat umzusetzen, bringt eine rasche Auffassungsgabe und lässt Herausforderungen zum Anreiz werden. Behebt sehr schnell alle Energie-Mangelerscheinungen und fördert Kreislauf, Durchblutung, Potenz und Fruchtbarkeit. Hilft bei Müdigkeit, Schwäche und niedrigem Blutdruck, regt die Geschlechtsorgane an und aktiviert die Nebennieren (Adrenalinproduktion). Sehr schön als sinnliches Bad.

Einstufung: Intensiv wirkender Heilstein.

Herstellung: Direktes Einlegen (nur Steine ohne Muttergestein), Reagenzglasmethode, Einleiten mit Kristallen.

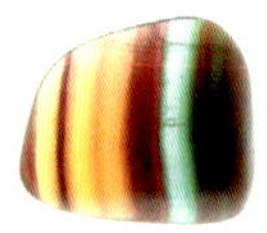

Fluorit – Ordnung und Freigeist

Indikationen: Ordnung, Selbstbestimmung, Beweglichkeit (geistig und körperlich), Interesse, Gerechtigkeit, Freigeist. Auflösung einschränkender Verhaftungen, Gedanken- und Verhaltensmuster. Emotional stabilisierend, klärt Verwirrung. Fördert Kreativität, Konzentration, schnelles Denken und rasche Auffassungsgabe, guter Lernstein. Für geistige und körperliche Reinigung. Reguliert das Wachstum und korrigiert fehlgegangene Entwicklungen. Hilft bei brüchigen Knochen, Überbeinen und Gelenkbeschwerden, auch bei Arthritis (Gelenkentzündung). Stärkt die Zähne, regt die Regeneration von Haut und Schleimhäuten an, insbesondere in Lunge und Atemwegen. Daher gut bei trockenem Husten. Hilfreich bei Darmbeschwerden, Allergien und Beeinträchtigungen von Nerven und Gehirn. Gut als Bad für die Haut sowie mit Amethyst, Diamant, Topas und schwarzem Turmalin (Schörl) als Raumreinigungs-Spray.

Einstufung: Stark wirkender Heilstein. Die Einnahmemenge kann aber dennoch von 200 ml (1 Trinkglas) bis zur »unbegrenzten« Menge gesteigert werden.

Herstellung: Alle Methoden möglich, jedoch achtgeben, dass es kein violetter »Stinkspat« ist. Stinkspate beginnen in warmem Wasser durch Fluorausdünstung nach fauligen Eiern zu stinken. Vorher kontrollieren! Bei Stinkspaten scheiden das direkte Einlegen, die Kochmethode und die Wasserdampfmethode aus.

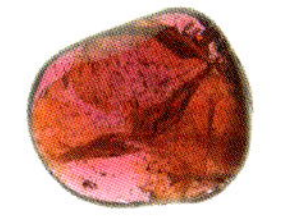

Granat rot – Lebensqualität und Krisenbewältigung

Indikationen: Lebensfreude, Selbstvertrauen, Selbstüberwindung, Willensstärke, Mut, Hoffnung, Zuversicht. Steigert das Engagement zur Verbesserung der Lebensqualität (für sich und andere), hilft, Krisen zu überwinden und selbst in aussichtslosen Situationen nie aufzugeben. Mobilisiert immense Kräfte in schwierigen Situationen, bei Widerständen oder großen Herausforderungen, hilft bei Müdigkeit, Schwäche und Erschöpfung. Beseitigt unnötige Hemmungen und Tabus, fördert eine aktive, ausgeglichene Sexualität und hilft bei Potenzproblemen. Stärkt die Widerstandskraft des Körpers, fördert die Muskelkraft und Regeneration. Regt Stoffwechsel, Kreislauf und Durchblutung an (auch bei Ohrenbeschwerden durch mangelnde Durchblutung wie z. B. Tinnitus), fördert die Nährstoffaufnahme im Darm und verbessert die Blutqualität. Stärkt das Immunsystem und die Wundheilung. Gut als Vitalisierungs- und sinnliches Bad.

Einstufung: Intensiv wirkender Heilstein.

Herstellung: Direktes Einlegen, Wasserdampfmethode, Einleiten mit Kristallen, Wassergläser auf Granatscheiben. Die Kochmethode wäre theoretisch auch möglich, schadet vielen Granaten jedoch, da diese oft Risse haben und zerspringen können.

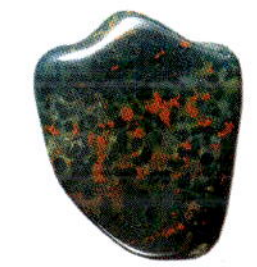

Heliotrop – Abgrenzung und Kontrolle

Indikationen: Schutz, Abgrenzung, Abwehr unerwünschter Einflüsse. Verbessert die Kontrolle über das eigene Leben, beruhigt bei Gereiztheit, Aggressivität und Ungeduld, vitalisiert bei Erschöpfung und Müdigkeit. Bester immunstärkender Stein bei akuten Infektionen, Grippe, Erkältungen und Entzündungen aller Art. Heliotrope mit gelben Flecken auch bei Vereiterungen und Abszessen. Gut für Augen, Ohren, Atemwege, Darm, Leber, Galle, Blase und Blutgefäße. Fördert Stoffwechsel, Entgiftung, Entschlackung, Entsäuerung und Lymphfluss. Hilft bei Angina, Halsschmerzen, Husten, Schnupfen, Nebenhöhlen- und Mittelohrentzündungen, Hämorrhoiden, Blasenentzündung und Inkontinenz. Gegen Arteriosklerose (Arterienverkalkung), daher auch vorbeugend gegen Herzinfarkt. Hilfreich bei vielen Herzbeschwerden. Bringt Erleichterung im Geburtsvorgang. Äußerlich angewandt auch bei Insektenstichen und zur Zeckenabwehr. Gutes Vitalisierungsbad. Wirkung wird durch die Kombination mit Ozeanachat (Ozeanjaspis) deutlich verstärkt.

Einstufung: Sanft wirkender Heilstein.

Herstellung: Alle Methoden möglich.

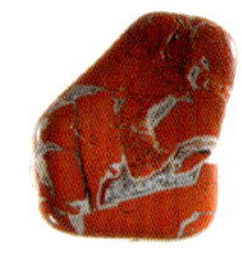

Jaspis rot – Willenskraft und Stärke

Indikationen: Willenskraft, Mut, Konfliktbereitschaft, Aufrichtigkeit, innere Stärke, Standfestigkeit. Regt an, Herausforderungen mit Schwung und Engagement in Angriff zu nehmen und sich selbst unangenehmen Aufgaben zu stellen. Macht lebendig, dynamisch, couragiert, geistig rege, geradlinig und direkt, bringt Energie und fördert die Kriegernatur. Hilft, Ideen tatkräftig zu realisieren. Fördert die Energieverteilung und Wärmeregulierung des Körpers, regt den Kreislauf an und verbessert die Durchblutung. Wirkt fiebertreibend und hilft bei Schwäche und Müdigkeit.

Einstufung: Stark wirkender Heilstein.

Herstellung: Alle Methoden möglich.

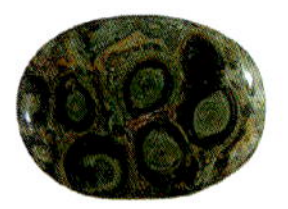

Kabamba-Jaspis – Lebenskraft und Belastbarkeit

Indikationen: Aufbruch, Neubeginn, Lebenskraft, Besonnenheit, Belastbarkeit, Schutz. Hilft, die eigenen Lebenswünsche durchzusetzen, zu realisieren und notfalls zu schützen. Bringt Widerstandskraft gegen äußeren Druck, Fremdbestimmung und Vereinnahmungsversuche. Öffnet für neue Impulse und hilft, diese mit bestehenden Absichten zu vereinbaren. Hilft bei Ängsten, Zweifeln und Sorgen. Entgiftet, entschlackt, stärkt das Immunsystem und hilft bei schweren Erkrankungen und Infektionen. Wirksam bei Grippe, Erkältungen und Entzündungen innerer Organe (Lunge, Darm, Magen, Nieren, Blase). Fördert die Funktion der Körperflüssigkeiten, Schleimhäute und der Haut. Öffnet die Hautporen, verbessert die Schweißabsonderung und die damit verbundene Entsäuerung und Entgiftung. Daher sehr gutes Edelsteinwasser für die Sauna oder Entschlackungsbäder.

Einstufung: Sanft wirkender Heilstein.

Herstellung: Alle Methoden möglich, außer der Kochmethode. Von dieser wird abgeraten, da beim Erhitzen möglicherweise Bestandteile dieses Gesteins in Lösung gehen.

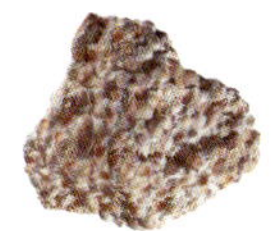

Kalkoolith - Katerstein und Reinigung

Indikationen: Reinigung, Klärung, Aufbau, Sicherheit, (sanfte) Kraft. Befreit von seelischem und mentalem Ballast, bringt Verdrängtes auf sanfte Weise ans Licht und hilft, sich behutsam mit einem Seelenthema nach dem anderen auseinanderzusetzen. Schützt daher gegen Überlastung durch zu viele innere und äußere Auseinandersetzungen. Stabilisiert emotional, hilft bei Überempfindlichkeit, trägt zur seelischen Reinigung und Reinheit bei. Hilft, nachts besser durchzuschlafen, befreit von drängenden Gedanken und »Kopfzerbrechen«. Entschlackt, entgiftet, mobilisiert die körperlichen Reinigungskräfte und hilft daher auch bei stoffwechselbedingten Kopfschmerzen (selbst beim »Kater« nach abendlichen Ausschweifungen). Stärkt Leber, Magen und Darm, fördert die Ausscheidung und wirkt fiebersenkend.

Einstufung: Sanft wirkender Heilstein.

Herstellung: Direktes Einlegen (Rohsteine sehr gründlich putzen!), Reagenzglasmethode, Einleiten mit Kristallen, Wassergläser auf Kalkoolithscheiben oder Rohsteinen.

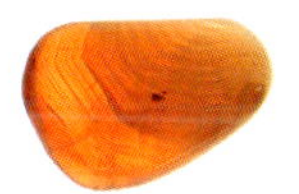

Karneol – Mut und Überwindung (Kontaktfreude)

Indikationen: Hilfsbereitschaft, Motivation, Kontaktfreude, Tatkraft, Mut, Standfestigkeit, Überwindungskraft. Fördert Idealismus und Gemeinschaftssinn, hilft, Hemmungen abzubauen und sich zu trauen. Gibt Kraft, sich Schwierigkeiten zu stellen und energisch für etwas einzutreten. Bringt Realitätssinn bei Verwirrung, hilft, Probleme unverzüglich und pragmatisch zu lösen, Begonnenes zu Ende zu führen und seine Pflicht zu erfüllen. Hebt die Stimmung und bringt gute Laune. Stabilisiert den Kreislauf, hilft bei niedrigem Blutdruck, regt die Nährstoffaufnahme im Dünndarm an, verbessert die Blutqualität und Durchblutung, hilft bei offenen Beinen und leichten Blutungen (auch Nasenbluten). Wirkt fiebertreibend, regt den Stoffwechsel an und lindert rheumatische Beschwerden. Gut als Vitalisierungsbad.

Einstufung: Sanft wirkender Heilstein.

Herstellung: Direktes Einlegen, Kochmethode, Reagenzglasmethode, Einleiten mit Kristallen.

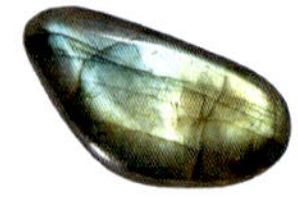

Labradorit – Phantasie und Illusion

Indikationen: Phantasie, Kreativität, Ideenfülle, Begeisterung, Betrachten der Welt mit staunenden Augen. Vermittelt Gefühlstiefe, stärkt die Feinfühligkeit und Empfindungsfähigkeit. Bringt vergessene Erinnerungen hervor, fördert Intuition, Medialität und künstlerische Begabung, insbesondere das Gefühl für stimmige Zusammenhänge. Ist genau deshalb jedoch ein Illusionskiller: Lässt Vorstellungen und Ideen zunächst plastisch und bunt werden, führt dann in der Reflektion jedoch deren wahren Gehalt vor Augen – befreiend oder enttäuschend. Verbessert das Körpergefühl, vermindert Kälteempfindlichkeit, hilft bei Erkältungen, Rheuma und Gicht. Wirkt beruhigend und blutdrucksenkend. Weißer Labradorit reguliert darüber hinaus den weiblichen Hormonzyklus und hilft bei Menstruationsbeschwerden.
Einstufung: Stark wirkender Heilstein.
Herstellung: Alle Methoden möglich.

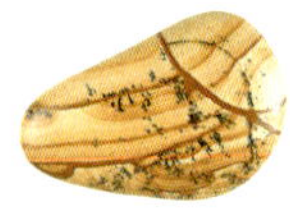

Landschaftsjaspis – Ausdauer und Durchhaltevermögen

Indikationen: Ausdauer, Standfestigkeit, Beharrlichkeit, Durchhaltevermögen, Bescheidenheit, Einfachheit. Gibt Kraft bei langanhaltender Belastung, hilft, Schwierigkeiten zu ertragen und Misserfolge zu überwinden. Regt die Verarbeitung von Erfahrungen an und bringt Tatkraft und Sicherheit. Gut für Magen, Milz, Bauchspeicheldrüse (Pankreas) und Darm. Fördert die Verdauung und Ausscheidung, das Immunsystem und die Reinigung des Bindegewebes. Daher auch hilfreich bei Nahrungsmittelunverträglichkeiten, Allergien und Heuschnupfen.
Einstufung: Sanft wirkender Heilstein.
Herstellung: Alle Methoden möglich.

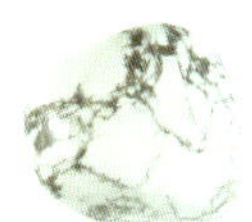

Magnesit – Entspannung und Nachgiebigkeit

Indikationen: Selbstannahme, Selbstliebe, Entspannung, innere Ruhe, Geduld, Friedfertigkeit, Nachgiebigkeit (ohne Selbstverleugnung!). Hilft hinzuhören und sich selbst etwas in den Hintergrund zu stellen. Wirkt beruhigend, hilft bei Nervosität, Ängstlichkeit und Gereiztheit, lindert Stress. Regt an, Dinge einfach »geschehen zu lassen« statt großen Aufwand zu betreiben. Entgiftet, entsäuert, lindert Schmerzen, Verspannungen, Koliken und Krämpfe, hilft bei Magnesiummangel (z. B. bei Wadenkrämpfen), Migräne, Kopfschmerzen, nächtlichem Zähneknirschen, Muskelkater und Zerrungen. Beugt Gefäßablagerungen und Herzinfarkt vor. Gut für Magen, Darm und Gallenblase, hilft bei Sodbrennen, Übelkeit und Gliederschmerzen. Regt den Stoffwechsel an und hilft daher auch beim Abnehmen. Gut als Entspannungsbad. Mit Dolomit und Serpentin Bestandteil des »Muskelbalsams« (siehe dort).

Einstufung: Sanft wirkender Heilstein.

Herstellung: Direktes Einlegen, Reagenzglasmethode (bei bröseligen Rohsteinen), Einleiten mit Kristallen, Wassergläser auf Magnesitscheiben.

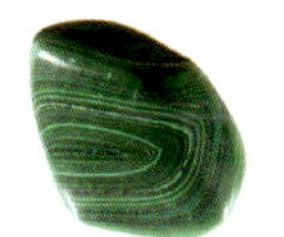

Malachit – Intensität und Abenteuer

Indikationen: Intensives Leben, Abenteuerlust, Risikofreude, Interesse, Neugier, Ästhetik, Schönheit, Verführung, Sinnlichkeit, Freundschaft und Gerechtigkeit. Macht Wünsche, Bedürfnisse und Ideale bewusst, weckt Träume und Erinnerungen, bringt Gefühlstiefe, nimmt Hemmungen und fördert den Gefühlsausdruck. Hilft bei sexuellen Schwierigkeiten durch vergangene negative Erfahrungen. Stärkt die Beobachtungsgabe, Konfrontationsfähigkeit und die Verarbeitung von Wahrnehmungen. Regt die Gehirntätigkeit an, stärkt die Nerven, entgiftet, entsäuert, fördert Leber und Galle, hilft bei Übelkeit und Erbrechen, Rheuma und Gicht. Unterstützt die Entwicklung der weiblichen Geschlechtsorgane, erleichtert die Geburt (»Hebammenstein«) und hilft bei Menstruationsbeschwerden. Hier auch sehr gut in Kombination mit Chrysokoll und Türkis.

Einstufung: Intensiv wirkender Heilstein.

Herstellung: Direktes Einlegen (nur in kaltes Wasser und nur zwei bis vier Stunden!), Reagenzglasmethode, Einleiten mit Kristallen, Wassergläser auf Malachitscheiben.

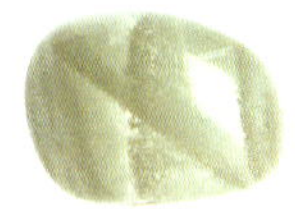

Mondstein – Intuition und Gefühlstiefe

Indikationen: Gefühlstiefe, verfeinerte Wahrnehmung, Einfühlungsvermögen, Offenheit für Eingebungen und Impulse. Steigert die Intuition bis zur Hellsichtigkeit, fördert luzides Träumen (insbesondere zu Vollmond) und die Traumerinnerung. Hilft bei Mondsüchtigkeit, wenn das Edelsteinwasser bereits ab Neumond eingenommen wird. Bringt Hormonzyklen und Naturrhythmen in Einklang, erleichtert Hormonumstellungen und hilft daher bei Beschwerden in der Pubertät (auch bei Pubertätsakne), während der Menstruation, zu Beginn der Schwangerschaft, nach Geburten und im Klimakterium. Fördert die Fruchtbarkeit der Frau. Regt die Tätigkeit der Zirbeldrüse an, unterstützt die Normalisierung des eigenen Tag- und Nachtrhythmus und hilft bei Schlafstörungen.

Einstufung: Stark wirkender Heilstein.

Herstellung: Direktes Einlegen, Kochmethode, Wasserdampfmethode, Einleiten mit Kristallen. Mondsteinwasser variiert in der Intensität mit dem Mondzyklus. Am stärksten wirkt das zu Vollmond angesetzte Wasser.

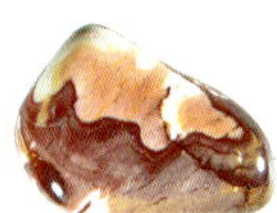

Mookait – Spaß und Abwechslung

Indikationen: Wunsch nach Abwechslung, Spaß und neuen Erlebnissen. Hilft, Erfahrungen innerlich zu verarbeiten. Bringt in die Mitte, verbindet innere Ruhe und Abenteuerlust zur aktiven Meditation im Alltag. Fördert Beweglichkeit, Flexibilität und kreative Problemlösung durch die Fähigkeit, verschiedene Standpunkte einzunehmen. Stärkt das Immunsystem, verbessert die Blutreinigung in Leber und Milz. Fördert die Wundheilung, hilft bei Vereiterungen. Stärkt die Verdauung und hilft bei Magen- und Darmbeschwerden, Übelkeit und Verstopfung. Gutes Vitalisierungsbad.

Einstufung: Sanft wirkender Heilstein.

Herstellung: Alle Methoden möglich.

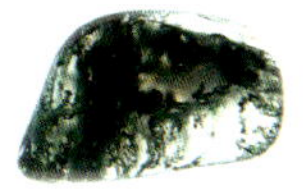

Moosachat – Befreiung und Inspiration

Indikationen: Befreiung von geistigen Ketten und Verhaftungen, Zuversicht, Hoffnung, Inspiration und neue Initiative. Erholung, Auflösung von Ängsten, Druck und Belastungen, tiefgreifende Reinigung (geistig, seelisch und körperlich). Fördert Bewusstheit, Kommunikationsfähigkeit und regen Verstand. Reinigt Bindegewebe, Schleimhäute (Atemwege) und Lymphe. Wirkt stark anregend auf den Lymphfluss, verbessert die Ausleitung von Giften und Schlacken. Hilft bei Diabetes, Grippe, Erkältungen, Husten, hartnäckigen Infekten, Allergien, Entzündungen, Lymphstau, Lymphknotenschwellungen und Gliederschmerzen, wirkt immunstärkend, fiebersenkend und lindert Wetterfühligkeit. Gut als Reinigungsbad sowie mit Chalcedon und Opal Bestandteil des Lymphwassers (siehe dort).

Einstufung: Stark wirkender Heilstein. Die Einnahmemenge kann aber dennoch von 200 ml (1 Trinkglas) bis zur »unbegrenzten« Menge gesteigert werden.

Herstellung: Alle Methoden möglich.

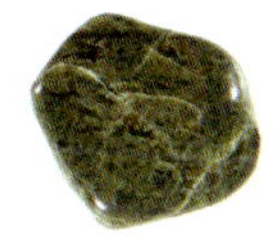

Nephrit – Harmonie und Balance

Indikationen: Ausgeglichenheit, Harmonie, innere Balance, Sicherheit, Neutralität und Toleranz. Schutzstein gegen aggressive Einflüsse, ermöglicht, die eigene Identität zu wahren und äußerem Druck zu widerstehen. Hilft, Spannungen, Kummer und heftige Emotionen abzubauen, inneren Frieden zu finden und mildert Aggressivität. Hilft bei Unentschlossenheit, Zweifel und sinnlosem Grübeln. Macht entscheidungsfreudig, kreativ, entschlossen und handlungsfähig. Hilfreich, wenn Schwierigkeiten und Probleme »an die Nieren gehen«. Verbessert auch körperlich die Nierenfunktion, lindert Nierenentzündungen, beugt Ablagerungen in den Harnwegen und Nierensteinen vor. Hilft bei Blasenbeschwerden (Harnverhalten), reguliert den Wasserhaushalt und fördert die Entgiftung der Körperflüssigkeiten und Gewebe. Hilft bei Ohrenbeschwerden wie Tinnitus und Gleichgewichtsstörungen. Gut als Reinigungsbad.

Einstufung: Sanft wirkender Heilstein.

Herstellung: Alle Methoden möglich.

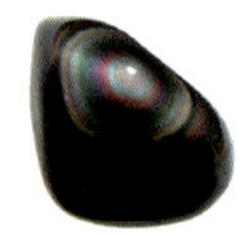

Obsidian – Bewusstsein und Hellsichtigkeit

Indikationen: Selbsterkenntnis, Bewusstheit, Integration der eigenen Schattenanteile, Auflösen von Tabus und festgefahrenen Glaubens-, Kommunikations- und Verhaltensmustern. Schärft Verstand und Sinne, fördert die Hellsichtigkeit (Aurasehen, Wahrnehmung energetischer Phänomene). Löst Schocks, Blockaden, Angst und Traumatisierungen auf. Vertieft die Empfindungsfähigkeit, bringt verborgene Erinnerungen, innere Bilder und vergessene Fähigkeiten ans Licht. Löst Schmerzen, Verspannungen und Gefäßverengungen auf, verbessert Wärmeregulierung, Durchblutung (selbst bei Raucherbein!), Blutstillung, Wundheilung und die Auflösung von Blutergüssen. Wichtig bei Unfällen, Verletzungen, Zerrungen und Verstauchungen, daher Bestandteil des Notfallwassers (siehe dort).

Einstufung: Intensiv wirkender Heilstein.

Herstellung: Alle Methoden möglich. Bei der Kochmethode können Gold-, Silber- und Regenbogenobsidiane möglicherweise Ihre speziellen Lichteffekte verlieren.

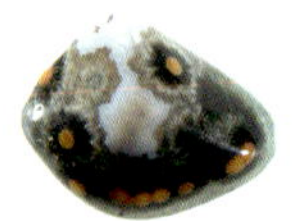

Ozeanachat (Ozeanjaspis) – Hoffnung und Erneuerung

Indikationen: Lebenskraft, Hoffnung, Erneuerung, Regeneration, Bewusstsein der Fülle und unbegrenzten Möglichkeiten, Tatkraft, Kreativität, Verbesserung des Lebens. Macht positiv, belastbar, gelassen, hilft Konflikte zu lösen, gut bei Erschöpfung, fördert guten Schlaf. Stärkt das Immunsystem, fördert Entgiftung und Entschlackung, verbessert den Lymphfluss sowie die Ver- und Entsorgung aller Körperzellen, Gewebe und Organe. Hilft bei Migräne, Diabetes, Schilddrüsenbeschwerden, Allergien, Neurodermitis, Grippe, Erkältungen, Husten, Lymphknotenschwellungen, Ödemen, Gliederschmerzen, Fieber, hartnäckigen Infektionen (Bakterien, Viren und Pilze), Entzündungen, Vereiterungen, offenen Beinen, Zysten, Myomen und Tumoren, auch bei Krebs. Gut für Haut, Schleimhäute, Atemwege, Ohren, Augen und Hohlorgane (Magen, Darm, Blase, Prostata, Gebärmutter), Nieren, Leber, Gallenblase, Prostata, Keimdrüsen (Hoden und Eierstöcke), Fruchtbarkeit, Zellerneuerung und -regeneration. Kann zur Immunstärkung gut mit äußerlich getragenem Heliotrop oder Moosachat kombiniert werden. Auch als Bad zur Reinigung und Regeneration. In der »Fünf-Elemente-Mischung« (siehe dort) für die Wandlungsphase Holz.

Einstufung: Sanft wirkender Heilstein.

Herstellung: Alle Methoden möglich.

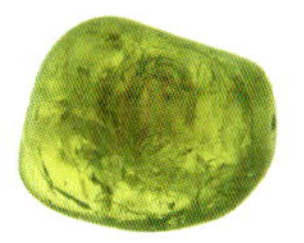

Peridot – Unabhängigkeit und Selbstbestimmung

Indikationen: Regt an, das eigene Leben zu leben und Weisheit durch Lebenserfahrung zu erlangen. Hilft aus Fremdbestimmung, löst Belastungen aus Selbstvorwürfen, schlechtem Gewissen und Schuldgefühlen auf. Fördert die Entladung von aufgestautem Ärger und Wut. Ermöglicht, Fehler einzugestehen und zu verzeihen. Macht Versäumnisse bewusst und hilft, Schaden wieder gut zu machen. Regt Entgiftung und Entschlackung an (speziell auch des Fettgewebes), fördert Leber, Galle, Dünndarm und Stoffwechsel. Hilft bei Hautproblemen, auch gegen Warzen und Pilzinfektionen.

Einstufung: Intensiv wirkender Heilstein.

Herstellung: Direktes Einlegen, Kochmethode, Einleiten mit Kristallen.

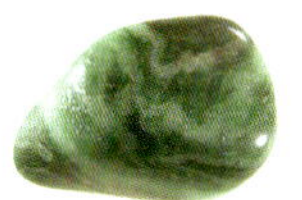

Prasem/Prasemquarz – Loslassen und Gelassenheit

Indikationen: Sanftmut, Balance zwischen Beherrschung und Kontrolle sowie Loslassen und Gelassenheit. Lindert hitziges Gemüt, Zorn und Wutausbrüche, wirkt beruhigend, hilft nachtragenden Menschen, sich wieder zu versöhnen. Ermöglicht bei heftigen Emotionen die Kontrolle zu wahren. Macht ruhiger, einfacher und pragmatischer. Wirkt schmerzlindernd und fiebersenkend, lässt Schwellungen und Prellungen abklingen, hilft bei Blasenbeschwerden, insbesondere Harnverhalten. Äußerlich angewandt auch bei Insektenstichen. Wichtigster Heilstein bei Hitzschlag, Sonnenbrand und Sonnenstich, hier auch in Kombination mit Aventurin. Auch wirksam bei leichten Verbrennungen (sonst besser blauer Turmalin). Gemeinsam mit Aventurin auch bei Schuppenflechte (Psoriasis). Gutes Entspannungsbad.

Einstufung: Sanft wirkender Heilstein.

Herstellung: Alle Methoden möglich (Prasemquarz).

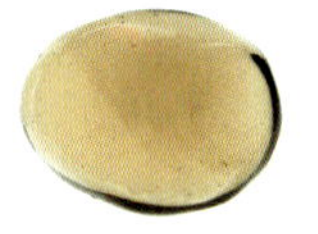

Rauchquarz – Stressabbau und Schmerzlinderung

Indikationen: Entspannung, Stressabbau, Belastbarkeit, Handlungsfähigkeit, Selbstbeherrschung, Entschlossenheit, Durchhaltevermögen. Hilft, Schmerzen, Sorgen, Leid, Anstrengung und schwierige Situationen zu ertragen. Gibt die Kraft, große Herausforderungen zu meistern. Macht realitätsbewusst, hilft, Begonnenes zu Ende zu führen und Ziele zu erreichen. Verbessert die Kontrolle über das eigene Leben, macht das Denken klar, nüchtern und pragmatisch, fördert die Konzentration. Lindert Schmerzen und löst Verspannungen und Verkrampfungen, insbesondere bei Nacken- und Rückenbeschwerden. Hilft bei Darmbeschwerden durch große Anspannung sowie bei stressbedingter Immunschwäche (in Kombination mit Chrysopras daher auch bei Pilzinfektionen). Stärkt die Nerven, hilft Strahleneinflüsse zu verarbeiten und lindert Strahlenschäden. Sehr gut bei häufigen Belastungen durch hochfrequente Strahlungen (z. B. Röntgen) – bei Elektrosmog dagegen ist schwarzer Turmalin (Schörl) besser. Gut als Stressminderungsbad.

Einstufung: Sanft wirkender Heilstein.

Herstellung: Direktes Einlegen, Wasserdampfmethode, Einleiten mit Kristallen, Wassergläser auf Rauchquarzscheiben.

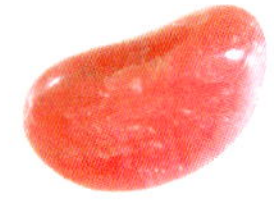

Rhodochrosit – Aktivität und Enthusiasmus

Indikationen: Aktivität, Lebendigkeit, Liebe, Erotik, Sexualität, Dynamik, Wachheit, Geschäftigkeit, Ideenreichtum, Arbeitsfreude, positive Lebenseinstellung, Enthusiasmus. Bringt Energie, wirkt stimmungsaufhellend, macht leicht und beschwingt, hilft bei Müdigkeit, Schwäche und Erschöpfung. Daher auch beliebtes steinheilkundliches »Dopingmittel«. Regt Kreislauf, Blutdruck, Nieren und Keimdrüsen (Hoden und Eierstöcke) an. Macht Blutgefäße elastisch, hilft bei Migräne, Unterleibsbeschwerden und Durchblutungsstörungen. Auch als sinnliches Bad.

Warnung: Als Edelsteinwasser nicht bei Bluthochdruck! Müdigkeit und Erschöpfung nicht zu lange mit Rhodochrosit überspielen, Gefahr der völligen Verausgabung!

Einstufung: Intensiv wirkender Heilstein.

Herstellung: Direktes Einlegen, Reagenzglasmethode (bei empfindlichen Rohsteinen oder kalkhaltigem Wasser, denn Rhodochrosit setzt gerne Kalk an!), Einleiten mit Kristallen, Wassergläser auf Rhodochrositscheiben.

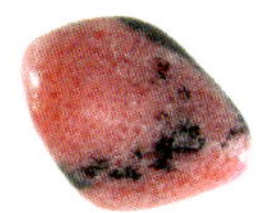

Rhodonit – Heilung und Verzeihen

Indikationen: Versöhnung, Verzeihen, Verständnis, Freundschaft. Fördert konstruktive Konfliktlösung statt Streit sowie Besonnenheit in Extremsituationen. Ermöglicht, seelische Verletzungen, Unrecht, Beleidigungen, gärende Wut und Ärger, Rachegedanken, Leid, Frustration, Angst, Panik, Verwirrung und Ohnmachtsgefühle zu überwinden und loszulassen. Hilft, das Leben anzunehmen, bringt geistige Klarheit und Bewusstheit. Stärkt Herz und Kreislauf und fördert die Fruchtbarkeit. Hilft bei Muskelschwäche, Zahnfleischerkrankungen, Magengeschwüren, Autoimmunerkrankungen, Multipler Sklerose, offenen Beinen, Blutergüssen, Hämorrhoiden und körperlichen Verletzungen aller Art. Rhodonit ist der Wundheilstein Nr. 1, wirkt schmerzlindernd, löst Schocks auf und vermindert Narbenbildungen. Daher Bestandteil des Notfallwassers (siehe dort). Äußerlich angewandt auch bei Akne, Herpes, Insektenstichen und zur Zeckenabwehr.

Einstufung: Sanft wirkender Heilstein.

Herstellung: Alle Methoden möglich, die Kochmethode jedoch nur, wenn keine schwarzen Manganoxid-Einschlüsse im Stein sind.

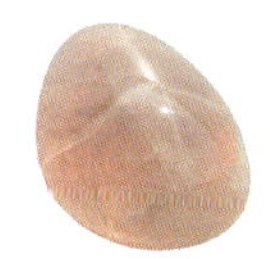

Rosenquarz – Herzlichkeit und Mitgefühl

Indikationen: Herzenskraft, Herzlichkeit, Liebe (Liebesfähigkeit und Selbstliebe), Mitgefühl, Empfindsamkeit, Einfühlungsvermögen, Intuition, Sinnlichkeit, Romantik, Genussfreude, Wohlgefühl. Macht die eigenen Bedürfnisse bewusst, bringt Vitalität und Tatkraft, aber auch Gemütsruhe. Fördert das Streben nach seelischer Erfüllung. Reguliert die Funktionen von Herz und Kreislauf, stärkt das Herz, verbessert die Gewebsdurchblutung, kräftigt die Geschlechtsorgane und fördert die Fruchtbarkeit der Frau. Hilft bei sexuellen Schwierigkeiten. Gut als sinnliches Bad. In der »Fünf-Elemente-Mischung« (siehe dort) für die Wandlungsphase Feuer. Macht die Haut weich und samtig, daher auch gutes Bad für die Haut.

Einstufung: Sanft wirkender Heilstein.

Herstellung: Alle Methoden möglich.

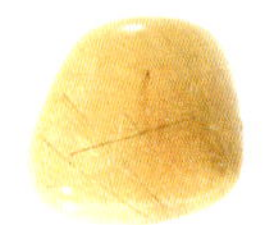

Rutilquarz – Unabhängigkeit und Weite

Indikationen: Freiheit, Weite, Aufrichtigkeit, Unabhängigkeit, geistige Größe, Visionskraft. Wirkt stimmungsaufhellend und antidepressiv, befreit von Beklemmungen und uneingestandenen Ängsten. Regt an, sich von Verstrickungen in vermeintliche Sachzwänge zu lösen, hilft, »groß zu denken« und den eigenen Visionen zu folgen, neue Lebenskonzepte zu entwickeln und der Zukunft mit Hoffnung und Zuversicht zu begegnen. Hilft bei sexuellen Problemen durch Anspannung, wie z. B. Potenzstörungen und vorzeitigem Samenerguss. Regt die Zellregeneration an und hilft bei Verstopfung und Darmbeschwerden. Wirkt schleimlösend bei Husten, hilft bei Allergien, chronischer Bronchitis, Asthma, Atem- und Herzbeschwerden. Fördert das Wachstum, eine aufrechte Haltung und hilft daher bei Haltungsschäden, Rücken- und Wirbelsäulenproblemen.

Einstufung: Sanft wirkender Heilstein.

Herstellung: Direktes Einlegen, Kochmethode, Wasserdampfmethode, Einleiten mit Kristallen, Wassergläser auf Rutilquarzscheiben.

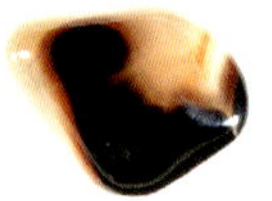

Sardonyx – Sinneswahrnehmung und Tugend

Indikationen: Selbstüberwindung, Aufrichtigkeit, Tugend, Freundlichkeit, Hilfsbereitschaft, Zuversicht, Freude und Selbstvertrauen. Intensiviert die Wahrnehmung, fördert alle Sinnesorgane: Verbessert Geruchs- und Geschmackssinn, Sehfähigkeit und Gehör. Hilft auch bei Tinnitus (Ohrgeräuschen). Regt alle Körperflüssigkeiten an, fördert Lymphfluss und Durchblutung sowie die Tätigkeit von Milz und Darm. Stärkt das Immunsystem und hilft, Krankheiten richtig auszuheilen (verhindert Rückfälle!). Daher auch gut bei Grippe, Erkältungen, Halsschmerzen, Mittelohrentzündungen und Gliederschmerzen. Verbessert Nährstoffaufnahme, Zellstoffwechsel und Ausscheidung.

Einstufung: Sanft wirkender Heilstein.

Herstellung: Alle Methoden möglich (auch Achate mit der natürlichen Farbkombination schwarz-weiß-rot gelten als Sardonyx).

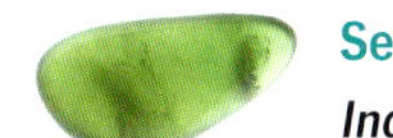

Serpentin – Schutz und Frieden

Indikationen: Selbstbestimmung, Schutz, Abgrenzung, innerer Frieden, Versöhnung, Kompromissbereitschaft, Toleranz, Fürsorge, Unterstützung, gegenseitige Hilfe. Schützt gegen Fremdbeeinflussung, lindert Nervosität, Stress und Anspannung, gleicht Stimmungsschwankungen aus. Hilft bei sexuellen Schwierigkeiten und Orgasmusblockaden durch innere Anspannung. Macht locker und gelöst, hält die Muskeln geschmeidig, hilft bei Magnesiummangel, Muskelverspannungen und Folgen von Überanstrengung, Verletzungen oder Zerrungen. Entspannt, lindert Schmerzen, Krämpfe und Koliken, hilft auch bei Menstruationsbeschwerden und Migräne. Entgiftet und entsäuert, hilft bei Herzrhythmusstörungen, Nieren-, Magen-, Gallen- und Darmbeschwerden, Durchfall und Verstopfung. Gut als Entspannungsbad. Mit Dolomit und Magnesit Bestandteil des »Muskelbalsams« (siehe dort). Äußerlich angewandt auch zur Zeckenabwehr.

Einstufung: Sanft wirkender Heilstein.

Herstellung: Direktes Einlegen, Wasserdampfmethode, Reagenzglasmethode (bei der asbesthaltigen Varietät »Silberauge«), Einleiten mit Kristallen, Wassergläser auf Serpentinscheiben, Wasser in Serpentinschalen.

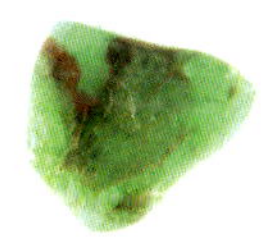

Smaragd – Orientierung und Sinnfindung

Indikationen: Geistiges Wachstum, Zielstrebigkeit, Schönheit, Harmonie, Gerechtigkeit, Freundschaft, Liebe, Einigkeit zwischen Partnern. Regt an, intensiv zu leben, hält geistig jung und bringt Klarheit, Wachheit, Weitblick, Teamgeist, Ausgeglichenheit, Offenheit, Erholung und Regeneration. Hilft, Schicksalsschläge zu überwinden sowie Orientierung und Sinn im Leben zu finden. Stärkt das Immunsystem und hilft bei Infektionen und Entzündungen (insbesondere der Atemwege, Nasennebenhöhlen, Augen und Ohren, aber auch in allen anderen Körperbereichen). Smaragdwasser ist ein hervorragendes Schnupfen- und Erkältungsmittel! Stärkt Herz, Leber, Galle und Darm, wirkt entgiftend und hilft bei Rheuma und Gicht. Guter Augenheilstein, hilft bei Schmerzen, Krämpfen, Kopfweh, Wachstumsstörungen, Neurodermitis und Epilepsie. Gut auch als Reinigungsbad.

Einstufung: Intensiv wirkender Heilstein.

Herstellung: Direktes Einlegen, Wasserdampfmethode, Einleiten mit Kristallen.

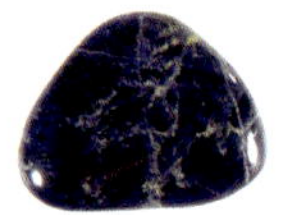

Sodalith – Idealismus und Wahrheitssuche

Indikationen: Bewusstheit, Wahrheitsstreben, Idealismus, Selbstannahme, Treue zu sich selbst, Wahrung der eigenen Selbstbestimmung und Wahlfreiheit. Löst Schuldgefühle, unbewusste Verhaltensmuster sowie einengende Vorstellungen, Dogmen und fixe Ideen auf. Hilft, zu sich selbst zu stehen, ehrlich nach Verbesserung zu streben, Ordnung zu schaffen und der eigenen Überzeugung in Worten und Taten Ausdruck zu verleihen. Stärkt die Sehnsucht nach Freiheit. Heilt Beschwerden von Hals, Kehlkopf und Stimmbändern (Heiserkeit oder Stimmverlust), wirkt kühlend und fiebersenkend, hilft bei Bluthochdruck und reguliert den Wasserhaushalt. Daher auch gut für Nieren und Blase sowie bei trockenen Augen, Schleimhäuten und trockener Haut. Fördert die Flüssigkeitsaufnahme und bringt als Edelsteinwasser das natürliche Durstgefühl wieder.

Einstufung: Sanft wirkender Heilstein.

Herstellung: Alle Methoden möglich.

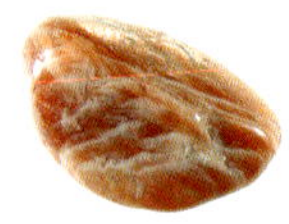

Sonnenstein – Optimismus und Lebensbejahung

Indikationen: Lebensfreude, Lebensbejahung, Glück, Optimismus, Selbstvertrauen, Selbstannahme, Erkennen der eigenen Fähigkeiten und Stärken durch wohlwollende Selbstwahrnehmung. Hilft, an sich selbst zu glauben und Gefühle der Benachteiligung und des Versagens aufzulösen. Wirkt stimmungsaufhellend, antidepressiv und steigert das Selbstwertgefühl. Hilft bei Ängsten und Sorgen, bringt Zuversicht und Mut nach dem Motto »Frechheit siegt!«. Stimuliert das vegetative Nervensystem und harmonisiert das Zusammenspiel aller inneren Organe. Stärkt dadurch insbesondere Stoffwechsel und Verdauung, verbessert die Blutqualität und stabilisiert den Kreislauf. Regt die Selbstheilkräfte an. Gut als aufheiterndes Bad.

Einstufung: Intensiv wirkender Heilstein.

Herstellung: Direktes Einlegen, Einleiten mit Kristallen.

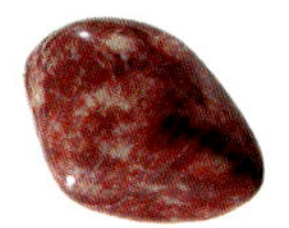

Thulit – Lust und Sexualität

Indikationen: Lebenskraft, Lust, Sinnlichkeit, Neugier und Erfindungsgabe. Bringt Freude an der Sexualität sowie an Schönheit, Abenteuer und Romantik. Vermittelt Stärke und Mut und regt an, die eigene Kreativität durch Widerstände und Herausforderungen nicht mindern, sondern inspirieren zu lassen. Animiert, das Leben in vollen Zügen zu genießen, in Gefühlen zu schwelgen und sich hemmungslos auszuleben. Fördert die Fruchtbarkeit, hilft bei Potenzstörungen und Erkrankungen der Hoden, Eierstöcke und Geschlechtsorgane. Regt die Regeneration an und stärkt bei Müdigkeit, Schwäche und Erschöpfung, insbesondere nach starker Verausgabung. Fördert die Blutbildung und Blutreinigung in Leber und Milz, verbessert die Blutqualität und die Durchblutung. Sehr gut als sinnliches Bad.

Einstufung: Intensiv wirkender Heilstein.

Herstellung: Alle Methoden möglich.

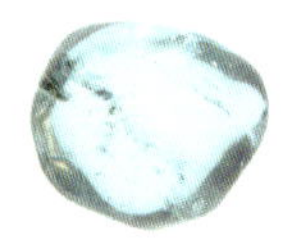

Topas – Selbstverwirklichung und innerer Reichtum

Indikationen: Selbstverwirklichung, Offenheit, Ehrlichkeit, erfülltes Leben, innerer Reichtum, Wunscherfüllung, Verlässlichkeit, Selbstvertrauen, Autorität, Durchbruch in der geistigen Entwicklung, Weisheit durch Lebenserfahrung. Hilft, den eigenen Wünschen und Bedürfnissen Raum zu geben und diesen zu wahren. Stärkt die Nerven, verbessert die Verdauung, regt den Stoffwechsel und die Verbrennungsprozesse im Organismus an, steigert den Energiefluss in den Meridianen. Hilft bei Sehschwäche, Bauchschmerzen, Magen- und Darmbeschwerden, Gewichtsverlust und Essstörungen (mitunter auch bei Magersucht). Kann gemeinsam mit Amethyst, Diamant, Fluorit und schwarzem Turmalin (Schörl) als Raumreinigungs-Spray eingesetzt werden.

Einstufung: Stark wirkender Heilstein. Die Einnahmemenge kann aber dennoch von 200 ml (1 Trinkglas) bis zur »unbegrenzten« Menge gesteigert werden.

Herstellung: Direktes Einlegen, Kochmethode, Wasserdampfmethode, Einleiten mit Kristallen.

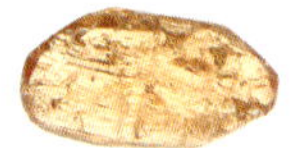

Topas Imperial – Selbstbewusstsein und Großmut

Indikationen: Selbstverwirklichung, Selbstbewusstsein, Selbstsicherheit und Selbstwert. Hilft, sich selbst und die eigenen Fähigkeiten ins richtige Licht zu stellen. Großmut, Charisma, positive Lebenshaltung, gegen Depressionen, für Zuversicht, Mut und Erfolg. Hilft, »große Ideen« zu verwirklichen. Stärkt die Nerven, hilft bei Nervosität und Erschöpfung, macht aktiv und reaktionsfreudiger, regt den Appetit an und hilft bei Wachstums-, Verdauungs- und Essstörungen (mitunter auch bei Magersucht). Aktiviert die Lebensenergie, die Verbrennungsprozesse des Körpers und den ganzen Stoffwechsel. Fördert die Fruchtbarkeit der Frau. Sehr gut auch als aufheiterndes Bad.

Einstufung: Intensiv wirkender Heilstein.

Herstellung: Direktes Einlegen, Kochmethode, Wasserdampfmethode, Einleiten mit Kristallen.

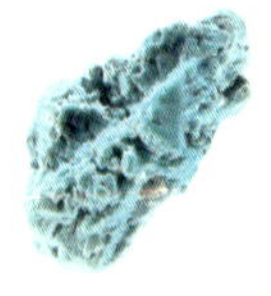

Türkis – Schutz und Schicksalsmeisterung

Indikationen: Selbstbestimmung, Verantwortung für das eigene Leben, Intuition, Voraussicht, Schutz. Macht die selbstgesetzten Ursachen des eigenen Schicksals bewusst und ermöglicht, des eigenen Glückes Schmied zu sein. Hilft aus Opferhaltung heraus und gleicht extreme Stimmungsschwankungen aus. Muntert auf bei Müdigkeit, Niedergeschlagenheit und Erschöpfung. Hilft bei Asthma, Ohrenbeschwerden (auch Tinnitus), Übersäuerung, Rheuma, Gicht und Magenbeschwerden (Übelkeit, Sodbrennen). Wirkt schmerzlindernd, krampflösend und entzündungshemmend, stärkt Leber und Gehirntätigkeit. In Kombination mit Chrysokoll und Malachit sehr gut bei Menstruationsbeschwerden. Gut als Entspannungsbad.

Einstufung: Stark wirkender Heilstein.

Herstellung: Direktes Einlegen, Reagenzglasmethode (vor allem bei nicht ganz muttergesteinsfreien oder gewachsten Steinen), Einleiten mit Kristallen, Wassergläser auf Türkisscheiben.

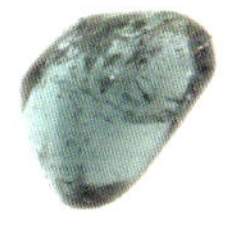

Turmalin blau (Indigolith) – Treue und Ethik

Indikationen: Streben nach geistiger Freiheit, Wahrheitsliebe, Treue, Ethik, Verantwortungsbewusstsein und Toleranz. Hilft bei Hyperaktivität, Wachstums- und Entwicklungsstörungen. Bringt Erleichterung, löst Trauer und blockierte Gefühle. Regt den Wasserhaushalt sowie Nieren und Blase an. Beruhigt die Nerven, wirkt bei Augenleiden wie Schielen und Schwachsichtigkeit sowie bei Blasenbildung. Hilft, dass Brandwunden narbenlos verheilen (hier auch in Kombination mit Chrysokoll) sowie bei Gelenkbeschwerden und Taubheitsgefühlen in den Gliedmaßen.

Einstufung: Stark wirkender Heilstein. Die Einnahmemenge kann aber dennoch von 200 ml (1 Trinkglas) bis zur »unbegrenzten« Menge gesteigert werden.

Herstellung: Direktes Einlegen, Wasserdampfmethode, Einleiten mit Kristallen, Wassergläser auf Turmalinscheiben. Die Kochmethode wäre theoretisch auch möglich, schadet vielen Turmalinen jedoch, da diese in der Hitze leicht zerspringen.

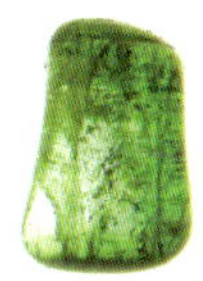

Turmalin grün (Verdelith) – Interesse und Dankbarkeit

Indikationen: Interesse, Lebensfreude, Dankbarkeit für die Wunder des Lebens, Aufgeschlossenheit, Geduld. Für eine positive Lebenseinstellung, auch in schwierigen Umständen. Hilft bei Hyperaktivität, fördert die Zuwendung zu Mitmenschen und Umwelt und ermöglicht, Probleme kreativ zu lösen. Entgiftet, fördert die Ausscheidung (hilft sowohl bei Verstopfung, als auch Durchfall), stärkt Herz, Darm und Funktionsgewebe (Parenchym), hilft bei Rheuma, degenerativen Prozessen und Tumoren. Auch zur Narbenentstörung, bei Augenleiden sowie Gelenkbeschwerden und Taubheitsgefühlen in den Gliedmaßen. Wichtiger Heilstein bei Nervenleiden, idealerweise als »Wassermelonenturmalin« (Turmaline mit rotem Kern und grüner Hülle).

Einstufung: Stark wirkender Heilstein. Die Einnahmemenge kann aber dennoch von 200 ml (1 Trinkglas) bis zur »unbegrenzten« Menge gesteigert werden.

Herstellung: Direktes Einlegen, Wasserdampfmethode, Einleiten mit Kristallen, Wassergläser auf Turmalinscheiben. Die Kochmethode wäre theoretisch auch möglich, schadet vielen Turmalinen jedoch, da diese in der Hitze leicht zerspringen.

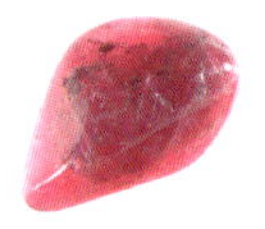

Turmalin rot (Rubellit) – Lebendigkeit und Freude

Indikationen: Lebendigkeit, Freude, Hingabe, Herzlichkeit, Mitgefühl, Zielstrebigkeit, Flexibilität, Fähigkeit zur Korrektur geistiger Zielsetzungen, Unternehmungslust, Kontaktfreude, Charme, Wärme, Sexualität. Stärkt die Funktion von Nerven, Blut, Milz, Leber, Herz und Geschlechtsorganen. Hilft wie alle Turmaline bei der Narbenentstörung, sehnervbedingten Augenleiden sowie Gelenkbeschwerden und Taubheitsgefühlen in den Gliedmaßen. Fördert die seelische und körperliche Stabilität in der Schwangerschaft und bringt guten Kontakt zum ungeborenen Kind. Wunderbar auch als sinnliches Bad.

Einstufung: Stark wirkender Heilstein. Die Einnahmemenge kann aber dennoch von 200 ml (1 Trinkglas) bis zur »unbegrenzten« Menge gesteigert werden.

Herstellung: Direktes Einlegen, Wasserdampfmethode, Einleiten mit Kristallen, Wassergläser auf Turmalinscheiben. Die Kochmethode wäre theoretisch auch möglich, schadet vielen Turmalinen jedoch, da diese in der Hitze leicht zerspringen.

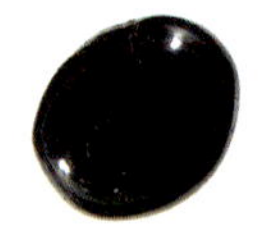

Turmalin schwarz (Schörl) – Schutz und Neutralität

Indikationen: Gelassenheit, Neutralität, Wachheit, Bewusstheit, Unbeeinflussbarkeit, Schutz. Hilft, geistige Beeinflussung abzuwehren und den eigenen Raum frei zu halten. Daher auch mit Amethyst und Bergkristall Bestandteil der Schutzmischung (siehe dort) sowie zur energetischen Raumreinigung. Lindert Stress, verbessert den Schlaf, macht nüchtern, klar, logisch und rational. Hilft bei Strahleneinflüssen, Schmerzen, Verspannungen, Gelenkbeschwerden und Taubheitsgefühlen in den Gliedmaßen. Gut zur Narbenentstörung (hier auch in Kombination mit Chrysokoll), löst energetische Blockaden und verbessert den Energiefluss in den Meridianen. Hilft bei Darmbeschwerden, insbesondere Blähungen und Verstopfung. Gutes Stressminderungsbad.

Einstufung: Stark wirkender Heilstein. Die Einnahmemenge kann aber dennoch von 200 ml (1 Trinkglas) bis zur »unbegrenzten« Menge gesteigert werden.

Herstellung: Direktes Einlegen, Wasserdampfmethode, Einleiten mit Kristallen, Wassergläser auf Turmalinscheiben. Die Kochmethode wäre theoretisch auch möglich, schadet vielen Turmalinen jedoch, da diese in der Hitze leicht zerspringen.

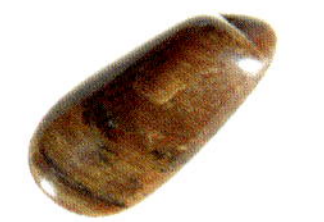

Versteinertes Holz – Erdung und Verwurzelung

Indikationen: Erdung, Stabilität, feste Verwurzelung, Realitätssinn, Wandlungsfähigkeit. Fördert die Harmonie rhythmischer Prozesse und Entwicklungen, hilft, zur rechten Zeit am rechten Ort zu sein. Bringt Zufriedenheit, Erholung, Wohlbefinden und ein gutes Körpergefühl. Hilft, »in die Mitte« zu kommen und sich selbst und das Leben zu akzeptieren. Gut gegen Heimweh. Wirksam zur Nervenberuhigung, für Verdauung, Stoffwechsel und Ausscheidung sowie gegen Übergewicht durch mangelnde Erdung. In der »Fünf-Elemente-Mischung« (siehe dort) für die Wandlungsphase Erde.

Einstufung: Sanft wirkender Heilstein.

Herstellung: Alle Methoden möglich.

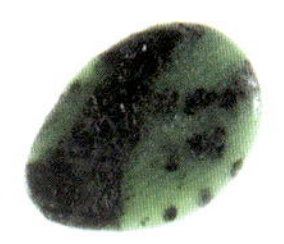

Zoisit – Aufbau und Regeneration

Indikationen: Selbstbestimmung, Selbstverwirklichung, Aufbau, Regeneration. Umsetzung der eigenen Wünsche und Ideen. Schöpferische Kreativität, Ideenfülle, seelische Erfüllung. Ermöglicht, destruktive Einstellungen in eine konstruktive Lebensweise umzuwandeln. Hilft, verschüttete Gefühle wiederzuentdecken und auszudrücken. Bringt Erholung nach Krankheiten oder schweren Belastungen. Fördert die Fruchtbarkeit, hilft bei Erkrankungen der Prostata, Hoden und Eierstöcke. Zoisit mit Rubin stärkt die Potenz. Wirkt immunstärkend, entzündungshemmend, entgiftend und entsäuernd, stärkt die Leber und Nieren, fördert die Zellerneuerung. Hilft auch bei Schuppenflechte (Psoriasis). Gut als Vitalisierungsbad.

Einstufung: Sanft wirkender Heilstein.

Herstellung: Alle Methoden möglich.

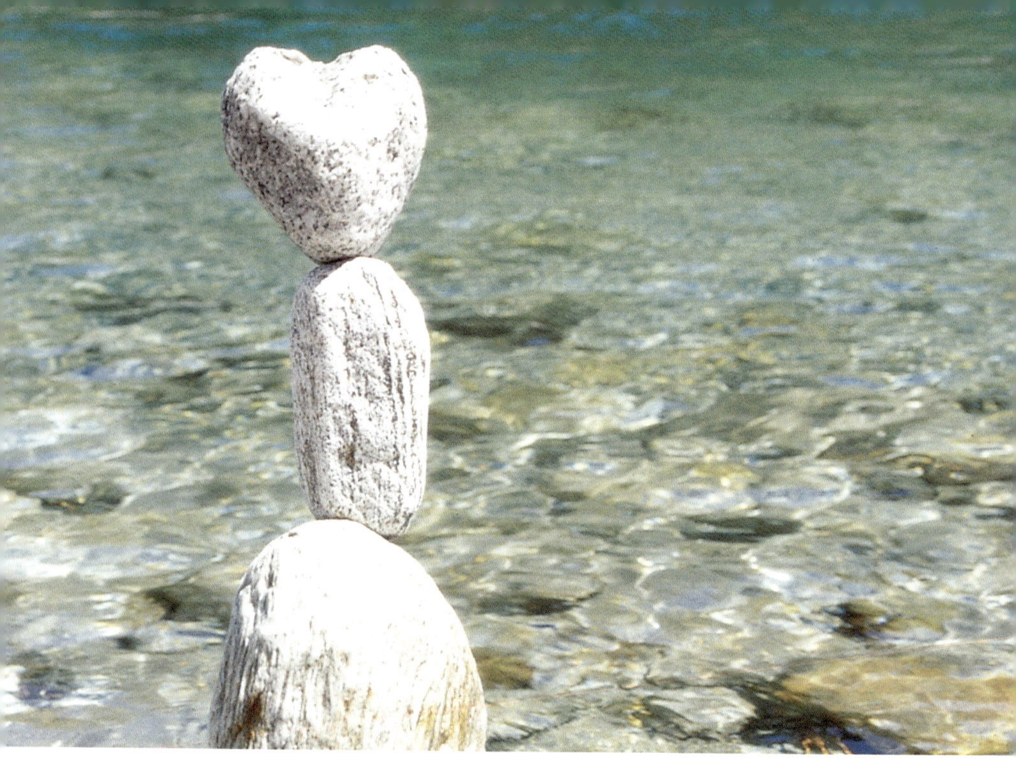

Anhang

Nachweise zum »Gedächtnis« des Wassers

Die Formulierung »Gedächtnis des Wassers« ist nicht korrekt, wenn wir dabei an ein andauerndes Erinnerungsvermögen in der Art des menschlichen Gedächtnisses denken. In diesem Vergleich hat Wasser nur ein »Kurzzeitgedächtnis«: Es speichert Informationen (je nach Situation) für Stunden, Tage oder manchmal auch Wochen. Außerdem werden diese Informationen nicht selektiert und nach Ähnlichkeit und »Zugangsdatum« sortiert, wie in unserem Gedächtnis. Im Wasser werden neue Informationen einfach integriert und mit bestehenden vermengt, so dass eine die andere überlagern oder verdrängen kann. Wasser ist und bleibt immer offen für Neues!

Gerade das macht Wasser jedoch so »informationsfreudig«, dass es *kein* Wasser ohne Informationsgehalt gibt, weder in der Natur, noch im Labor! Dieser Umstand begründet, weshalb Wasser auch Edelstein-Informationen aufnehmen kann. Und die Konsequenzen sollten uns bewusst sein, wenn wir selbst Edelsteinwasser herstellen. Daher möchten wir uns zur Vertiefung hier im Anhang noch einmal detaillierter der Natur des Wassers widmen und die verschiedenen Nachweise darstellen, welche die »Informierbarkeit« des Wassers erkennbar machen.

Tropfbilder

Schon seit 45 Jahren erforscht das Institut für Strömungswissenschaften in Herrischried die ganzheitliche Qualität des Wassers mit der von Theodor Schwenk entwickelten Tropfbildmethode. Hier wird die Beweglichkeit des Wassers als Ausdruck seiner über das Stoffliche hinausgehenden Qualität untersucht. Wird Wasser durch einfallende Tropfen angeregt, breiten sich charakteristische Wellen und Wirbel aus, die je nach Wasserprobe ganz unterschiedlich ausfallen können. Wasser guter Qualität zeichnet sich dabei durch lebendige, schnell wandelnde und zerfließende Strömungsformen aus (Wirbel, Rosetten, Girlanden), während belastetes Wasser vergleichsweise eintönige Strukturen bildet. Stark belastetes Wasser verliert seine Formkraft völlig, so dass simple Scheibenformen ohne Gestaltbildungen entstehen. Die Tropfbildmethode ist eine sehr sensible Methode, Wasserqualitäten bildhaft darzustellen. Schon feinste Einflüsse wie der Kontakt mit bestimmten Stoffen oder astronomische Konstellationen ergeben hier mitunter schon Veränderungen. Das fotografische Festhalten der Strömungsbilder ermöglicht dabei den Vergleich und die Auswertung der verschiedenen Wasserproben.*

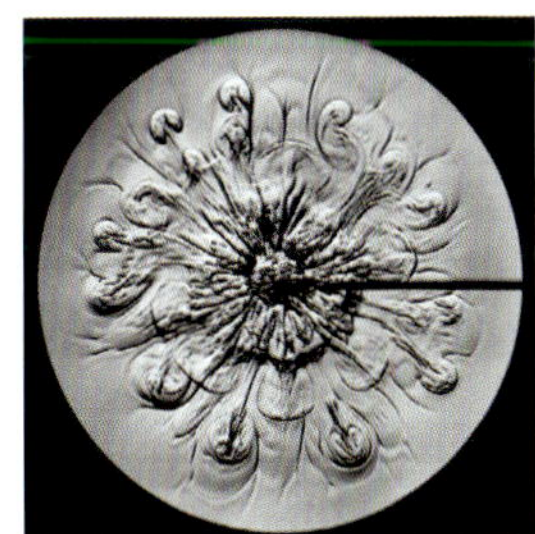
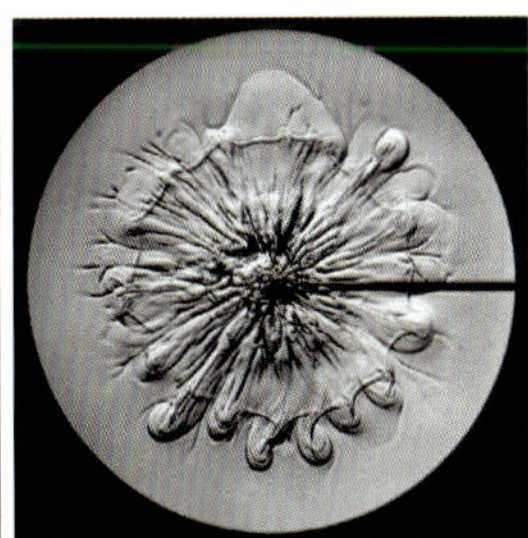
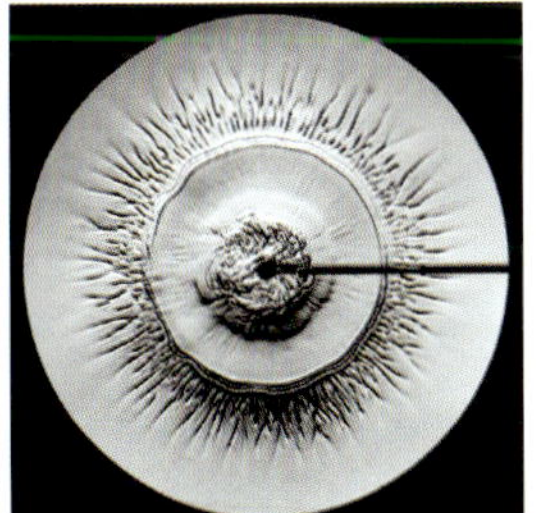

Tropfbilder: Unbelastetes Wasser mit lebendigen Strömungsformen (Tropfbild von reinem Quellwasser); belastetes Wasser mit eintönigeren Strukturen (Tropfbild von Trinkwasser aus Uferfiltrat); stark belastetes Wasser mit simplen Scheibenformen (Waschmittelspuren im Wasser).

* Siehe hierzu im Anhang die Literatur des Instituts für Strömungswissenschaften, Herrischried.

Steigbilder

Eine andere Möglichkeit, die Beweglichkeit und Fließfähigkeit von Wasser zur qualitativen Untersuchung zu nutzen, sind Steigbilder. Diese bildschaffende Methode geht auf eine Anregung Rudolf Steiners an Lili Kolisko und Ehrenfried Pfeiffer im Jahr 1923 zurück. Mit Steigbildern werden in der anthroposophischen Forschung seither Pflanzenextrakte, Medikamente, landwirtschaftliche Produkte oder Lebensmittel auf ihre Qualität untersucht. Dazu wird Löschpapier in die zu untersuchende Flüssigkeit gestellt und das Aufsteigen der Lösung beobachtet. Dabei ist erkennbar, dass dieses Aufsteigen meist nicht gleichmäßig über die ganze Fläche des Löschpapiers erfolgt. Stattdessen zeigen sich oft pflanzenartige Gestaltbildungen, deren Ausdruck deutlich die Bildekräfte und -prozesse in der zu untersuchenden Flüssigkeit widerspiegelt. Wasser kann auf diese Weise ebenfalls untersucht werden, wenn ihm zur Sichtbarmachung Farbstoffe beigemengt werden. Auch Steigbilder offenbaren feinste Veränderungen und Einflüsse bis hin zu den Einwirkungen astronomischer Konstellationen.*

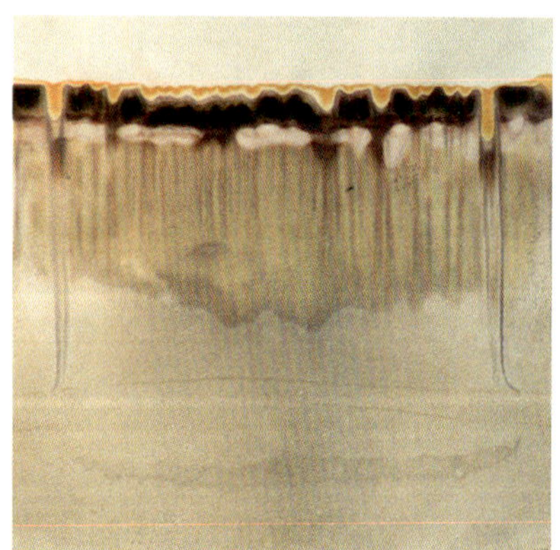

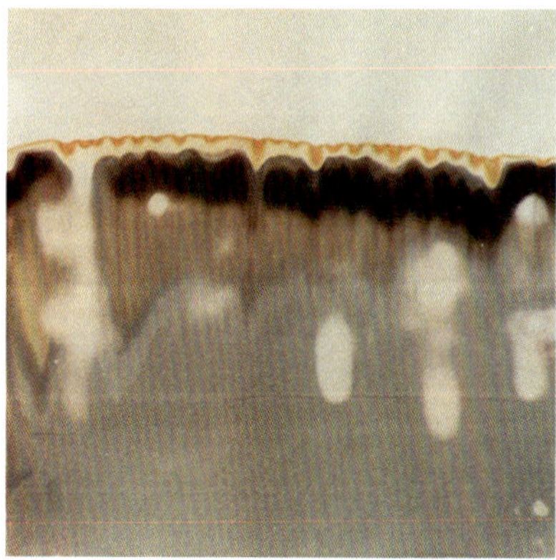

Steigbilder: Gutes Trinkwasser – belastetes Wasser.
Fotos entnommen aus Zerluth/Gienger, »Gutes Wasser«, Neue Erde, Saarbrücken.

* Veröffentlichungen hierzu: Heidi Flückiger, »Bildschaffende Methoden«, Kooperative Dürnau; »Sondernummer zur Steigbildmethode«, Elemente der Naturwissenschaft Nr. 46/1987, Goetheanum Dornach.

Wasserkristalle

Ebenfalls sehr eindrücklich ist die unterschiedliche Gestaltbildung, wenn Wasser gefriert und dabei auskristallisiert. Selbst chemisch identisches Wasser kann dabei ganz unterschiedliche Kristallformen hervorbringen. International bekannt geworden sind hier die Forschungen des japanischen Wissenschaftlers Masaru Emoto, dessen Veröffentlichung »Die Botschaft des Wassers« große Aufmerksamkeit fand. In seinen Fotografien unzähliger an Schneeflocken erinnernder Wasserkristalle zeigte Emoto, dass Wasser auf verschiedenste Einflüsse reagiert und diese über lange Zeit speichert: Wasser verändert sich durch stoffliche Lösungen, durch energetische Einflüsse, durch Klänge, durch Worte, durch Gedanken und Stimmungen, ja, letztendlich durch das Bewusstsein der Wesen, denen es begegnet. Dieser Informationsaustausch auf allen Ebenen prägt das Wasser und verleiht ihm neue Eigenschaften, die in der Kristallisation sichtbar werden.*

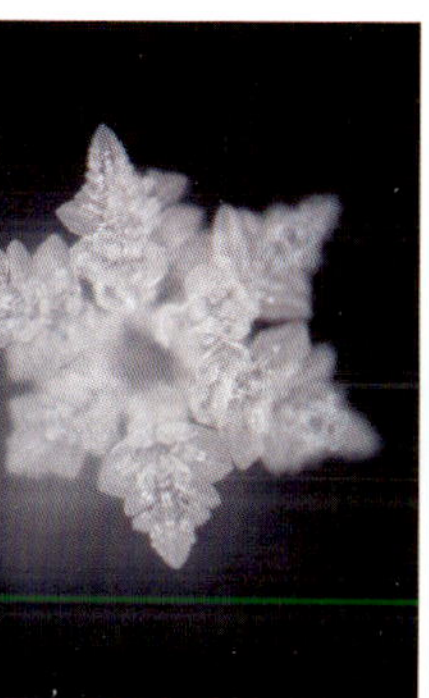
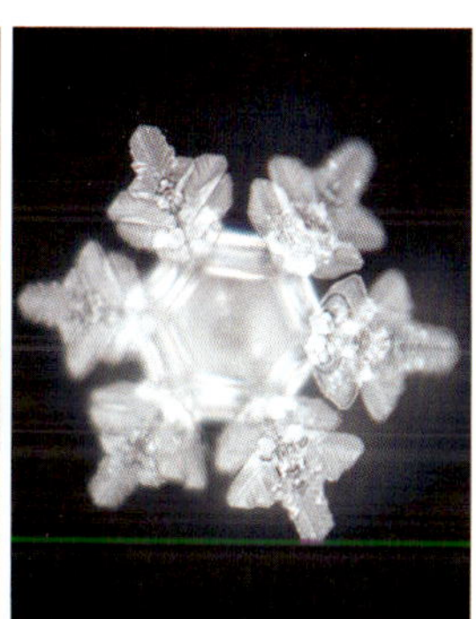
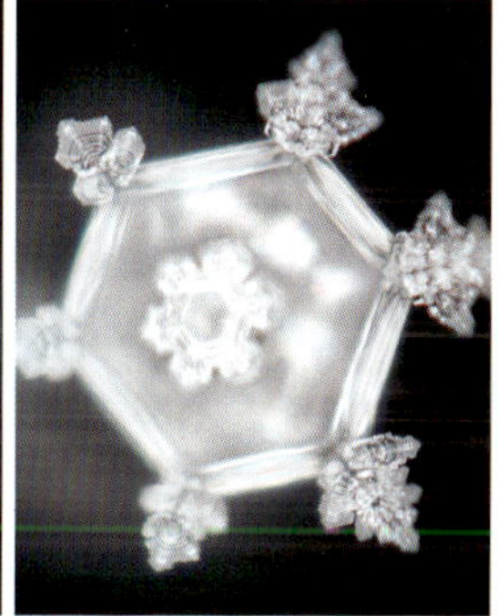
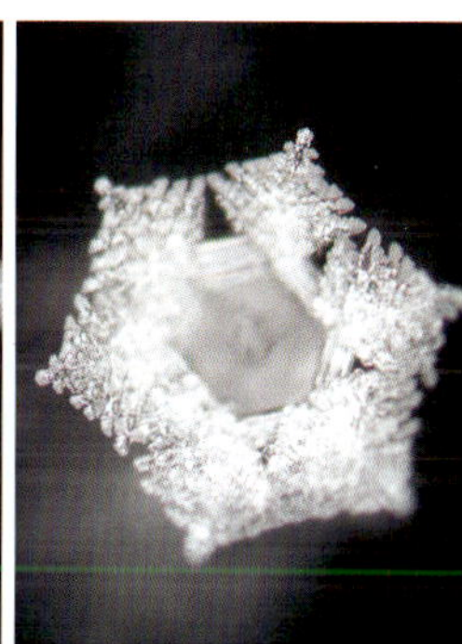

Wasserkristalle von Masaru Emoto. Kristalle desselben Wassers während der »Vier Jahreszeiten« von Vivaldi.
Von links nach rechts: Frühling, Sommer, Herbst und Winter.
Fotos entnommen aus Masaru Emoto, »Die Antwort des Wassers Bd. 1«, KOHA-Verlag, Burgrain.

* Veröffentlichungen hierzu: Masaru Emoto, »Die Botschaft des Wassers«; »Die Antwort des Wassers« (Band 1 + 2); »Wasserkristalle«; Masaru Emoto/Jürgen Fliege, »Die Heilkraft des Wassers«; alle KOHA-Verlag Burgrain

Kristallanalyse

Auf einer etwas anderen Basis, durch eine spezielle Aufbereitung, entwickelte das Hagalis-Institut in Überlingen die »Kristallanalyse« als bildschaffende Methode zur Untersuchung der Wasserqualität. Dabei werden aus der Wasserprobe zunächst die flüssigen und mineralischen Anteile gesondert extrahiert. Anschließend werden beide Extraktionen vereinigt und durch Trocknung auskristallisiert. Die dabei entstehenden Kristallisationen zeigen unter dem Mikroskop deutliche Strukturmerkmale, die mit anderen dokumentierten Proben verglichen werden. Auf diese Weise lässt sich die Qualität einer Wasserprobe anschaulich darstellen und bewerten, wie die nebenstehenden Abbildungen zeigen. Interessant ist, dass auch Veränderungen der Wasserqualität durch Aufbereitungsmaßnahmen (hier durch Umkehr-Osmose) sofort erkennbar werden. Die Kristallanalyse arbeitet auf wissenschaftlicher Basis und führt daher zu reproduzierbaren Ergebnissen. Die Strukturmerkmale der Kristallisationen zeigen sich bei wiederholten Versuchen immer wieder.*

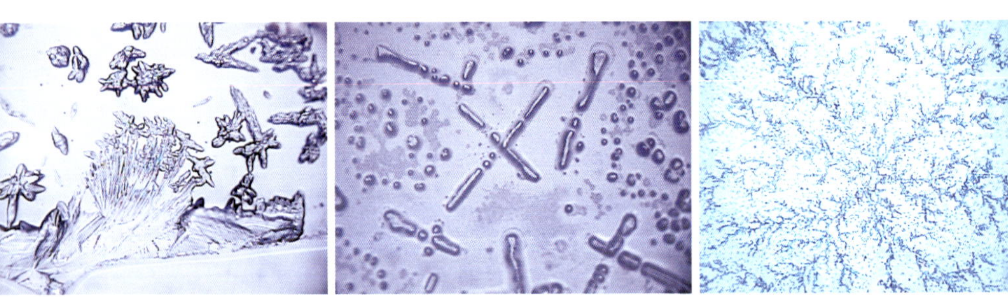

Hagalis Kristallanalyse: Kristallbild von reinem Quellwasser aus den Alpen; Stadtwasser aus Stuttgart; durch Umkehrosmose gereinigtes Stadtwasser.
Fotos und Copyright: Hagalis AG, Überlingen.

Tropfenphänomene

1988 entwickelte die Stuttgarter Künstlerin und Forscherin Ruth Kübler die vergleichsweise einfache, aber sehr aussagekräftige Auftropfmethode zur Sichtbarmachung schöpferischer Prozesse im Wasser und anderen Flüssigkeiten. Mit einer Einwegspritze trägt sie Tropfen auf einen gläsernen Objektträger auf und betrachtet

* Veröffentlichungen hierzu: Andreas Schulz, »Wasser Kristall Welten«, AT-Verlag Baden (CH); » Wasserstudie aktuell« und »Ausführliche Information zur Kristallanalyse«, Hagalis AG Überlingen 2006.

diese beim Eintrocknen unter dem Dunkelfeld-Mikroskop. Dabei werden rhythmische Entwicklungsprozesse ähnlich zellulären Vorgängen erkennbar. Teilchen, die sich eigenständig bewegen, tauchen auf, Verdichtungen und Trocknungsgrenzen werden sichtbar und wandeln sich. Der ganze Verdunstungsvorgang erfolgt von außen nach innen in Schüben und führt letztendlich zu einem Bild mit einer ausdrucksstarken Bildersprache. Im gesamten Trocknungsprozess und im abschließenden Trockenbild zeigt jede Wasserprobe eine eigene, typische Gestalt. Diese typische Gestalt ist ein immer wiederkehrendes Merkmal des betreffenden Wassers und damit eine bildhafte Darstellung von dessen Eigenschaften.

Ganz besonders deutlich wird dies bei homöopathischen Mitteln. Da diese Mittel in jedem Potenzierungsschritt mit Wasser verdünnt werden, wird oft bezweifelt, ob Hochpotenzen über D24 (24 x im Verhältnis 1 : 10 verdünnt) oder C12 (12 x im Verhältnis 1 : 100 verdünnt) überhaupt noch Informationen enthalten. Die Potenzen D24 und C12 entsprechen einer Verdünnung von 1 : 10^{24}. An diesem Punkt ist theoretisch kein einziges Teilchen der ursprünglichen Substanz mehr in der Flüssigkeit vorhanden. Dennoch: Die Information bleibt! Und wie die Fotos von Ruth Kübler hier am Beispiel des Homöopathicums »Thuja« zeigen, bleibt die Information nicht nur – sie entwickelt sich sogar immer deutlicher, selbst weit über die Grenze des Stofflichen hinaus. Dies demonstriert eindrücklich, dass Wasser Information aufnimmt – und dass Information nicht an Substanz gebunden ist!*

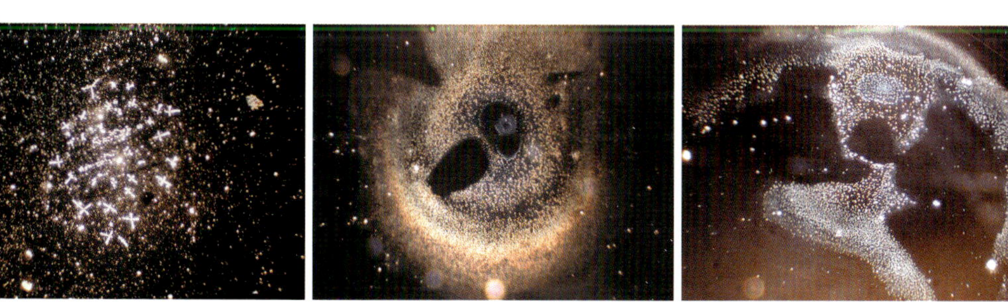

Tropfenphänomene: Dasselbe homöopathische Mittel in unterschiedlicher Potenz: Thuja D2 – Thuja D20 – Thuja D47 (ab D24 ist die Substanz der Thuja aus der Flüssigkeit verschwunden!). Fotos und Copyright: Ruth Kübler, Stuttgart.

* Veröffentlichungen hierzu: Ruth Kübler, »Der Kosmos im Wassertropfen«, AT-Verlag Baden (CH)

Trockenbildmethode

Die von Ruth Kübler entwickelte Auftropfmethode wurde 1997 von Prof. Dr. Bernd Kröplin für ein Forschungsprojekt an der Universität Stuttgart übernommen und dort insbesondere durch Minnie Hein weiterentwickelt. Im Institut für Statik und Dynamik der Luft- und Raumfahrtkonstruktionen wurden die Auftropfungen unter möglichst gleichbleibenden Bedingungen durchgeführt, wiederholt, beobachtet und fotografiert. Dabei wurde deutlich, dass gewisse Grundcharakteristika verschiedener Wasserproben oder anderer Flüssigkeiten zwar konstant bleiben, dass deren Ausprägung jedoch variiert, wenn das Auftropfen durch einen anderen Experimentator durchgeführt wird – oder selbst wenn der Experimentator in einer anderen Stimmung ist.

So zeigen die nebenstehenden Abbildungen Tropfen eines peruanischen Wassers (»Hongo Colorado«), das zur selben Zeit am selben Ort aus derselben Spritze aufgetropft wurde.

Die oberen beiden Fotos zeigen Tropfen, die von verschiedenen Personen aufgetropft wurden. Diese unterscheiden sich zunächst kaum.

In der Vergrößerung jedoch (mittlere Fotos) wird die Verschiedenheit sichtbar, die für jede Person charakteristisch war.

Die unteren beiden Fotos schließlich zeigen Tropfen, die von derselben Person aufgetropft wurden, die links verstimmt und rechts »in ihrer Mitte« war.

In diesen Versuchsreihen gelang der Nachweis zweier wichtiger Faktoren: Wasser kann Information speichern und zeigt dadurch im Trockenbild eine charakteristische Erscheinung – doch zugleich ist Wasser auch so sensibel, dass es das energetische Feld des Experimentierenden und selbst dessen Stimmung aufnimmt.

Ein weiteres wichtiges Resultat der Forschungen von Minnie Hein war die Beobachtung, dass Wassertropfen miteinander kommunizieren. Die Interaktionen verschiedener Wassertropfen sind ebenso individuell wie die Begegnungen von Menschen. Es gibt Tropfen, die selbst bei Berührung nicht ineinanderfließen, während andere sofort verschmelzen. Und in wiederum anderen Fällen öffnet sich ein Tropfen dem anderen, noch bevor sich die beiden überhaupt berühren. Dabei kann sogar die Bildung von Pünktchen und Linien zwischen den Tropfen beobachtet werden. Es gibt also auch beim Wasser »verschlossene Typen« und »offene,

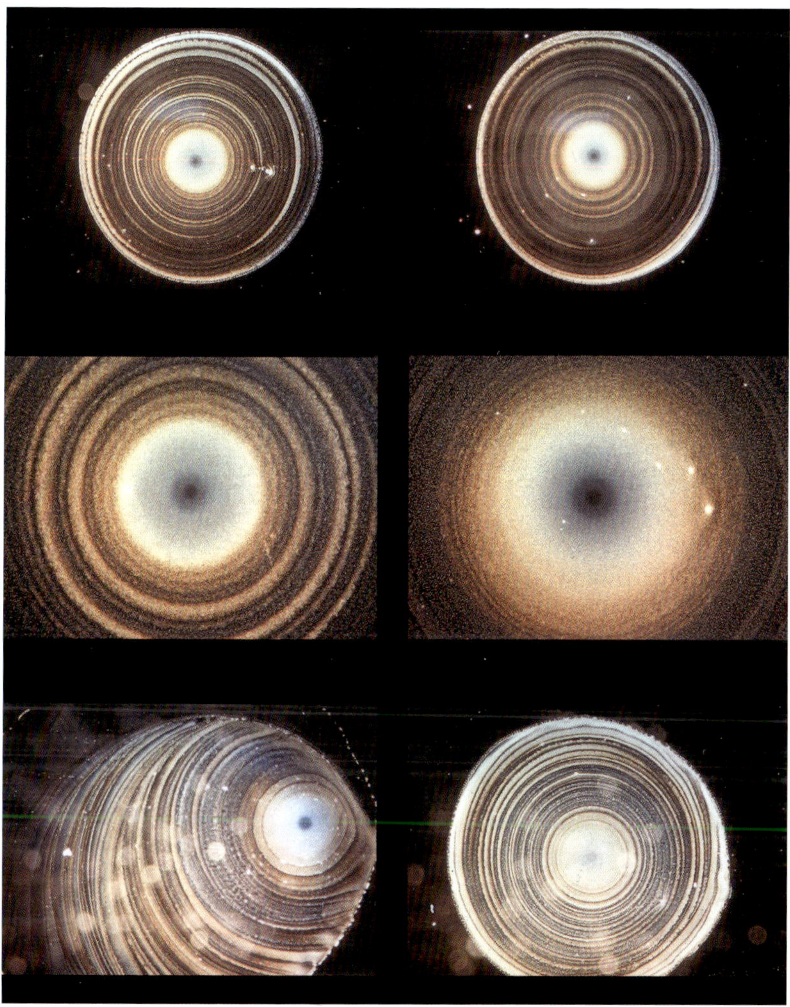

Oben: Von verschiedenen Personen zur selben Zeit am selben Ort aus derselben Spritze aufgetropftes Wasser.
Mitte: Dieselben Tropfen in der Vergrößerung.
Unten: Zwei Tropfen von derselben Person aufgetropft, die links verstimmt und rechts »in ihrer Mitte« war.
Fotos und Copyright: GutesBuch Verlag, Filderstadt

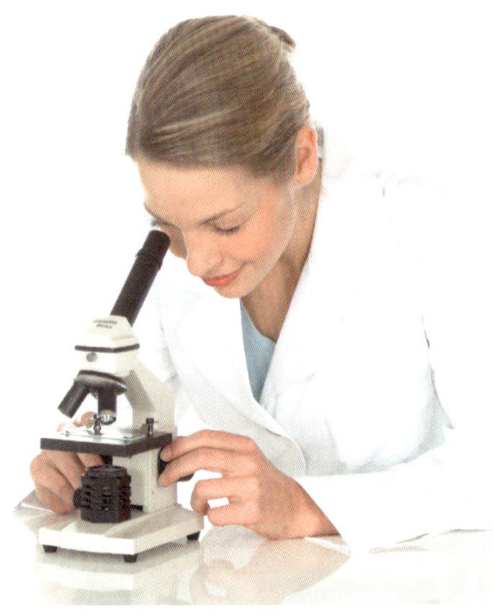

aufnahmebereite Individuen«. Und: Die Kommunikation zwischen Wassertropfen kann stattfinden, ohne dass sich die Tropfen berühren!*

Die Experimentatorin beeinflusst das Wasser durch ihre Ausstrahlung und Stimmung.

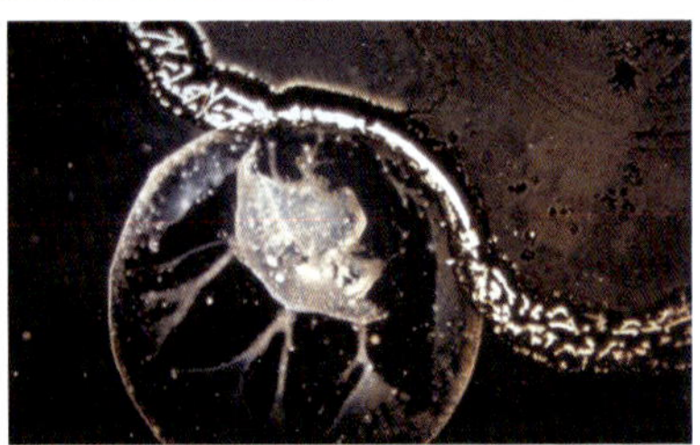

Abgrenzung: Die sich berührenden Tropfen öffnen sich nicht! Links Wasser aus dem Ganges, Indien; rechts Wasser aus einem ehemaligen Braunkohletagebau in Berlin.

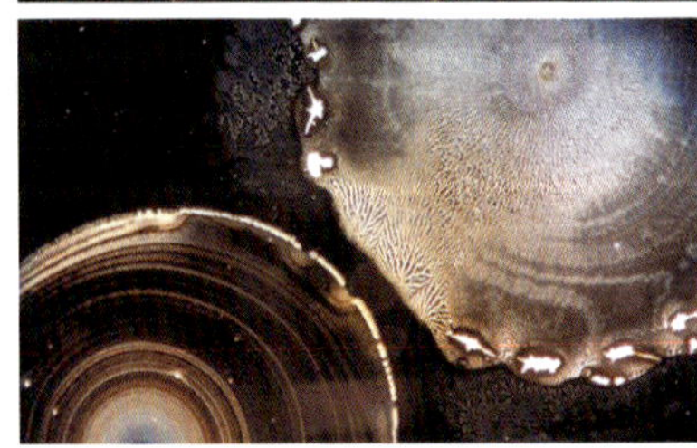

Kontakt: Noch vor der Berührung findet eine Öffnung der Tropfen statt, und es schwärmen sogar Partikel von einem Tropfen dem anderen zu. Links das Wasser »Hongo Colorado« aus Peru; rechts wiederum Wasser aus dem ehemaligen Braunkohletagebau in Berlin.

Fotos und Copyright: GutesBuch Verlag, Filderstadt

* Veröffentlichungen hierzu: Bernd Kröplin, »Welt im Tropfen«; »Apollo IV –Bericht über mikrooptische Untersuchungen von Wasser und wässrigen Lösungen«; »Apollo V – »Mikrooptische Untersuchungen zum Einfluss von elektromagnetischen Feldern, Magneten und Handys auf Wasser«; alle Universität Stuttgart/GutesBuch Verlag Filderstadt. Aktuelle Informationen zur Forschung, Literatur, Ausstellungen u.v.m.: www.weltimtropfen.de

Edelstein-Informationen im Wasser

Dass Wasser offenkundig keine tumbe Flüssigkeit namens H_2O ist, sondern eine sensible, aufnahmefähige und kommunikative Wesenheit, dürfte durch die genannten Untersuchungen und bildschaffenden Methoden deutlich belegt sein. Doch was bedeutet dies nun für das Edelsteinwasser? Wenn Wasser auch Informationen von Edelsteinen aufnimmt, was wird da aufgenommen und was nicht? Und wie lange werden diese Informationen gespeichert? Und inwiefern unterscheiden sich dabei verschiedene Ausgangswasser?

Um diese Fragen zu klären, haben wir – die Autoren – auf radiästhetische Methoden zurückgegriffen. Die Radiästhesie geht davon aus, dass auch wir Menschen feinste Reize wahrnehmen, wie z. B. Einflüsse unsichtbarer Strahlungen oder unhörbarer Schwingungen. Unser (wassergefüllter!) Körper ist dabei der Resonanzraum für diese Schwingungen, die mit einem radiästhetischen Instrument (Pendel oder Rute) sichtbar gemacht werden. Wohlgemerkt: Das Instrument ist dabei nicht mehr als der Zeiger eines Messgeräts! Die eigentliche Wahrnehmung findet in uns statt!*

Insofern sind radiästhetische Messungen nicht mit physikalischen Untersuchungen vergleichbar, sie bleiben immer abhängig von der messenden Person. Auch hier beeinflusst der Experimentator das Ergebnis. Aber werden Messungen mit genügend Übung, Erfahrung und Sorgfalt durchgeführt, kommen geschulte Radiästheten in unabhängigen Untersuchungen durchaus zu übereinstimmenden bzw. zumindest ähnlichen Ergebnissen. Daher erschien uns die radiästhetische Methode zur ersten Sondierung des Themas ausreichend.

Von den verschiedenen durchgeführten Untersuchungen wollen wir eine an dieser Stelle exemplarisch vorstellen. Sie wurde am 5. Mai 2005 im Beisein von 30 Personen durchgeführt. In sechs Proben verschiedener Ausgangswasser wurden sechs qualitativ und in der Größe gleichwertige Rhodochrosit-Trommelsteine eingelegt.

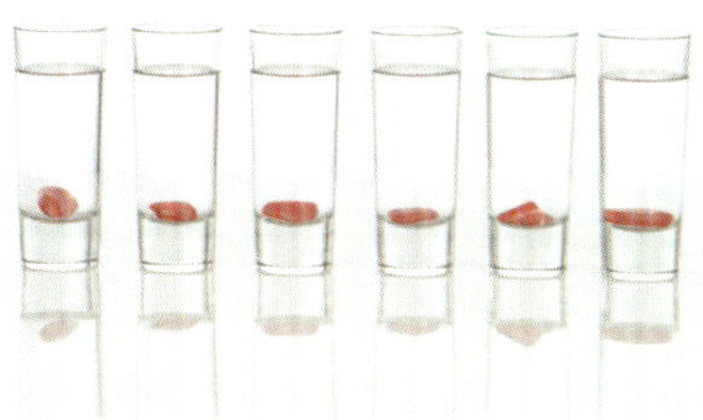

Sechs Wasserproben mit Rhodochrosit

* Literatur hierzu: Rainer Strebel/Michael Gienger, »Die Individuelle Therapie«, AT-Verlag Baden (CH)

Zuvor wurden die »Bovis-Einheiten« als quantitative Größe des Energiegehalts der Proben ermittelt. Vereinfacht ausgedrückt stellen die Bovis-Einheiten das Gesamtenergieniveau eines Gegenstandes, eines Ortes, eines Lebensmittels etc. dar. 6.000 Einheiten gelten dabei als der Gesundheit zuträglich, Werte darunter als mehr oder minder abträglich, Werte darüber als zunehmend gesundheitsfördernd. Hohe Werte (über 12.000 – 30.000 B) können auch ein »Zuviel« an Energie darstellen, aber über die genaue Grenze in diesem Bereich streiten sich die Geister. Der Wert von 6.000 Einheiten als »Normalniveau« ist dagegen unter Experten allgemein akzeptiert.

Als qualitative Größen zur Beobachtung der Informationsaufnahme und -speicherung wurden zwei Eigenschaften gewählt, die bei den betreffenden Edelsteinen in sehr hoher Intensität und bei den vorliegenden Wasserproben dagegen gar nicht bzw. nur mit vergleichsweise minimaler Intensität messbar waren. Wir wählten als typische »Rhodochrosit-Qualitäten« die Eigenschaften »Feuriger Äther« und »Lebensenergie«, die mit der »PR 35 ätherrute« von axis mundi systems* gemessen wurden.

Der »Feurige Äther« repräsentiert eine stark anregende, erwärmende, expansive Eigenschaft. Die »Lebensenergie« stellt die Summe aller Ätherkräfte dar und ist damit eine allgemein belebende und in Fluss bringende Qualität, welche Entwicklung, Wachstum und alle Lebensfunktionen stärkt. Beide Qualitäten besitzt Rhodochrosit sehr ausgeprägt, weshalb er auch als das »Dopingmittel« der Steinheilkunde gilt.

Bei der qualitativen Messung gibt es keine Vergleichs-Skala wie bei den Bovis-Einheiten, sondern relative Werte: Hier gilt der Wert 1 als »maximale Intensität« (im Bezug zum Testobjekt und der testenden Person), der Wert 2 bedeutet dann die »halbe Intensität«, der Wert 3 »ein Viertel der Intensität«, der Wert 4 »ein Achtel der Intensität« usw.

* axis mundi systems, Hans-Jörg Müller, Moltkestr. 12, 84453 Mühldorf/Inn, www.axis-mundi.info

Test Edelsteinwasser 05.05.05

Aufgabenstellung:

1. Überprüfen, ob Wasser Informationen von Edelsteinen aufnimmt.
2. Überprüfen, ob verschiedene Wasserproben diese Informationen unterschiedlich aufnehmen.
3. Überprüfen, wie lange das Wasser die aufgenommenen Informationen hält.

Umsetzung:

Die vorgereinigten Teststeine werden zeitgleich für zwei Stunden in die verschiedenen Wasserproben eingebracht. Nach zwei Stunden wird das informierte Wasser umgefüllt. Während des gesamten Zeitraums werden die Proben wiederholt vermessen.

Getestete Wasserproben:

1. Leitungswasser Tübingen (unbehandelt), entnommen am 05.05.05 um 7.00 Uhr, Aufbewahrung in Glasflasche.
2. Dasselbe, gereinigt durch Umkehr-Osmose, entnommen am 05.05.05 um 7.01 Uhr, Aufbewahrung in Glasflasche.
3. Wie 2., zusätzlich behandelt mit Ultra-Kolloidation, behandelt am 05.05.05 um 7.05 Uhr, Aufbewahrung in Glasflasche.
4. Wie 3., jedoch bereits entnommen und mit Ultra-Kolloidation behandelt am 02.05.05 um 14.35 Uhr, Aufbewahrung in Glasflasche.
5. Bruder-Klaus-Quelle bei Oberkirch, entnommen am 04.05.05, Aufbewahrung in Plastikkanister.
6. Odilienquelle Elsass, entnommen 01.05.05, Aufbewahrung in Glasflasche.

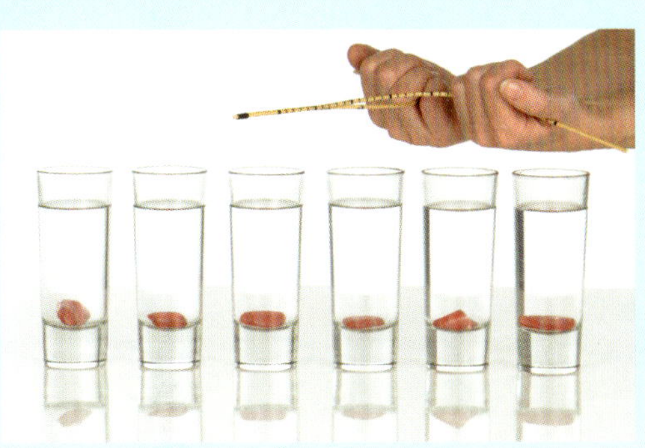

»Äthermessung« an den Wasserproben

Testfaktoren:

1. Bovis-Einheiten (unspezifische Energiemenge quantitativ), Test mit Einhandrute.
2. Lebensenergie (spezifische Information qualitativ), Test mit Ätherrute.
3. Feuriger Äther (spezifische Information qualitativ), Test mit Ätherrute.

Durchführung:

Test wurde durchgeführt vom 05.05.05 um 14.15 Uhr bis 06.05.05 um 08.15 Uhr im Beisein von 30 Personen.

Testergebnisse:

1. Die verschiedenen Wasserproben zeigen signifikante Veränderungen durch die Steininformation!
2. Der Wert der Bovis-Einheiten kehrt beim Leitungswasser und ultrakolloidierten Wasser allmählich zum Ausgangwert zurück. Das Umkehr-Osmosewasser und das (zuvor im Plastikkanister aufbewahrte) Wasser der Bruder-Klaus-Quelle zeigen eine andauernde Erhöhung des Werts. Auffällig sind die Werte der Odilienquelle, die mit dem Stein zunächst sinken, dann deutlich steigen, nach dem Umfüllen wieder fallen und zuletzt wieder in Richtung Ausgangswert steigen. Dieser Verlauf erscheint wie eine »Auseinandersetzung gegensätzlicher Informationen«.
3. Die aufgenommenen Informationen bleiben (mit Ausnahme des unbehandelten Leitungswassers) deutlich auf hoher (2) bzw. mittlerer (3) Intensität gespeichert. Lediglich der Wert des Feurigen Äthers beim Wasser der Bruder-Klaus-Quelle fällt ab. Deren ursprüngliche Qualität scheint der des Steins in diesem Punkt gegenläufig zu sein. Spätere Messungen ergaben bei dieser Quelle eine hohe Intensität »Wässrigen Äthers«.
4. Das unbehandelte Leitungswasser kann die aufgenommenen Informationen nicht lange halten!

Fazit:

Wasser kann eindeutig Informationen aufnehmen! Die Intensität und Haltbarkeit der aufgenommenen Information schwankt jedoch je nach Ausgangswasser. Details siehe Messwerte und Grafik anbei.

Frühere und spätere Tests kamen wiederholt zu ähnlichen Ergebnissen mit spezifischen Abweichungen je nach Art des Wassers, der Steine und der Rahmenbedingungen, so dass wir als gesichert annehmen können:

1. Wasser speichert Informationen.
2. Qualität und Eigenschaften des Wassers bestimmt die Art, Intensität und Dauer der Informationsaufnahme.

Im folgenden nun die Details des Tests.

Testauswertung Edelsteinwasser

Bovis-Einheiten

15.000
10.000
5.000
0
1 h 1 h 2 h 3 h 6 h 15 h
mit Stein ohne Stein

Lebensenergie

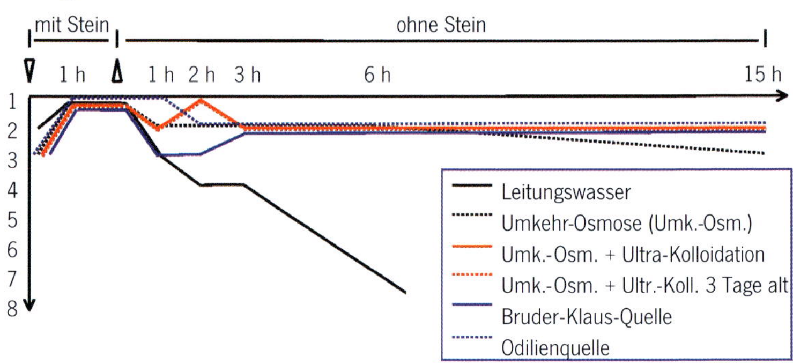

Feuriger Äther

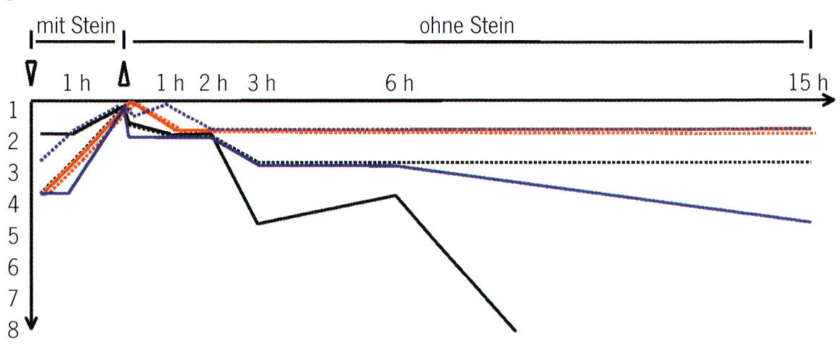

Test »Edelsteinwasser«: Auswertung

Testauswertung Edelsteinwasser

	Leitungswasser			UO. frisch			UO. + UK. frisch			UO. + UK. 3T.			Bruder Klaus Qu.			Odilienquelle		
	B	L	FÄ	B	L	FÄ	B	L	FÄ	B	L	FÄ	B	L	FÄ	B	L	FÄ
Wasser vor dem Test	3300	–	–	4300	–	–	8050	–	–	7000	–	–	4600	–	–	10800	–	–
Stein vor dem Test	13600	1,6	1,6	9050	2	2	9050	2	2	9050	2	2	9050	2	2	9050	2	2
Wasser mit Stein 10 min	13600	2	2	9050	3	4	9050	3	4	9050	3	4	9050	3	4	9050	3	3
Wasser mit Stein 1 Std.	11000	1	2	9050	1	3	12000	1	3	12000	1	3	9900	1	4	13600	1	2
Wasser mit Stein 2 Std.	10000	1	1	9050	1	1	12000	1	1	12000	1	1	6850	1	1	13900	1	1
Wasser ohne Stein 10 min	7000	1	1,5	8600	1	1,5	10000	1	1	10000	1	1	8000	1	2	11600	1	1,5
Wasser ohne Stein 1 Std.	4500	3	2	6100	2	2	8700	2	2	8600	2	2	6900	3	2	10000	1	1
Wasser ohne Stein 2 Std.	4350	4	2	6100	2	2	8000	1	2	8000	1	2	6800	3	2	10000	2	2
Wasser ohne Stein 3 Std.	4050	4	5	5600	2	3	8000	2	2	8000	2	2	6700	2	3	9800	2	2
Wasser ohne Stein 6 Std.	4000	7	4	5500	2	3	7800	2	2	7800	2	2	6800	2	3	9500	2	2
Wasser ohne Stein 15 Std.	3000	–	–	5500	3	3	7800	2	2	7800	2	2	6800	2	5	10300	2	2

Abkürzungen/Bedeutungen:

UO.: Umkehr-Osmose – Chemische Wasserreinigung an einer halbdurchlässigen Membran

UK.: Ultra-Kolloidation – Physikalische Wasserbehandlung durch intensive Verwirbelung

frisch: Umkehr-Osmose und Ultra-Kolloidation wurden »frisch«, d. h. am selben Tag / 8 Std. vor dem Test durchgeführt

3T.: Umkehr-Osmose und Ultra-Kolloidation wurden drei Tage vor dem Test durchgeführt

B: Bovis-Einheiten (quantitative unspezifische Messung)

L: Lebensenergie (qualitative spezifische Messung)

FÄ: Feuriger Äther (qualitative spezifische Messung)

Die Autoren

Michael Gienger

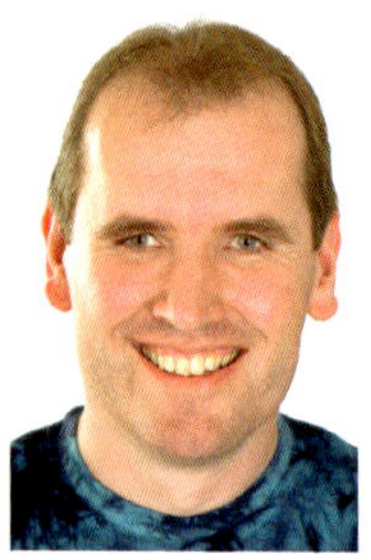

Michael Gienger verstand sich selbst als Naturforscher. Für ihn war die Natur ein großes Buch, in dem sich durch die beobachtende Wahrnehmung viele Geheimnisse des Lebens erkennen und verstehen ließen. Er war Autodidakt und hat sich mit seinen Beiträgen zur Steinheilkunde internationales Ansehen erworben. Seine Forschungstätigkeit erstreckte sich jedoch auf den gesamten Bereich der Naturkunde und Naturheilkunde. Insbesondere das Thema Wasser begleitete ihn seit seiner Jugendzeit. Schon im Vorwort seines ersten Buches, der »Steinheilkunde«, schrieb er 1995: »In meinen frühesten Erinnerungen sind Steine immer untrennbar verbunden mit fließendem Wasser, Gebirgsbächen insbesondere, deren Fluss ich mit Hilfe der Bachkiesel immer zu lenken versuchte.« Sowohl die Steinheilkunde, als auch die Wasserkunde waren in den vergangenen 20 Jahren stets ein fester Bestandteil seiner Forschung und Tätigkeit. Im vorliegenden Buch konnte er seine beiden »großen« Forschungsbereiche vereinen, um einem neuen Zweig der Steinheilkunde eine fundierte Basis zu schaffen.

Viel zu früh starb Michael Gienger 2014, ein großes, reiches Werk hinterlassend. Viele seiner Schülerinnen und Schüler führen seine Arbeit fort.

Weitere Informationen: www.steinheilkunde-ev.de, www.michael-gienger.de

Joachim Goebel

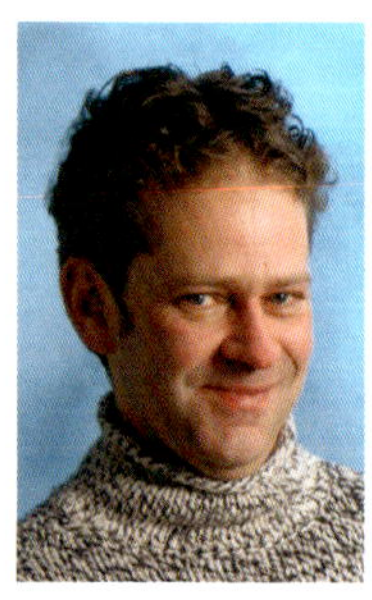

Joachim Goebel war ebenfalls ein »Wasserkind« und schon in früher Kindheit von diesem Element magisch angezogen. Der spielerische Umgang mit Wasser in seiner Jugend führte zu immer größerer naturkundlicher Neugier. Gleichzeitig entstand das Interesse an der Heilkunde. Joachim Goebel studierte klassische Schulmedizin, Ayurveda und verschiedenste Naturheilverfahren. In diesem Zusammenhang erkannte er Wasser als das Lebenselixier unseres irdischen Daseins. Er widmete sich immer intensiver der ganzheitlichen Wasserforschung. 1996 begegnete er der Steinheilkunde. Inspiriert durch Hildegard von Bingen, begann Joachim Goebel bereits 1998 seine »Edelstein-Wasser-Forschung«. Zu einem Zeitpunkt, als von »Edelsteinwasser« noch nicht die Rede war, begann er seine ersten Untersuchungen und Tests. Diese waren so erfolgreich, dass das Thema »Edelsteinwasser« zum Schwerpunkt seiner beruflichen Tätigkeit als Dozent und Industrieberater wurde. Er ist Dozent für Steinheilkunde und ganzheitlicher Trinkwasserberater. Joachim Goebel bietet international Vorträge, Seminare und Schulungen sowie persönliche Beratungen an.

Mehr zu Joachim Goebel und seinen Projekten finden Sie im Internet unter www.crystall-quelle.de. Auf dieser Homepage veröffentlichen die Autoren alle Ergänzungen und Aktualisierungen zu diesem Buch.

Dank

Wir danken all jenen von Herzen, die einen Beitrag zu diesem Buch geleistet haben. Ohne Eure Mithilfe wäre dieses Buch niemals möglich geworden! Allen voran geht unser herzlicher Dank an Carmen Maier für die Unterstützung in der »heißen Phase« dieses Manuskripts und an Anja Gienger, die ihr möglichstes tat, ihren Mann beim explodierenden Arbeitspensum an diesem Buch auf den Beinen zu halten. Walter von Holst, Kerstin Wagner, Dagmar Fleck und Marco Schreier danken wir für ihre Unterstützung und die »Wassersteine« sowie Ulrich Metz für das Ausleihen der Wassergerätschaften. Ein ganz herzliches Dankeschön geht an Bernhard Bruder vom Institut für Edelstein Prüfung (EPI) für das Erarbeiten der dringend notwendigen Liste »giftiger und gesundheitsschädlicher Steine«. Barbara Newerla danken wir für die radiästhetischen Messungen und Herrn Emil Pestel für die speziell für dieses Buch durchgeführten hygienischen Untersuchungen. Und schließlich danken wir dem Institut für Strömungswissenschaften in Herrischried, der Hagalis AG in Überlingen, dem Koha-Verlag in Burgrain, Prof. Bernd Kröplin von der Universität Stuttgart und dem GutesBuchVerlag in Filderstadt sowie der Künstlerin Ruth Kübler aus Stuttgart für die wunderbaren Fotos, die unseres Erachtens das »Gedächtnis des Wassers« sichtbar machen.

Auch Thomas Diener, Heike Dunkel, Gaby Gad, Anja Gienger, Annette Jakobi, Johannes Keilmann, Franz Späth, Andreas Stadtmüller, Waltraud Wagner und Josef Zerluth danken wir für die zur Verfügung gestellten Fotos. Karola Sieber danken wir ganz besonders für die extra für dieses Buch erstellten Mikroskopaufnahmen. Die meisten Aufnahmen in diesem Buch stammen von Ines Blersch, der wir an dieser Stelle für die künstlerische Begleitung und gute Beratung beim gesamten Projekt danken möchte. Michaela Wersebe danken wir fürs Modellstehen,

Annette Jakobi, Stefan Masel und Sabine Schneider-Kühnle für die gründliche und kritische Durchsicht des Manuskripts, Fred Hageneder für die gelungene Gestaltung und Andreas Lentz, unserem Verleger, für die spontane Zustimmung zu diesem Projekt.

Und wir danken all den Menschen, die uns von ihren Erfahrungen mit Edelsteinwassern berichtet und damit die Basis zu diesem Buch geschaffen haben. Ihnen allen herzlichen Dank und alles Gute!

Die Autoren

Literatur

Edelsteine / Steinheilkunde

Michael Gienger, Die Heilsteine der Hildegard von Bingen, Neue Erde, Saarbrücken 2004

Michael Gienger, Die Heilsteine Hausapotheke, Neue Erde, Saarbrücken 1999 (überarbeitete Neuauflage 2004)

Michael Gienger, Die Steinheilkunde, Neue Erde, Saarbrücken 1995

Michael Gienger, Heilsteine – 555 Steine von A bis Z, Neue Erde, Saarbrücken 2014

Michael Gienger, Heilsteine und Lebensrhythmen, Neue Erde, Saarbrücken 2005

Michael Gienger, Lexikon der Heilsteine, Neue Erde, Saarbrücken 2000

Michael Gienger/Gisela Glaser, Salz, Neue Erde, Saarbrücken 2003

Michael Gienger/Luna Miesala-Sellin, Stein und Blüte, Neue Erde, Saarbrücken 2000

Rolphe Alcide Grimaître, Edelstein-Elixiere, Neue Erde, Saarbrücken 2006

Rainer Strebel/Michael Gienger, Die Individuelle Therapie, AT, Baden (CH) 2005

Wasser / Bildschaffende Methoden

Masaru Emoto, Die Botschaft des Wassers, Koha Verlag, Burgrain 2002

Masaru Emoto, Die Antwort des Wassers (Band 1 + 2), Koha Verlag, Burgrain 2002

Masaru Emoto, Wasserkristalle, Koha Verlag, Burgrain 2002

Masaru Emoto/Jürgen Fliege, Die Heilkraft des Wassers, Koha Verlag, Burgrain 2004

Magda Engqvist, Die Steigbildmethode, Vittorio Klostermann Verlag, Frankfurt a.M. 1977

Heidi Flückiger, Bildschaffende Methoden, Kooperative Dürnau 1987

Hagalis, Ausführliche Information zur Kristallanalyse, Hagalis AG, Überlingen 2002

Hagalis, Wasserstudie aktuell, Hagalis AG, Überlingen 2004

Bernd Kröplin, Welt im Tropfen, Universität Stuttgart/GutesBuch Verlag, Filderstadt 2001

Bernd Kröplin, Apollo IV –Bericht über mikrooptische Untersuchungen von Wasser und wässrigen Lösungen, Universität Stuttgart/GutesBuch Verlag, Filderstadt 2000
Bernd Kröplin, Apollo V – Mikrooptische Untersuchungen zum Einfluss von elektromagnetischen Feldern, Magneten und Handys auf Wasser, Universität Stuttgart / GutesBuch Verlag, Filderstadt 2003
Ruth Kübler, Der Kosmos im Wassertropfen, AT-Verlag Baden (CH) 2006
Franz Metzler (Hrsg), Wasser verstehen – Zeichen setzen, Institut für Strömungswissenschaften, Herrischried 2001
Heinz-Michael Peter, Das Strömungsverhalten des Wassers in der biologischen Selbstreinigungsstrecke des Schwarzwaldbaches Mettma, Institut für Strömungswissenschaften, Herrischried 1994
Andreas Schulz, Wasser Kristall Welten, AT-Verlag, Baden (CH) 2003
Theodor Schwenk, Das Wasser, eine Herausforderung an das moderne Bewusstsein, Institut für Strömungswissenschaften Herrischried 1985
Wolfram Schwenk (Hrsg), Schritte zur positiven Charakterisierung des Wassers als Lebensvermittler, Institut für Strömungswissenschaften Herrischried 2001
Sondernummer zur Steigbildmethode in Elemente der Naturwissenschaft Nr. 46/1987, Goetheanum Dornach
Beatrice Voigt (Hrsg.), Wasser. Schatz der Zukunft, oekom verlag München 2004
Waltraud Wagner, Tanzendes Wasser, Neue Erde, Saarbrücken 1993
Wilkens/Jacobi/Schwenk, Wasser verstehen lernen, Institut für Strömungswissenschaften, Herrischried 1995
Josef Zerluth/Michael Gienger, Gutes Wasser, Neue Erde, Saarbrücken 2004

Sonstiges / Grundlagen

Friedrich Benesch, Der Turmalin, Urachhaus, Stuttgart 1990
Marco Bischof, Biophotonen, Zweitausendeins, Frankfurt 1995
Claudia Cardinal, »Kupfer – das warme Metall in Alchemie und Heilkunde«, in Kupfer und seine Mineralien, Messethemenheft 1997 der Mineralientage München
Rudolf Hauschka, Substanzlehre, Vittorio Klostermann Verlag, Frankfurt a.M. 1950
Barbara & Peter Newerla, Strahlung und Elektrosmog, Neue Erde, Saarbrücken 2003
Rupert Sheldrake, Das Gedächtnis der Natur, Scherz, München 1990

Abbildungsnachweis

Ines Blersch: Alle Fotos außer den folgenden
Thomas Diener: Seite 66 oben
Heike Dunkel: Seite 68, 76 links, 76 rechts oben, 84 / 2. von links
Masaru Emoto/KOHA-Verlag: Seite 169
Gaby Gad: Seite 23 oben / 2. + 3. von links, 60, 70
Anja Gienger: Seite 23 unten, 75 links, 85 Mitte
Michael Gienger: Seite 73, 84 links, 166
Hagalis AG: Seite 30 oben, 170
Fred Hageneder: Seite 120, 122
Institut für Statik und Dynamik der Luft- und Raumfahrtkonstruktionen/GutesBuch Verlag: Seite 173, 174 Mitte + unten
Institut für Strömungswissenschaften: Seite 167
Annette Jakobi: Seite 76 rechts unten
Ruth Kübler: Seite 81, 125 unten, 171
Johannes Keilmann: Seite 61 / 5. von links
Roemelt MV: Seite 75 rechts, 78 oben, 79 oben
Karola Sieber: Seite 44 unten, 45 oben, 58 unten, 59 oben
Franz Späth: Seite 77 unten
Andreas Stadtmüller: Seite 80 unten
Waltraud Wagner: Seite 62 links
Josef Zerluth: Seite 61 / 1. – 3. von links, 62 rechts, 65, 66 unten, 72, 78 unten, 80 oben, 84 / 3. + 4. von links, 168
www.pixelquelle.de: Seite 23 oben / 1., 4. + 5. von links, 61 / 4. von links

Adressen

Wasserforschung / Wasseruntersuchung

Institut für Strömungswissenschaften
Stutzhofweg 11
79737 Herrischried
Tel. 07764/9333-0
Fax: 07764/9333-22
sekretariat@stroemungsinstitut.de
www.stroemungsinstitut.de

Hado.net
Masaru Emoto
Essanestr. 164
9492 Eschen/Liechtenstein
Tel. 432/3730 220
Fax: 432/3730 222
office@hado-life-europe.com
www.hado-life-europe.com

Fotos/Bücher Masaru Emoto
KOHA-Verlag GmbH
Almstr. 4
84424 Burgrain
Tel. 08083-1443
Fax: 08083-9416
info@koha-verlag.de
www.koha-verlag.de

Hagalis AG
Andreas Schulz
Goldbacher Str. 8
88662 Überlingen
Tel. 07551-301 99-90
Fax: 07551-301 99-95
info@hagalis.de
www.hagalis.de

Welt im Tropfen
Bernd Kröplin / Regine C. Henschel
Institut für Statik und Dynamik der Luft- und Raumfahrtkonstruktionen
Pfaffenwaldring 27
70569 Stuttgart
Tel. 0172-612 3432
info@weltimtropfen.com
www.weltimtropfen.de

Fotos/Buch »Welt im Tropfen«
GutesBuch Verlag
Prof. Dr.-Ing. Bernd Kröplin
Narzissenweg 7
70794 Filderstadt
Tel. 0711-685-8085
Fax: 0711-685-3706
schoeck@isd.uni-stuttgart.de
www.weltimtropfen.com

Tropfenphänomene
Ruth Kübler
Fridinger Str. 47
70619 Stuttgart
w.r.kuebler@t-online.de

Hygieneberatung
Emil Pestel
Rektor Klaus Str. 59
73525 Schwäbisch Gmünd
Tel. 07171-928 737
Fax: 07171-928 736
hygieneberatung@t-online.de

Radiästhetische Messungen

Mit radiäthetischen Messungen kann Wasser auf folgende Faktoren getestet werden:

* Allgemeiner Energiegehalt (Bovis)
* Eingekoppelte Informationen
* Belastungen
* Individuelle Verträglichkeit
* Verbesserungsmöglichkeiten (energetisch und physikalisch)

Weitere Informationen erhalten Sie bei folgenden Firmen und Personen:

FreiRaum
Barbara & Peter Newerla
Hegelstraße 38
72108 Rottenburg
Tel. 07472-282 238
Fax: 07472-916 418
post@newerla.de
www.newerla.de

Johann Haslbeck
Gießen 5
84570 Polling
Tel. 08631-8666
Fax: 08631-186 4102
kristallquelle@freenet.de
www.kristallquelle.de

axis mundi
Hans-Jörg Müller
Moltkestr. 12
84453 Mühldorf
Tel. 08631-165 777
Fax: 08631-165 778
mail@axis-mundi.info
www.axis-mundi.info

Forschungen zu Edelsteinwasser

Die Forschungen zur Herstellung, Verträglichkeit und Anwendung von Edelsteinwasser stehen erst in ihren Anfängen. Für Fragen, Erfahrungsberichte und Informationsmaterial wenden Sie sich bitte an:

Joachim Goebel
Nägeleseestr. 25
79102 Freiburg
Tel. 0761-707 6940
info@edelstein-wasser.de
www.edelstein-wasser.de

Equipment für Edelsteinwasser

Wassersteine
Spezielle Wassersteine (meist Rohsteine oder vorgetrommelte Steine ohne Wachspolitur) finden Sie im Mineralienfachhandel. Listen von Fachhändlern bieten folgende Verbände und Vereine:

DMF international
Verband des deutschen Mineralien- und Fossilien-Fachhandels DMF e.V.
www.dmf-international.org

Steinheilkunde e.V.
Verbraucherschutz und GKS-Siegel
www.steinheilkunde-ev.de

Wasser-Energetisierer von Joya®
Speziell zum Einleiten mit Kristallen entwickelte Hilfsmittel aus einheimischen Hölzern:

Joya® Deutschland
Ulrich Metz
Sandwiesenstr. 11
64665 Alsbach
Tel. 06257-99 15 51
Fax: 06257-99 15 52
Mail: info@joya-online.de
www.joya-online.de

Edelsteine

EPI – Institut für Edelstein-Prüfung
Edelstein-Prüfinstitut; Kontakt zu Fachhändlern mit geprüften Steinen (GKS-Siegel).
www.epigem.de

Steinheilkunde

Steinheilkunde e.V.
info@steinheilkunde-ev.de
www.steinheilkunde-ev.de

Seminare, Ausbildungen und Fortbildungen

Cairn Elen Steinheilkunde-Netzwerk
Edelsteinberatungen, Seminare und Ausbildungen in Steinheilkunde
www.steinheilkunde-netzwerk.de

Edelstein-Balance
Seminare und Ausbildungen in Edelsteinbalance®, ganzheitliches Konzept für Gesundheit und Wellness
www.edelstein-balance.de

Akademie Lapis Vitalis®
Seminare und Vorträge zur Steinheilkunde, Ausbildungen zum Lapis-Vitalis-Therapiestein-Berater
www.lapisvitalis.de

Freiraum Media
Vorträge und Seminare von Michael Gienger auf DVD
www.freiraum-media.com

Sonstiges

Fair Trade Minerals & Gems e.V.
Verein zur Förderung von Fairness und Humanität im weltweiten Mineralien- und Edelsteinhandel
www.fairtrademinerals.de

Die Individuelle Therapie
Praxis und Netzwerk für ganzheitliche Naturheilkunde
www.individuelle-therapie.de

Edelstein-Massagen
Informationen und Kontaktadressen zu Edelsteinmassagen
www.edelstein-massagen.de

Cairn Tara Edelsteinprodukte
Pflege und Kosmetik mit Edelsteinen: Edelsteinöle, Edelsteinhydrolate und mehr...
www.cairntara.de

Dieses Buch bietet die Texte Hildegards von Bingen in ungekürzter Länge samt mineralogischen und heilkundlichen Erläuterungen von Michael Gienger. Hier werden erstmals alle Steinnamen Hildegards richtig übersetzt und mit modernen Erkenntnissen verglichen.

Michael Gienger
Die Heilsteine der Hildegard von Bingen
144 Seiten, A5, 80 Farbfotos, ISBN 978-3-89060-224-0

Die in diesem Buch vorgestellten Heilsteine zur Organuhr beziehen sich auf die energetischen Ursachen körperlicher Erkrankungen und seelischer Beschwerden. Die energetischen Grundlagen und getroffenen Zuordnungen werden in diesem Buch bewusst so einfach und übersichtlich wie möglich dargestellt. Denn dieses Buch soll allen Interessierten – Laien wie Fachleuten – den Zugang zur Anwendung von Heilsteinen mit Hilfe der Organuhr ermöglichen.

Michael Gienger, Wolfgang Maier
Heilsteine der Organuhr
Paperback, 128 Seiten, durchgehend farbig illustriert, ISBN 978-3-89060-251-6

Das Werk gliedert sich in drei Teile. Der erste Teil entführt in die Welt der Steine. Hier wird erklärt, wie Mineralien entstehen, was Kristalle und Kristallstrukturen und was Mineralstoffe sind und welche Eigenschaften sie haben. Der zweite Teil begründet die Steinheilkunde. Hier geht es grundlegend um das Phänomen Licht und die beiden Herangehensweisen: über die analytische und die intuitive Steinheilkunde. Etwa die Hälfte des Buches macht dann der dritte Teil aus, in dem die wichtigsten Heilsteine vorgestellt werden. Zu jedem Stein gibt es eine großformatige Abbildung sowie eine ausführliche Beschreibung.

Michael Gienger
Die Steinheilkunde – Das Handbuch
448 Seiten, mehr als 100 Farbtafeln
Paperback ISBN 978-3-89060-648-4;
Hardcover ISBN 978-3-89060-649-1

In diesem kleinen Ratgeber erfahren Sie alles Wissenswerte über Salz: Seine Herkunft, Heilkraft, Wirkung und vor allem die richtige Anwendung! Salz kann tatsächlich ein Heilmittel für viele Beschwerden sein, wenn wir wissen, wie!

Michael Gienger, Gisela Glaser
SALZ – Nahrungsmittel, Heilmittel oder Gift?
Paperback, 128 Seiten, A6, durchgehend farbig
ISBN 978-3-89060-060-4

Das kleine Verzeichnis für den schnellen Überblick: Die wichtigsten mineralogischen und heilkundlichen Informationen zu 555 Heilsteinen werden hier knapp und übersichtlich und doch sorgfältig und genau in Wort und Bild dargestellt.

Michael Gienger

Heilsteine – 555 Steine von A-Z

Paperback, 128 Seiten, Taschenformat,
mit 555 Farbfotos, ISBN 978-3-89060-634-7

Hier ist er, der zuverlässige, praxiserprobte Ratgeber für die Behandlung vieler häufiger Krankheiten und Beschwerden. Hier finden Sie nützlichen Rat und Hilfe durch Anwendung von Heilsteinen zu Hause. Dieses Buch ist übersichtlich, alltagstauglich und das Ergebnis jahrelanger Erfahrung.

Michael Gienger

Die Heilsteine Hausapotheke

Hilfe von A wie Asthma bis Z wie Zahnschmerzen
Paperback mit Klappen und Fadenheftung, 320 Seiten,
mit 14 Farbtafeln, ISBN 978-3-89060-078-9

Steine können heilen. Aber sie können auch krankmachen: Ein Stein, der heilt, kann die Information der Krankheit aufnehmen und an den nächsten Anwender weitergeben. In diesem kleinen praktischen Ratgeber sind alle vielfach erprobten Methoden zur Reinigung, Entladung und Aufladung von Heilsteinen zusammengestellt.

Michael Gienger

Reinigen – Aufladen – Schützen

Paperback, Taschenformat A6, 64 Seiten
ISBN 978-3-89060-277-6

Kinder sind wie Edelsteine, einzigartig. Nur manchmal vergessen sie es. Mit diesem Buch können Kinder ab dem Lesealter spielerisch den Umgang mit Edelsteinen lernen. In kindgerechter Weise beschreibt Kaya Lemke auf sehr liebevolle Art, was es mit der Wirkung von Edelsteinen auf sich hat.

Kaya Lemke

Das Heilsteine-ABC

Paperback, 80 Seiten, A6, durchgehend farbig
ISBN 978-3-89060-580-7

NEUE ERDE im Buchhandel

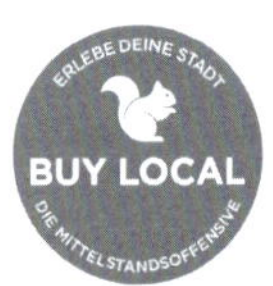

Neue Erde ist ein kleiner unabhängiger Verlag, und der unabhängige Buchhandel ist unser natürlicher Partner. Wir unterstützen die Initiative »buy local«.

Sollte es Lieferschwierigkeiten bei den Büchern von NEUE ERDE geben, lassen Sie immer im VLB (Verzeichnis lieferbarer Bücher) nachsehen, im Internet unter **www.buchhandel.de**

Alle lieferbaren Titel des Verlags sind für den Buchhandel verfügbar.

Auch mobil können Sie, zum Beispiel mit der App von LChoice, unsere Bücher beim örtlichen Buchhändler kaufen.

Sie finden unsere Bücher auch auf unserer Homepage **www.neue-erde.de** oder in unserem Gesamtverzeichnis, welches Sie gerne hier anfordern können:

NEUE ERDE GmbH
Cecilienstr. 29 · 66111 Saarbrücken
info@neue-erde.de

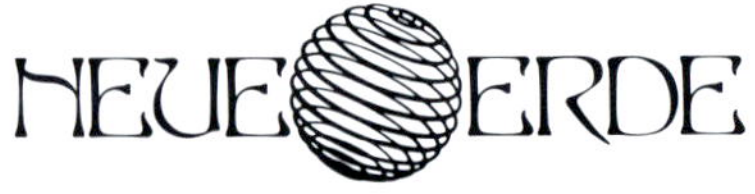